WERKEN AAN STEM

Reeks *Omtrent Logopedie* – Nr. 6
Reeds verschenen:
< Nr. 1: *Mijn stem, mijn beroep*
< Nr. 2: *Taaltherapie bij kinderen*
< Nr. 3: *Ik oefen mijn stem*
< Nr. 4: *Gezondheidswetgeving voor logopedisten*
< Nr. 5: *Stemstoornissen – Handleiding voor de klinische praktijk*

Marc De Bodt, Fons Mertens & Louis Heylen

Werken aan Stem

Garant

Antwerpen - Apeldoorn

Marc De Bodt, Fons Mertens & Louis Heylen
Werken aan Stem
Antwerpen – Apeldoorn
Garant
2008

306 blz. – 24 cm
D/2008/5779/46
ISBN 978-90-441-2302-9
NUR 896/871

Omslagontwerp: Koloriet
Illustraties: Jan Heylen

Garant
Somersstraat 13-15, B-2018 Antwerpen
Koninginnelaan 96, NL-7315 EB Apeldoorn
www.garant-uitgevers.be uitgeverij@garant.be
www.garant-uitgevers.nl info@garant-uitgevers.nl

Inhoud

HOOFDSTUK 6

HOOFDSTUK 9

HOOFDSTUK 10

Woord vooraf

Werken aan stem is een werkboek voor logopedisten-stemtherapeuten en studenten logopedie. Het is een reeks van 13 bijdragen van verschillende auteurs die het beste uit hun ervaring met stempatiënten of -cliënten hebben samengebracht.

Uit hun biografie valt op te maken dat dit geen toevallige selectie is van collega's die in het veld werken. Alle auteurs zijn jarenlang actief in de hulpverlening aan stempatiënten. Zij werden aangesproken vanwege hun expertise en bereid gevonden een bijdrage in dit ruimer geheel te leveren.

De redacteurs hebben ervoor geopteerd om op deze manier te werken omdat een werkboek anders is dan een handboek. De lezer zal merken dat dit boek geen academische pretenties heeft maar hoofdzakelijk gebaseerd is op ervaringsdeskundigheid. De bijdragen zijn bedoeld als praktische houvast tijdens de behandeling. Zij hebben niet de ambitie om volledig uitgeschreven oefengangen te presenteren maar willen de logopedist inspireren bij het vormgeven van zijn therapie. De eigen creativiteit en inbreng van de therapeut en de aanpassing aan elke individuele patiënt blijven zeer essentieel.

De belangrijkste aspecten van stemtherapie werden aangesneden, maar veel is uiteraard ook niet geschreven. Dit boek sluit aan bij het handboek "Stemstoornissen. Handleiding voor de klinische praktijk" dat voldoende achtergrond biedt om op een professionele en verantwoorde manier met stem te werken. Uiteraard kunnen de hier beschreven methodes ook gecombineerd worden met elders beschreven methodes. Hiertoe hebben de auteurs telkens ook een aantal nuttige referenties opgegeven.

Wij wensen de gebruiker veel arbeidsvreugde bij het werken met stempatiënten.

Marc De Bodt, Fons Mertens, Louis Heylen

mei 2008

Best-practice richtlijnen voor de behandeling van patiënten met stemstoornissen

L. Heylen, M. De Bodt en F. Mertens

Stem is een functie die vatbaar is voor training, zoals piano spelen, zwemmen, enz. Het is dus nooit ijdel om te geloven dat een stemfunctie kan verbeteren. We maken onderscheid tussen stemtraining en stemtherapie. Stemtraining wil de stemmogelijkheden verbeteren en vertrekt in wezen van een gezond systeem, dat binnen zijn fysiologische grenzen belast mag worden. Hebben we te maken met stemstoornissen, dan dient men rekening te houden met de intrinsieke beperkingen door het letsel of de ziekte van de patiënt. Daarom is een degelijk nko-onderzoek en logopedisch onderzoek vooraf een absolute noodzaak. Het zonder voorkennis starten van stemoefeningen bij patiënten met een voorgeschiedenis van dysfonie kan schadelijk zijn en dient dus absoluut vermeden te worden.

Een goede therapie dient ook regelmatig geëvalueerd te worden. Als de stem niet evolueert in de gewenste richting of wanneer de stemkwaliteit slechter wordt, dan is een nieuwe evaluatie (NKO en logopedisch) noodzakelijk.

Voor de theoretische achtergrond bij dit werkboek verwijzen we naar het handboek *Stemstoornissen. Handleiding voor de klinische praktijk*.

De opbouw van dit werkboek in losse hoofdstukken kan de indruk wekken dat ze niet veel met elkaar te maken hebben. Het tegendeel is waar. Zelden is één fenomeen verantwoordelijk voor stemstoornissen. De stem zal dus in al zijn aspecten moeten benaderd worden.

Het opzetten van stemtherapie impliceert de integratie van een aantal Best Practice-richtlijnen door logopedisten, stemtherapeuten en NKO-artsen (Behlau en Oates, 2007). De voorgestelde richtlijnen behandelen de rol van het multidisciplinaire team, de invloed van de manier waarop de patiënt zijn eigen stoornis en noden ervaart, de stemevaluatieprocedures, de revalidatietechnieken, de duur en planning van stemtherapie en, ten slotte, de outcomemetingen. De richtlijnen gaan ook over de motivatie en het engagement van de patiënt en persoonsgebonden factoren zoals empathie van de therapeut. Elk van deze aspecten geldt zowel voor een minimaal als voor een volledig uitgeruste klinische omgeving.

Op basis van Behlau en Oates selecteerden we 10 Best Practice richtlijnen om patiënten met stemproblemen te behandelen.

1. *Een volledige stemevaluatie.*

   De stemevaluatie omvat minimaal de voorgeschiedenis van het probleem, met de klemtoon op de voornaamste stemklacht en de evolutie van die klacht, de medische, psychosociale en stemgebonden factoren die bijdragen tot het probleem, de invloed van het stemgedrag op het ontstaan en de evolutie van de stemproblematiek en de beschrijving van stemparameters. In "Stemstoornissen. Handleiding voor klinische praktijk" presenteren we een stemevaluatieprotocol met anamnestische informatie, klinische gegevens, subjectieve beoordelingen en objectieve metingen. Dit protocol is in bijlage 10 van dit boek opnieuw opgenomen. Het gebruik van een standaard protocol vergemakkelijkt de uitwisseling van informatie tussen verschillende therapeuten, teams en centra en is een onmisbare basis voor het opzetten van een verantwoorde en onderbouwde therapie.

2. *Diagnostische informatie van een NKO-arts.*

   Stemtherapie vereist een medische diagnose en behandeling. De minimale diagnose omvat informatie over de aan- of afwezigheid van stemplooilesies, een beschrijving van eventuele pathologieën van de stemplooi of larynx (plaats, spreiding, grootte, kleur en aan- of afwezigheid van contralaterale reactie), glottale en supraglottale posities, de configuratie van het stemplooikanaal en, waar mogelijk, een fonoscopische evaluatie om de stemproductie te beoordelen. Een fonoscopische evaluatie vereist dat de stemevaluatie uitgevoerd wordt tijdens een dynamische laryngeale endoscopie met gebruik van een serie fonatie-opdrachten. De resultaten hiervan maken inherent deel uit van een gedegen stemevaluatie en worden genoteerd op het stemevaluatieprotocol. De efficiënte van een stembehandeling hangt mede af van de juistheid van de laryngologische evaluatie.

3. *Taxonomische classificatie van de dysfonie.*

   Een uitgebreide evaluatie omvat zowel een medische als een logopedische diagnose. Deze specificeert de etiologische aspecten die de basis vormen voor de dysfonie en de aspecten van de stemplooiwerking die aangetast zijn door de onderliggende conditie. Hierbij hoort ook de invloed van de dysfonie op de levenskwaliteit van de patiënt. Deze evaluatiegegevens laten artsen, logopedisten en stemtherapeuten toe om de stoornis te classificeren. In "Stemstoornissen. Handleiding voor de klinische praktijk" stellen we een klinische classificatie van stemstoornissen voor die in bijlage 10 van dit boek opnieuw is opgenomen. Deze classificatie vergemakkelijkt de communicatie tussen de verschillende professionelen die betrokken zijn bij de behandeling van de patiënt.

4. *Logopedische behandeling.*
   Logopedische behandeling omvat drie onderling verbonden componenten: stemtherapie en advies (minimale richtlijnen voor stemhygiëne, gebruik van stemregels, oefeningen voor opwarmen en afkoelen van de stem en tips voor het opvoeren van het uithoudingsvermogen van de stem), psychosociale evaluatie en counseling (beoordelen en behandelen van psychosociale factoren die bijdragen tot en het gevolg zijn van stemproblemen) en rechtstreekse stemtraining. Deze drie pijlers maken integraal deel uit van de behandeling van patiënten met stemproblemen.

5. *Therapeutische proeven.*
   Therapeutische proeven zijn van onschatbare waarde bij het stellen van de diagnose en het opvolgen van de behandelingsstrategieën. Therapeutische proeven vormen een belangrijke bron van informatie voor therapeuten, in het bijzonder in situaties waarbij diagnostische onzekerheid heerst of bij uitzonderlijk complexe gevallen. Bij het stellen van een diagnose kunnen 2 tot 4 sessies nuttig gebruikt worden om het resultaat te analyseren van de geselecteerde strategieën, oefeningen of tests. Een therapeutische proef is positief wanneer de stem verbetert of de stemvorming makkelijker verloopt, de stemplooilesie of het omringend oedeem vermindert of wanneer de stem verslechtert maar tegelijk de lesie vermindert. Alles moet geregistreerd worden voor een daarop volgende analyse. Therapeutische tests kunnen ook gebruikt worden om te evalueren in welke mate de patiënt de instructies opvolgt en de voorgeschreven oefeningen uitvoert, om zijn empathie tegenover de therapeut te meten en om na te gaan in hoeverre er sprake is van negatieve psychologische invloed.

6. *Verkennende behandeling.*
   Net als de therapeutische proef is dit een korte-termijnbenadering voor gevallen waarbij de diagnose twijfelachtig is (moeilijke gevallen, onvoldoende gegevens, gebrek aan correlaties tussen gegevens...). In die gevallen moeten verschillende methoden gebruikt worden om de stemproblemen aan te pakken, zelfs wanneer er geen aanwijsbare argumentatie voor is. Alle strategieën moeten gedocumenteerd worden en hun resultaten zorgvuldig geregistreerd. In enkele zeldzame gevallen kan de dysfonie zelfs opgelost raken zonder dat een precieze diagnose gesteld werd. Dit is echter zeer uitzonderlijk.

7. *Pre- en/of postoperatieve revalidatie.*
   Na een operatieve verwijdering van goedaardige lesies van de stemplooi is een multidisciplinaire NKO/logopedie-interventie cruciaal. NKO-arts, stemtherapeut en logopedist moeten perfect kunnen communiceren. De pre-operatieve behandeling is gewoonlijk een korte interventie van 1 tot 4 sessies. De voornaamste doelstellingen zijn: de patiënt helpen te begrijpen waarom de operatie nodig is en hoe die verloopt, bijkomende adviezen verstrekken over de postoperatieve herstelperiode, de patiënt helpen om de postoperatieve stemrust en revalidatie in acht te nemen, het hyperfunctioneel stemgedrag verminderen en de clinici helpen om

hun patiënt en zijn stempathologie ten gronde te begrijpen. Postoperatieve stemrust en rehabilitatie zijn cruciaal in gevallen van microchirurgie voor goedaardige lesies. Het is belangrijk dat de logopedist en de NKO-arts de oorzaak ontdekken van een eventuele dysfonie die na de operatie zou kunnen overblijven (bijvoorbeeld of de dysfonie een functionele en/of organische oorzaak heeft) en dat de aangewezen revalidatiemethoden worden aangewend. Na de periode van stemrust (gewoonlijk 4-7 dagen), zal de logopedist een cruciale rol spelen om ervoor te zorgen dat de patiënt geleidelijk het volle gebruik van zijn stem herwint en voor de zorgvuldige opvolging van dit proces. Idealiter zal de logopedist de patiënt begeleiden door middel van een aantal stemoefeningen met lage stressimpact gedurende de eerste stadia na de stemrust (Branski, Verdolini, Sandulache, Rosen & Hebda, 2006).

8. *Selectie van effectieve directe stemtherapieën.*
Sommige patiënten doen hun voordeel met een eclectische benadering van stemtherapieën die verschillende technieken kan omvatten. Wanneer voor een eclectische benadering geopteerd wordt, is het zeer belangrijk dat de clinicus voor iedere gekozen techniek een duidelijke beweegreden heeft, bij voorkeur gebaseerd op het onderliggende stemgedrag dat moet veranderd worden. Andere patiënten zullen dan weer meer voordeel hebben van een programmatische stemtherapie, met gestructureerde programma's zoals bijv. de LSVT, de accentmethode of stemfunctie-oefeningen. Voor deze methodes verwijzen we naar het handboek "Stemstoornissen, handboek voor de klinische praktijk". Criteria voor de selectie van specifieke methoden omvatten: de diagnose en stemevaluatieresultaten, de stemgedragingen die moeten veranderd worden, de prognose van de patiënt en zijn beroepsmatige en sociale noden op vlak van de stem, de gekende efficiëntie van de geselecteerde techniek, persoonlijkheidskenmerken van de patiënt en de ervaring van de logopedist met de beoogde techniek. Alhoewel de bewijsvoering voor de efficiëntie van stemtherapieën verre van volledig is (Oates, 2004), is het aan de logopedist om via vakliteratuur op de hoogte te blijven en er kritisch gebruik van te maken om relevante bewijzen in overweging te nemen bij de therapiekeuze voor individuele patiënten.

9. *Planning van de stemrevalidatie.*
Er heerst nog steeds onduidelijkheid over het meest efficiënte aantal en de frequentie van therapiesessies (Carding, 2000) en dit wordt dan ook overgelaten aan de ervaring en de opinie van de clinicus. Stemtherapie kan ingepland worden als een intensief programma van éénmaal per dag of een programma van één tot twee sessies per week. Een korte, intensieve planning zal aangewezen zijn wanneer de patiënt in de nabije toekomst een publieke toespraak moet houden of als de patiënt tijdelijk naar een andere stad moet om logopedie te volgen. Voor een gedragsverandering op langere termijn zullen regelmatige sessies gespreid over een langere periode wellicht een stabieler resultaat geven. Daarenboven zijn er onvoldoende onderzoeksresultaten om te bewijzen wat de efficiëntste manier is om specifieke stemoefeningen uit te voeren (bijv. duur van de oefening, duur van de rustperioden tussen de oefen-

reeksen, aantal herhalingen, frequentie en kracht van de prestatie, enz.). Heel wat vragen over de fysiologie van de stemoefening vereisen nog verder onderzoek. Algemeen kan men zeggen dat onmiddellijke stemveranderingen relatief gemakkelijk te bewerkstelligen zijn, maar stabiele, langetermijnveranderingen zijn minder eenvoudig te realiseren.

10. *Opvolging van de vooruitgang, therapieresultaten en beëindigen van de therapie.*
In het verleden was de laryngologische evaluatie het voornaamste instrument voor het opvolgen van de therapieresultaten. In de laatste decennia wordt een combinatie van laryngologische en audioperceptuele analyses gebruikt. Recent zijn ook diverse akoestische en aërodynamische analyses (met inbegrip van multiparameterindexen zoals de Dysphonia Severity Index) beschreven, maar er bestaat nog behoorlijk wat onzekerheid over de betrouwbaarheid, gevoeligheid en geldigheid van deze meetinstrumenten. Vandaag wordt het grootste belang gehecht aan het zelfbeeld van de patiënt. Een goed perceptueel, aërodynamisch en akoestisch resultaat op zich is niet voldoende; ook de patiënt zelf moet tevreden zijn met het resultaat. De negatieve invloed van de levenskwaliteit moet na de behandeling kleiner geworden zijn. De meest gebruikte instrument om die levenskwaliteit te meten is de VHI (Jacobson et al, 1997). Na het beëindigen van een stemtherapie moet men goed begrijpen welk verschil er is tussen de perspectieven op het vlak van genezing en op het vlak van levenskwaliteit. De medicus ziet meestal als zijn aandeel in de therapie het "genezen" van de organische component, terwijl de logopedist zich eerder toespitst op een functionele verbetering en een verhoging van de levenskwaliteit van de patiënt. Het is essentieel dat de patiënt dit verschil begrijpt om te vermijden dat hij achteraf de resultaten van de therapie fout interpreteert en gefrustreerd raakt. De stem is multidimensioneel zodat visueel laryngeaal onderzoek "per se" en/of andere normen voor het meten van handicaps niet voldoende zijn om het resultaat van de revalidatie te beoordelen. De kwaliteit van de stem kan bij het beëindigen van de therapie variëren van normaal tot aangepast. Het einddoel is een stemkwaliteit die beantwoordt aan de sociale en professionele noden van de patiënt.

Uitdagingen voor de volgende jaren zijn zeker: het meten van de efficiëntie van stemtherapie (evidence-based); de toepassing van stemfysiologische oefeningen bij stemrevalidatie; inzicht in stemplooigenezing na een operatie; de meest efficiënte planning voor stemtherapie; het begrijpen van het verschil tussen de resultaten van een behandeling op korte en lange termijn; het effect van de duur van de klachten en de graad van de dysfonie op het therapieresultaat; de invloed van de medewerking en de persoonlijkheid van de patiënt op het resultaat van de behandeling...

Voor de toepassing van deze richtlijnen kunnen de volgende principes gehanteerd worden:

1. Vertrek van een goed gedocumenteerd dossier. Vooraleer de behandeling te starten, moet je over een correct en volledig dossier beschikken met alle gegevens. Probeer een professioneel

netwerk op te zetten met verwijzende NKO-artsen of diensten. Bedenk dat informeren en communiceren een bilateraal proces is en dat collega's van jou hetzelfde verwachten.

2. Bepaal en bespreek met de patiënt je doelstelling van bij het begin.
   De onderzoeksgegevens en de verwachtingen van de patiënt zullen je therapiekeuzes mee bepalen. Bespreek met de patiënt/cliënt duidelijk wat de mogelijkheden zijn en waar je naar toe wil.

3. Maak goede afspraken over duur en frequentie van therapie en de financiële consequenties. Hoed je voor therapiemoeheid bij lang aanslepende behandelingen. Over het algemeen is een therapie in het begin best iets intensiever en op het einde minder frequent.

4. Maak de patiënt mee verantwoordelijk voor het werken naar deze doelstelling. Leg de nadruk op een gemeenschappelijk project en engageer je onder voorwaarde van goede samenwerking en gedeelde verantwoordelijkheid. Bij kinderen of sommige volwassen patiënten, kan het aangewezen zijn de ouders of partner hierbij te betrekken.

5. Behandel geen functies die niet gestoord of niet relevant zijn.

6. Hou rekening met de leeftijd en het niveau van de patiënt.

7. Ontwikkel met je patiënt een doelmatige therapeutische relatie. Therapietrouw wordt vooral door deze relatie bepaald en heeft een duidelijke invloed op het eindresultaat.

8. Zorg voor de nodige (technische) uitrusting en informatie die essentieel is voor stemtherapie: faciliteiten voor geluidsregistratie, didactische hulpmiddelen, feedbackapparatuur, software, informatie over zelfhulpgroepen enz...

9. Maak jezelf vertrouwd met specifieke materialen of situaties, bijv. geventileerde patiënten, tracheostomacanules, stemversterkers; spraakknoopjes enz...

10. Ontwikkel de vaardigheden bij de patiënt inzake zelfperceptie. Op deze manier kan hij zijn stem zelf leren monitoren wat de sleutel is tot een permanente verandering

11. Tracht zo "evidence-based" mogelijk te werken. Verzamel tijdens je therapie zoveel mogelijk data (metingen; klankfragmenten...). Ze kunnen bijzonder motiverend zijn voor je patiënt. Maak op geregelde tijdstippen de balans op van wat je bereikt hebt en wees niet te beroerd om het over een andere boeg te gooien als resultaten uitblijven.

12. Als je voelt dat je therapie vastloopt, aarzel dan niet om opnieuw een opinie te vragen aan je verwijzer of verwijs de patiënt eventueel zelf naar een collega met meer specifieke ervaring.

13. Bespreek vooraf wanneer je de therapie wenst te stoppen. Kondig dat enige tijd op voorhand aan. Afbouwen en een groter interval inlassen tussen de sessies is doorgaans beter dan bruusk stoppen, tenzij het probleem snel en volledig van de baan is.

14. Vergeet je verwijzer niet op de hoogte te houden van de bereikte resultaten.

Figuur 0.1 vermeldt alle belangrijke aspecten die in therapie kunnen aan bod komen. Uiteraard hoeven intacte functies niet getraind te worden. Het kan gebeuren dat men hiermee een probleem bij creëert en dat kan niet de bedoeling zijn.

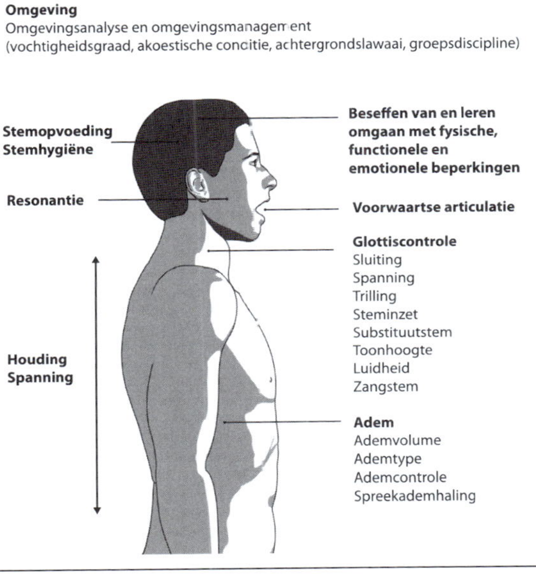

Figuur 0.1: Aspecten die in stemtherapie aan bod kunnen komen.

REFERENTIES

ASHA, 2004. CAPA-V. Consensus Auditory Perceptual Evaluation on Voice. www.asha.org.

Behlau, M. & Oates, J. (2007). Best practice guidelines for the management of clients with voice problems. *Proceedings of 27th World Congress of the International Association of Logopedics and Phoniatrics*. Copenhagen, 5-9 August, 2007.

Behlau, M. & Gasparini, G. (2007). Validation of self-assessment protocols in languages different from the original version. *Proceedings of 27th World Congress of the International Association of Logopedics and Phoniatrics*. Copenhagen, 5-9 August, 2007.

Behlau, M. & Oates, G. (2007). Best Practice Guidelines. *Proceedings of 27th World Congress of the International Association of Logopedics and Phoniatrics.* Copenhagen, 5-9 August, 2007.

Branski, R.C., Verdolini, K., Sandulache, V., Rosen, C.A. & Hebda, P.A. (2006). Vocal Fold Wound Healing: a Review for Clinicians. *J Voice;* 20:432-442.

Carding, P. (2000). *Evaluating Voice Therapy.* London: Whurr Publishers.

Hammarberg, B. (2000). Voice Research and Clinical Needs. *Folia Phoniatr Logoped;* 52:93-102.

Hirano, M. (1981). *Clinical Examination of Voice.* New York: Springer-Verlag, p. 81-4.

Hogikyan, N.D. & Sethuraman, G. (1999). Validation of an Instrument to measure Voice-Related quality of life (V-RQOL). *J Voice;* 13: 557-69.

Jacobson, H.B., Johnson, A., Grywalski, C., Sillbergleit, A.K., Jacobson, G.P., Benninger, M. & Newman C.W. (1997). The Voice Handicap Index (VHI): Development and Validation. *Amer J Speech Lang Pathol;* 6:66-70.

Kotby, M.N. (1995). *The Accent Method of Voice Therapy.* San Diego, Ca: Singular Publishing Company.

Laver, J. (1981). The analysis of the vocal quality: from the classic period to the twentieth century; in Asher, R.E. & Henderson, E.J.A.: *Towards a history of phonetics.* Edinburgh, Edinburgh University, p. 79-99.

HOOFDSTUK 1

STEMHYGIËNE EN STEMOPVOEDING

Werkgroep Stem[1] Dienst Logopedie KMSL Turnhout

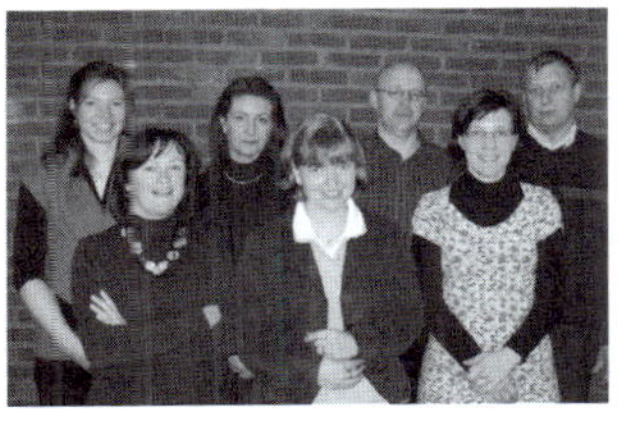

1. STEMOPVOEDING

Stemhygiëne of stemopvoeding?

Stemproblemen ontwikkelen zich dikwijls pas na jaren van hoge stembelasting, een verkeerde stemtechniek en stemmisbruik. Daarnaast beïnvloeden bepaalde levensgewoonten de stem op een negatieve manier. Stemhygiëne richt zich voornamelijk op het verminderen of vermijden van de factoren die de stem negatief beïnvloeden.

De term stemhygiëne werd geïntroduceerd door Froeschels in 1943 en verwijst naar een aantal maatregelen (meestal vrij negatief geformuleerd) om de stem in optimale conditie te houden en stemklachten en stemstoornissen te voorkomen. Uit onderzoek blijkt dat een restrictieve en belerende aanpak niet altijd rendeert en soms resulteert in een averechts effect.

1. De Werkgroep Stem Dienst Logopedie KMSL-Turnhout is samengesteld uit ervaren stemtherapeuten. De leden van de werkgroep zijn: Luc Verellen, Liesbeth Van Gool, Lieve Vanbel, Christine Hendrickx, Marijke Vannerck, Elli Hollanders en Fons Mertens.

Toch werd o.m. door Chan (1994) een positief effect van stemhygiëne bij kleuterleidsters aangetoond. Carding (1999) rapporteerde eveneens een positief effect van stemhygiëne, maar Timmermans (2003) vestigde dan weer de aandacht op de beperkte resultaten van een stemhygiënisch programma bij toekomstige acteurs.

Om een meer positieve benadering na te streven verkiezen we daarom liever van stemopvoeding dan van stemhygiëne te spreken. De patiënt of cliënt moet vooral gemotiveerd worden door de positieve effecten die hij zal ondervinden

Het geheel van stemopvoeding kan ingedeeld worden in vier categorieën die we hier uitvoerig behandelen: (1) leren kennen van stem en stemstoornissen, (2) stemmisbruiken, (3) stembelasting en (4) leefgewoonten.

Waarom stemopvoeding?

Stemopvoeding is belangrijk om de volgende redenen:

< het voorkomen van stemproblemen bij personen met een hoge belasting en dus ook een hoog risico op het ontwikkelen van stemstoornissen.

< het bevorderen van herstel bij een behandeling.

< het voorkomen van recidieven bij patiënten met een stemstoornis in de voorgeschiedenis.

Hoe aanpakken?

< bewustmaking: het leren kennen van het probleem.
  - mogelijkheden tot wijzigen: aanbieden van aantrekkelijke alternatieven.
  - oplossingen uitwerken.
  - opvolging om de nieuwe attitude te consolideren.

2. LEREN KENNEN VAN STEM EN STEMSTOORNISSEN

Inzicht verwerven in wat stem is en hoe stemstoornissen ontstaan is op zichzelf voor patiënten heel erg motiverend. Een goed inzicht versterkt de therapietrouw en het gericht werken aan oplossingen. Hoe we dit aanpakken, hangt erg af van het niveau van de patiënt. Het is belangrijk om zich tot de essentie te beperken. Te veel details roepen dikwijls meer vragen op dan antwoorden. Een eenvoudige didactische aanpak met illustratief materiaal lijkt ons het best.

Wat moet de patiënt minimaal weten over de normale stem?

< dat de stem uit het strottenhoofd komt en voortgebracht wordt door de stemplooitrillingen.

- dat de adem de energiebron is om deze trillingen op gang te brengen en te onderhouden.
- dat de klankkleur (het timbre) meebepaald wordt door de mond-, keel- en neusholte.
- dat de stemplooien ook actief zijn bij hoesten, kuchen, persen...
- dat de stemplooien een zekere sluiting, spanning en regelmatigheid van beweging moeten hebben om een goede stemkwaliteit te genereren.
- dat toonhoogte en luidheid geregeld worden door de spanning en luchtstroom.
- dat de stemplooisluiting en stemplooispanning met spiertjes wordt geregeld.
- dat spierspanningen een (positieve of negatieve) invloed hebben op de stemkwaliteit.

Hoe pakken we dat aan?

- met didactische afbeeldingen (liefst ontdaan van overtollige details).
- met afbeeldingen die u via eenvoudige beeldzoekers op het internet kunt vinden. Bedenk dat de juistheid van deze afbeeldingen niet altijd gegarandeerd is; geef voorkeur aan materiaal dat afkomstig is van instellingen met een zekere maatschappelijke verantwoordelijkheid (universiteiten, ziekenhuizen, professionele organisaties; patiëntenwebsites kunnen soms tendentieus zijn).
- een larynxmodel dat de patiënt kan vastnemen en vanuit verschillende posities kan bekijken.
- een computeranimatie zoals die bijvoorbeeld verdeeld wordt door Blue Tree Publishing (www.bluetreepublishing.com).

Wat moet de patiënt weten over zijn eigen stemstoornis?

- of het gaat om een organisch of niet-organisch probleem.
- voor een niet-organische stoornis: zich goed realiseren dat er geen (zichtbare) ziekte of afwijking is aan de stemplooien of het strottenhoofd maar dat het probleem zich situeert in de werking van het systeem: bijvoorbeeld onaangepaste spanning in de spiertjes die betrokken zijn bij stemgeving. De patiënt moet weten dat die foutieve werking op termijn kan leiden tot een organisch letsel.
- voor een organische stoornis: weten waar het probleem zich situeert (op de stemplooi, in de bezenuwing, postchirurgisch, ...). Probeer de relatie uit te leggen tussen dit letsel en de stemproblemen die de patiënt hoort en ervaart.
- dat spanning, stress en emotionele factoren eveneens kunnen bijdragen tot het ontstaan en/of onderhouden van stemstoornissen.
- dat stembelasting vanaf een bepaald niveau kan leiden tot overbelasting en stoornissen (spreekberoepen).

Hoe pakken we dat aan?

- indien niet organisch: demonstreren dat spanningen effectief stemkwaliteit beïnvloeden; voorbeelden van publiek bekende figuren zijn ook altijd dankbaar. Probeer de patiënt te laten horen, zien en voelen wat er fout loopt tijdens uw demonstratie. Laat de patiënt uitzoeken in welke mate gelijkaardige symptomen bij hem voorkomen.

< voor organische problemen zoek je best een correcte voorstelling van het letsel (foto; schets, computeranimatie).

< laat eventueel een voorbeeld van een vroegere patiënt horen, maar benadruk dat elk individu verschilt en engageer je niet voor een eindresultaat.

< illustreer aan de hand van voorbeelden uit het dagelijkse leven dat emoties een rol kunnen spelen op de stemkwaliteit.

< leg uit dat een stem beperkt belastbaar is, zoals elk ander onderdeel van het lichaam. Maak de vergelijking met bijvoorbeeld een RSI (Repetitive Stress Injury; klachten die ontstaan door korte repetitieve bewegingen rond eenzelfde punt zoals bijv. typen).

3.
WEGWERKEN VAN STEMMISBRUIKEN

Wat is stemmisbruik?

Stemmisbruik is het ondoelmatig en erg belastend gebruik van de stem wat kan leiden tot beschadiging en al dan niet permanente dysfonie. Dit is niet altijd in functie van communicatie, zoals bijvoorbeeld bij kuchen en keelschrapen. Ook het spreken of zingen buiten de eigen natuurlijke stemmogelijkheden kan onder stemmisbruik geklasseerd worden. Onnatuurlijke geluidsnabootsingen of imitaties kunnen leiden tot stemplooibeschadiging.

Inventariseer stemmisbruik voor je patiënt

Gebruik de checklist om verkeerde stemgewoonten te inventariseren (tabel 1.1). Dit is erg belangrijk als eerste stap naar een verbetering. Eventueel kan je de checklist meegeven naar huis om de patiënt deze onafhankelijk te laten invullen. In een volgende sessie kun je alle items overlopen en hieruit afleiden hoeveel inzicht de patiënt heeft in zijn eigen stemgedrag. Dit is ook het moment om zijn aandacht te trekken op manifeste misbruiken die hij zelf niet onderkent. Leg de verschillende onderdelen van de checklist uit, zeker de meer technische zaken als steminzet.

Zoek haalbare en concrete oplossingen

Gebruik de checklist om een beperkt aantal prioriteiten te stellen van wat je samen met de patiënt wil veranderd zien. Neem in het begin niet meer dan een paar prioriteiten, anders wordt dit door de patiënt als onhaalbaar ervaren. In latere sessies kan dit verder worden uitgebreid tot je denkt dat alle belangrijke misbruiken aan bod zijn gekomen.

De follow-up van het aangepaste gedrag blijft gedurende de hele therapie belangrijk. Je moet er dus telkens op terugkomen, wil je uiteindelijk een permanente gedragsverandering bereiken. Voorbeelden van alternatieve oplossingen werden samengebracht in tabel 1.4.

Tabel 1.1: Checklist stemmisbruiken.

Stemmisbruik	Niet	Soms	Vaak
Kuchen en schrapen			
Fluisteren			
Gillen-schreeuwen			
Imiteren van stemmen			
Grommen			
Imiteren van geluiden			
Stemgeluid maken op inademing			
Harde steminzet			

4. STEMBELASTING

Behalve stemmisbruiken speelt de stembelasting in het kader van een beroepsuitoefening een belangrijke rol in een gezond en comfortabel stemgebeuren. Het gaat hier niet om een occasioneel gebeuren maar een zich dagelijks herhalende steminspanning.

Wat is stembelasting?

Stembelasting is de belasting die de stem ondergaat in termen van duur, volume en toonhoogte. Als die drie aspecten zich gunstig verhouden, dan is er minimale stembelasting. Neemt de stembelasting toe, bijvoorbeeld als je lang moet praten voor een grote groep of in ongunstige omstandigheden met achtergrondslawaai, dan raken deze drie aspecten uit balans en ga je hinder ondervinden. Je voelt dat je je steeds meer moet inspannen om een beperkt resultaat te halen. De stem wordt niet beter in kwaliteit en je begint tekenen van vermoeidheid te ervaren. De stembelasting wordt bepaald door zowel persoonsgebonden (waaronder laryngeale conditie) als niet-persoonsgebonden (bijvoorbeeld omgeving) factoren.

Inventariseer stembelasting voor je patiënt

Gebruik de checklist om de stembelasting te inventariseren (tabel 1.2). Patiënten zijn zich vaak niet bewust over hoe lang en hoe luid ze praten, laat staan of dat op een gepaste toonhoogte gebeurt. Een goede analyse en duiding is de eerste stap naar een verbetering. Hiervoor kan je gebruik maken van de checklist die de patiënt kan aanvullen. Dit laat hem toe te reflecteren over stembelasting tijdens het werk of tijdens de vrije tijd. De patiënt kan zich ook laten helpen door iemand in zijn omgeving om de checklist in te vullen. In een volgende sessie kun je alle items overlopen en hieruit afleiden hoeveel inzicht de patiënt heeft in zijn eigen stembelasting. Leg aan de patiënt uit dat stembelasting in verhouding moet staan tot belastbaarheid. Dat is bij iedereen verschillend. Soms is de belastbaarheid van nature beperkt. Dan zal het erop aankomen het beste uit de stem te halen wat mogelijk is.

Tabel 1.2: Checklist stembelasting.

Stembelasting	Niet	Soms	Vaak
Persoonsgebonden factoren			
– spreken op onaangepaste luidheid			
– spreken op te hoge spreektoonhoogte			
– spreken met hoge spreeksnelheid			
– zeer gespannen spreken			
– dikwijls spreken voor grote groepen toehoorders			
– spreken met onregelmatige adem- of rustpauzes			
– lang spreken zonder pauze (meer dan één uur)			
– hoog stembelastende job of hobby's			
– hoog stembelastende job			
– andere			
Niet-persoonsgebonden factoren			
– spreken in een grote ruimte			
– spreken in achtergrondslawaai			
– werken in lokalen met airco			
– spreken in lokalen met onvoldoende luchtvochtigheid			
– werken in een omgeving met rook; etherische producten			

Zoek haalbare en concrete oplossingen

Gebruik de checklist om een beperkt aantal prioriteiten te stellen van wat je samen met de patiënt wil veranderd zien. Neem in het begin niet meer dan een paar prioriteiten, anders wordt dit door de patiënt als onhaalbaar ervaren. In latere sessies kan dit verder worden uitgebreid tot je denkt dat met alle aspecten rekening gehouden wordt.

De follow-up van de doorgevoerde aanpassingen blijft gedurende de hele therapie belangrijk. Je moet er dus telkens op terugkomen, wil je uiteindelijk een permanente gedragsverandering bekomen.
Voorbeelden van oplossingen werden samengebracht in tabel 1.4.

5. AANPASSEN VAN LEEFGEWOONTEN

Welke gewoonten?

Bepaalde leef- en werkgewoonten zijn ongunstig voor de stem. Meestal zijn het lang ingeburgerde gewoonten en is de patiënt zich van geen kwaad bewust. Het is niet evident en gemakkelijk om bestaande gewoonten te wijzigen omwille van stemproblemen alleen. Nochtans zijn gewoonten als drinken en roken niet zonder gevolg voor de stem. In de checklist vind je een overzicht van de belangrijkste leefgewoonten die een invloed hebben op stemkwaliteit.

Gebruik de checklist in bijlage (tabel 1.3) om de patiënt bewust te maken van de leefgewoonten met impact op stem. Laat de checklist eerst onafhankelijk invullen (na duiding) en overloop daarna met de patiënt elk onderdeel. Vul aan indien nodig. Bepaal samen met de patiënt een paar prioriteiten om eerst aan te pakken. Later kunnen andere aan de orde komen.

Zoek haalbare en concrete alternatieven

Zoek met de patiënt naar mogelijkheden om de leefgewoonte of situatie zodanig te wijzigen dat het haalbaar en houdbaar is. Leefgewoonten wijzigen is niet evident. Dit vraagt een goede motivatie door de therapeut (waarom?) en een goede motivatie van de patiënt (begrijpen waarom en er iets aan willen veranderen). Het is beter als de patiënt zelf een alternatief kan bedenken. Gebruik reminders om de patiënt aan een afspraak te herinneren. Voorbeelden van alternatieve oplossingen werden samengebracht in tabel 1.4.

Tabel 1.3: Checklist leefgewoonten.

Leefgewoonten	Niet	Soms	Vaak
Laat en rijkelijk eten			
Alcoholgebruik			
Roken			
Recreatieve druggebruik en automedicatie			
Koffie			
Maagproblemen (reflux)			
Slaaptekort			

6. ALTERNATIEVEN VOOR STEMGEBRUIK EN STEMBELASTING

Een stemstoornis is meestal het resultaat van een langdurig proces waarin de ontvankelijkheid en de gevoeligheid van het stemorgaan in combinatie met een onaangepaste stemgeving een rol spelen. Een onaangepaste stemgeving uit zich in stemmisbruik, disproportionele stembelasting en ongunstige omgevingsfactoren. Deze kunnen resulteren in een stemstoornis.

Een patiënt restricties opleggen en daar de outcome voor zijn stem aan verbinden is al te gemakkelijk. Zoals elders gezegd werken restricties niet altijd goed, zeker niet als de voordeelervaring bij het opvolgen van deze restrictie niet snel volgt. Daarom is het van bij het begin nodig te werken met haalbare alternatieven. In tabel 1.4 worden een aantal voorbeelden van alternatieven aangegeven voor stemmisbruiken, stembelasting en leefgewoonten.

Tabel 1.4: Alternatieven stemmisbruik, stembelasting en leefgewoonten.

Stemmisbruik	Mogelijke alternatieven/oplossingen
Kuchen en schrapen	Slikken, een slokje water nemen, frequent dampen Zucht en slik Een blijvende hoest wordt best door de arts nagekeken. Medicatie kan gedurende een korte periode soms nuttig zijn.
Fluisteren	Vermijden

Stemmisbruik	**Mogelijke alternatieven/oplossingen**
Gillen-schreeuwen	Aandacht trekken op een andere manier (bijv. fluitsignaal) Gebruik een megafoon of geluidsversterker
Imiteren van stemmen	Enkel onder deskundige begeleiding
Grommen	Vermijden
Imiteren van geluiden	Vermijden
Stemgeluid maken op inademing	Vermijden
Harde steminzet	Trainen van vaste steminzet
Stembelasting	
Persoonsgebonden factoren	
– spreken op onaangepaste luidheid	Bewustzijn van het probleem Feedback (omgeving en objectief) Maak gebruik van een geluidsversterkingssysteem
– spreken op te hoge spreektoonhoogte	Bewustzijn van het probleem Bepalen en trainen van optimale toonhoogte.
– spreken met hoge spreeksnelheid	Bewustzijn van het probleem Optimaal spreektempo trainen
– zeer gespannen spreken	Spanningen observeren Leren spannen en ontspannen Laryngeale manipulatie
– dikwijls spreken voor grote groepen toehoorders	Gebruik geluidsversterking
– spreken met onregelmatige adem- of rustpauzes	Observeren, bewustworden en ademcontrole aanleren
– lang spreken zonder pauze (meer dan één uur)	Las pauzes in en gebruik die pauzes om de stem te laten rusten.
– hoog stembelastende job of hobby's	Momenten van stemrust inschakelen; niet de moeilijkste rollen kiezen, professionele begeleiding nemen, hydrateren Geluidsversterker
– hoog stembelastende job	dem
– andere	–
Niet-persoonsgebonden factoren	
– spreken in een grote ruimte	Gebruik versterking; goede ademcontrole
– spreken in achtergrondslawaai	Elimineer zo mogelijk achtergrondslawaai, ga dichter bij de luisteraar staan

Stemmisbruik	**Mogelijke alternatieven/oplossingen**
– werken in lokalen met airco	Vermijden als je stemproblemen hebt, voldoende drinken
– spreken in lokalen met onvoldoende luchtvochtigheid	Luchtvochtigheid aanpassen (verdamper, verluchten...)
– werken in een omgeving met rook; etherische producten	Vermijden
Leefgewoonten	
Laat en rijkelijk eten	Eet niet later dan twee tot drie uur voor het slapengaan
Alcoholgebruik	Beperken
Roken	Elimineren (ook passief)
Recreatieve druggebruik en automedicatie	Bespreken met je arts
Koffie	Beperken of decafeïne
Maagproblemen (reflux)	Bespreken met de arts; therapie
Slaaptekort	Slaap tenminste 6 tot 8 uur; slaapstoornissen bespreek je met je arts
Angstgevoelens	Analyseren waarvoor je angst hebt. Zich realiseren wat onterechte angst is. Angststoornissen bespreken met je arts.

7. ADVIEZEN EN TIPS

In tabel 1.5 wordt een overzicht gegeven van bruikbare adviezen en tips die men aan patiënten kan meegeven om te komen tot een betere stem- en spreekgewoonte.

Men kan dit als een checklist aanwenden waarbij men de prioriteiten aanduidt.

Tabel 1.5: Adviezen en tips voor een betere stem- en spreekgewoonte.

Te Luid	
	Leer wat normale luidheid is
	Gebruik een geluidsniveaumeter om de luidheid van je spreken te meten
	Meet ook de luidheid van het omgevingslawaai

	Bepaal uw comfortabele luidheid waarbij de omgeving u kan verstaan
	Beperk het achtergrondlawaai
	Kijk de luisteraar aan en articuleer duidelijk
	Praat minder snel en gebruik de resonantieruimte om je stemgeluid efficiënt te versterken
	Laat u niet verleiden om veel hoger te spreken
	Besef dat luider praten om boven het geluid te komen meer spanning creëert t. h. v. de stemplooien
	Als je informatie wil benadrukken doe het dan niet automatisch luider (je kan ook met intonatieveranderingen werken om de aandacht te wekken)
	Beoordeel op regelmatige tijdstippen je luidheid en noteer deze
	Beperk de afstand tussen luisteraar en spreker
	Het gebruik van signalen of lichaamstaal voorkomt extreme stembelasting

Te weinig adempauzes

	Leer wat correct ademen betekent
	Besef dat adempauzes noodzakelijk zijn om voldoende lucht bij te ademen en comfortabel te spreken
	Bij te weinig adempauzes ga je praten op reservelucht
	Bij te snel praten zondig je vaak tegen adempauzes
	Te lange zinnen maken zonder pauzes doet je in de val lopen om adempauzes uit te stellen

Te Snel

	Spreek rustig maar spreek duidelijk
	Besef dat te snel praten de informatie onduidelijk kan maken voor de luisteraar
	Maak een opname van uzelf en beoordeel je spreeksnelheid. Neem dezelfde tekst opnieuw op maar verlaag je spreektempo. Beluister dan opnieuw en beoordeel het verschil
	Overdrijf tijdens het oefenen gerust, bij spontaan spreken vermindert uw aandacht voor het tempo
	Besef dat spanning en gejaagdheid een invloed hebben op het spreektempo.

Te Hoog

	Leer wat je normale toonhoogte is
	Leer te horen wat hoge tonen zijn
	Luister naar je eigen intonatie en beoordeel of die natuurlijk is
	Weet dat te hoog praten vaak een compensatie is voor een zwakke stem
	Besef dat te hoog en te luid soms hand in hand gaan
	Neem geregeld spreekstalen op en beluister ze kritisch
	Besef dat omgevingslawaai, roepen en bevelen aanleiding geven tot een toonhoogtestijging

8.
SPECIFIEKE AANDACHTSPUNTEN VOOR KINDEREN

Voorkom dat je kind moet schreeuwen om iets duidelijk te maken. Er zijn andere mogelijkheden om de aandacht te trekken:

< geef zelf het goede voorbeeld
< zwaaien met de arm
< fluiten op de vinger
< fluitje gebruiken (rond de hals)
< naar de persoon toe gaan – bellen bij het fietsen
< probeer zelf, als ouder, niet te impulsief te reageren. Het is vaak moeilijk, maar tracht het kind te corrigeren op een rustige manier. Dat is veel beter dan zelf te gaan roepen.
< niet roepen dat het eten klaar is of dat er telefoon is, spreek dan beter een teken af (klap in de handen, neem een bel, of ga er naartoe)
< creëer een rustige omgeving: de radio of de T.V. stiller zetten, niet praten bij het lawaai van stofzuiger, mixer, dampkap e.a
< beperk het luid praten in de auto(trein of bus): vooral als het kind achteraan in de wagen zit en zal proberen het omgevingslawaai te overstemmen.
< een bepaald teken (reminder) in de auto kan een goede herinnering zijn
< geef voldoende tijd aan je kind
< probeer oplopende conflicten te vermijden, ze leiden tot huilbuien.
< vermijd het nabootsen van gekke geluiden: het kan de stemplooien beschadigen
< beperk luidruchtige spelletjes (je bent geen beter voetballertje omdat je luid kan roepen).

De tabellen 1.6 en 1.7 kunnen in deze een hulpmiddel zijn.

Tabel 1.6: Dagboekje met aandachtspunten.

Datum	Ik let op	Het gaat +++

Tabel 1.7: Aanpassing van het stemgedrag L = Luid – V = Veel – H = Hoog.

Dag	Op werk	Tijdens werk	Tijdens vakantie	Thuis	Andere
Maandag					
Dinsdag					
Woensdag					
Donderdag					
Vrijdag					
Zaterdag					
Zondag					

9. WAAROM ADVIEZEN VOOR STEMHYGIËNE WERKEN

Geboden en verboden zijn voor niemand leuk. Als die toch moeten gegeven worden, is het belangrijk dat de patiënt begrijpt waarom hij iets moet doen of laten. Hieronder vindt u de belangrijkste argumenten om je patiënt te motiveren (tabel 1.8).

Tabel 1.8: Argumenten voor het motiveren van patiënten.

Vermijden Van Stemmisbruik	Stemmisbruik is je stem gebruiken op een manier die schade aan je stemplooien veroorzaakt. Dit treedt eerst op onder de vorm van oedeem (zwelling) en later meer uitgebreide weefselbeschadiging. Bij beperkt stemmisbruik herstelt dit fenomeen zich dikwijls spontaan. Bij permanent misbruik kan dit leiden tot blijvende letsels.
Vermijden Van Kuchen En Keelschrapen	Sommige mensen voelen frequent de nood om de keel te "klaren" omdat ze te veel of te taai slijm (menen te) voelen in de keel of als verkeerde gewoonte voor ze beginnen te spreken. Kuchen en keelschrapen zijn schadelijk voor de stemplooien omdat ze met grote kracht tegen elkaar gedrukt worden. Hierdoor kan de slijmvlieslaag beschadigd worden, met chronische prikkeling tot gevolg waardoor men opnieuw tot schrapen neigt en in een vicieuze cirkel terecht komt. Keelschrapen gebeurt automatisch en het vraagt grote aandacht om dit weer af te bouwen.
Hydrateren	Wanneer de stemplooien gedehydrateerd zijn neemt de viscositeit toe. Dat maakt het slijmvlies van de stemplooien minder soepel waardoor ze minder goed gaan trillen. Je moet dan meer moeite doen om de trilling op gang te brengen en in stand te houden. Hydratatie helpt het weefsel herstellen. Een onderscheid wordt gemaakt tussen interne en externe hydratatie. Dit wordt elders in dit hoofdstuk besproken.

Reflux Behandelen	Reflux treedt op wanneer maagzuur hoog in de slokdarm komt tot op het niveau van het strottenhoofd. Het zuur is te sterk voor dit gevoelige milieu en zal het slijmvlies irriteren en beschadigen. Dit kan zelfs leiden tot blijvende beschadiging. Reflux wordt gezien als oorzaak en onderhoudende factor voor heesheid, frequent keelschrapen, enz. Deze klachten legitimeren een grondig onderzoek en zijn meestal afdoende te behandelen met medicatie.
Warm-up\Cool-down	Tijdens het opwarmen gaan de bloedvaten dilateren waardoor er een hogere aanvoer is van zuurstofrijk bloed wat belangrijk is voor de werking van de spieren. De temperatuur van de spieren verhoogt en de viscositeit (weerstand tot verplaatsing) vermindert. Sprekers en zangers rapporteren ook subjectieve en emotionele voordelen van het opwarmen. Een cool-down is een graduele reductie in activiteit. Bloedvaten blijven ietwat gedilateerd en blijven de spier van zuurstofrijk bloed voorzien. De zuurstof bevordert de eliminatie van melkzuur en bespoedigt het herstel.
Cafeïne Beperken	Cafeïne werkt als een diureticum wat betekent dat vloeistof wordt afgescheiden vooraleer het de weefsels kan hydrateren. Wanneer het slijmvlies van de stemplooien relatief gedehydrateerd is dan wordt het moeilijker om de trilling van de stemplooien in te zetten en te onderhouden. Bovendien werkt cafeïne stimulerend op het centraal zenuwstelsel met meer nervositeit, inslaapproblemen, enz. Tenslotte kan cafeïne het ontstaan van reflux in de hand werken door zijn verslappende werking op de onderste slokdarmsfincter.
Alcohol Beperken	Alcohol onderdrukt het centraal zenuwstelsel. Het kan de fijnmotorische coördinatie storen en de gevoeligheid verminderen. Deze effecten zijn gevaarlijk omdat lichte pijn en prikkeling reeds een signaal kunnen zijn van potentieel schadelijke stempatronen. Alcohol is bovendien diuretisch en draagt bij tot de dehydratie van de laryngeale mucosa. Tot slot is er ook hier een ongunstig effect op de onderste slokdarmsfincter, wat refluxbevorderend is.
Stoppen Met Roken	De warmte en irritatie van geïnhaleerde rook resulteert in erytheem (roodheid ten gevolge van dilatatie van de oppervlakkige haarvaatjes), oedeem (opzwellen van de weefsels) en algemene inflammatie. Langdurige blootstelling aan irritantia kan leiden tot cellulaire veranderingen van het slijmvlies wat een signaal kan zijn voor de ontwikkeling van kanker.

10.

HYDRATEREN, HOE DOE JE DAT?

Interne hydratatie

Om het slijmvlies van de stemplooien voldoende vochtig te houden moet je voldoende drinken. De stemplooien bewegen het best als ze voldoende gehydrateerd zijn. Ze zijn dan ook minder gevoelig voor beschadiging. Vergelijk de mucosa van de stemplooien met motorolie die je motor vlot laat draaien.

- Als je onder medisch toezicht staat voor één of andere aandoening, bespreek dan veranderingen van je vochtinname eerst met je dokter
- Streef naar twee liter vochtinname per dag
- Vermijd alcohol, koffie en een droge omgeving

Indien je niet graag water drinkt:

- Meng water met (suikervrij) vruchtensap
- Drink cafeïnevrije koffie of thee
- Laat de temperatuur van het water mee de smaak bepalen, soms is warmer of kouder aangenamer
- Vochtrijk voedsel kan het drinken aanvullen (meloen, komkommer, ...)

Externe hydratatie

Externe hydratatie kan van buitenaf de stemplooien bevochtigen. Inhaleren van damp (van gekookt water) bevochtigt de stemplooien en voorkomt irritatie.

Dampen:

- Doe warm water in een kom en adem de damp in
- Neem een vochtige doek, bevochtig deze met warm water en hou het onder je neus.

Vochtigheidsgraad woonruimte bewaren

- Streef naar een vochtigheidsgraad van ongeveer 50%
- Gebruik een luchtbevochtiger, let op voldoende reiniging van het apparaat
- Indien je allergisch bent, mag je die niet gebruiken

Medicatie en vochthuishouding:

- Sommige geneesmiddelen hebben een uitdrogend effect (vooral medicatie tegen verkoudheden en allergie). Een volledig overzicht van beïnvloedende medicatie vindt u in het handboek "Stemstoornissen. Handboek voor de klinische praktijk"
- Je arts kan iets voorschrijven dat minder impact heeft op de vochthuishouding

< Let op met menthol en eucalyptusgebruik tegen hoest. Ze drogen het slijmvlies uit.

Voorzorgsmaatregelen hydratatie

Als je moet spreken in een minder gunstige omgeving, is het aangewezen om extra-vochtinname te voorzien. Houd daarom een fles water bij de hand. Als je de mogelijkheid hebt om het lokaal op voorhand te verluchten, dan is dat zeker aangewezen.

11.

LEREN OMGAAN MET REFLUX

Een aantal symptomen leren je of er sprake kan zijn van reflux:
< branderig gevoel en permanente prikkel in de keel
< te veel slijmvorming in de keel
< frequent hoesten, kuchen en schrapen
< gevoel van een prop in de keel
< zure smaak in de mond
< hese stem, bij personen met nachtelijk reflux is dit vooral 's morgens het geval

Bij deze symptomen is het aangewezen een arts te raadplegen. Hij zal je een behandeling voorschrijven die bestaat uit een dieet, leefgewoonte en medicatie.

Dieet: vermijden van
< sterk gekruid voedsel
< koolzuurhoudende dranken
< overmatig alcohol
< roken
< cafeïne
< gebakken en vetrijk voedsel
< munt
< chocolade

Leefgewoonten:
< vermijden van late en uitgebreide maaltijden (ten laatste 2 tot 3 uur voor het slapengaan)
< vermijd te gaan liggen na de maaltijd
< verhoog het hoofdeinde van uw bed door onder de poten van het hoofdeinde van het bed blokken te plaatsen zodat het hele lichaam schuin gepositioneerd is.

< vermijd overgewicht
< drink regelmatig en voldoende water
< vermijd te strakke kleding, vooral ter hoogte van de maagstreek

Medicatie: de arts kan medicatie voorschrijven. Voor het beleid terzake verwijzen we naar het handboek "Stemstoornissen. Handleiding voor de klinische praktijk". Als je medicatie neemt dan is het aangewezen de volgende aspecten in acht te nemen:
< neem trouw je medicatie in de dosis zoals de arts heeft voorgeschreven
< zuurremmende medicatie (protoninhibitoren) neem je 30 tot 60 minuten voor de maaltijd.

12.

REFERENTIES

Carding, P.N., Horsley, I.A. & Docherty, G.J. (1999). A study of the effectiveness of voice therapy in the treatment of 45 patients with nonorganic dysphonia. *Journal of Voice, 13*, 72-104.

Chan, R.W. (1994). Does the voice improve with vocal hygiene education? A study of some instrumental voice measures in a group of kindergarten teachers. *J Voice, 8* (3):279-91.

Heylen, L., De Bodt, M., Mertens, F. & Van de Heyning, P. (2001). *Mijn stem, mijn beroep. Handleiding voor de professionele stemgebruiker*. Leuven-Apeldoorn: Garant.

McArdle, W.D., Katch, V.L. & Katch, F.I. (1991). *Essentials of Exercise Physiology*. Malvern, PA: Lee and Febiger.

Olson, N. (1991). Laryngopharyngeal manifestations of gastroesophageal reflux disease. *Otolarngologic Clinics of North America*, 24, 1201-1213.

Timmermans, B., De Bodt, M., Wuyts, F. & Van de Heyning, P. (2003). Vocal hygiene in radio students and in radio professionals. *Logoped Phoniatr Vocol, 28*(3), 127-132.

Sataloff, R.T. (1991). *Professional Voice: The Science and Art of Clinical Care*. New York: Raven Press.

Sataloff, R.T. (1987). Common diagnoses and treatments in professional singers. *Ear Nose and Throat Journal, 66*, 28-46.

Stemple, J.C., Glaze, L.E. & Gerdeman, B.K. (1995). *Clinical Voice Pathology: Theory and Management*. San Diego: Singular Publishing Group, Inc.

Verdonlini, K., Titze, I. & Fennel, A. (1994). Dependance of phonatory effort on hydration level. *Journal of Speech and Hearing Research, 7*, 1001-1007.

Verdolini-Marston, K. Titze, I. & Druker, D. (1990). Changes in phonation threshold pressure with induced conditions of hydration. *Journal of Voice, 4*, 142.

HOOFDSTUK 2

ADEM EN ADEMCONTROLE

Werkgroep Stem[2] Dienst Logopedie KMSL Turnhout

1.
STEM EN ADEMEN

Inleiding

Voor stem is adem de generator, zijn de stemplooien de vibrator en fungeert het aanzetstuk als resonator. Zonder adem geen stem dus. Niet zelden gaan stemstoornissen gepaard met een ongunstige of foutieve ademhaling of met een gebrek aan adembeheersing.

Adem is dus de generator voor stem en voorziet ons van de nodige energie om stem te produceren. Hoe spaarzamer en efficiënter we met die energie omgaan, hoe interessanter voor de stem.

Bij het ademen zijn er drie belangrijke aspecten waarrond we verder in dit hoofdstuk ook de oefeningen zullen opbouwen.

Ademvolume

Om te spreken heb je voldoende ademlucht nodig om druk op te bouwen onder de stemplooien die zo in trilling komen en in trilling kunnen blijven zolang het nodig is (dit is de zogenaamde subglottisdruk). Om de stemplooien te laten trillen, heb je al snel voldoende lucht als de stemplooien goed sluiten en normaal trillen. Is dat niet zo, dan ga je meer lucht verbruiken dan nodig is.

2. De Werkgroep Stem Dienst Logopedie KMSL-Turnhout is samengesteld uit ervaren stemtherapeuten. De leden van de werkgroep zijn: Luc Verellen, Liesbet Van Gool, Lieve Vanbel, Christine Hendrickx, Marijke Vanherck, Elli Hollanders en Fons Mertens.

Een normaal ademvolume voor mannen is 4500 cc en voor vrouwen 3250 cc. Voor kinderen zijn er sexe- en leeftijdsspecifieke normen (zie hoofdstuk 13). Het gebeurt niet vaak dat ademvolume moet getraind worden, maar in sommige gevallen (bijv. na langdurige beademing, laryngeale of pulmonale ingrepen enz...), is dit wel noodzakelijk.

Ademtype

Behalve de borstkas zijn ook het middenrif en de schouders bij het ademen betrokken afhankelijk van de inspanningen die men levert en de nood aan meer adem. Het ademen kan zich hoog situeren (met de schouders en de borstkas), in het midden (vooral met de borstkas) en laag (combinatie van borstkas en middenrif). Vanuit stempedagogisch standpunt is een lage ademhaling ideaal voor de stemfunctie. Hiervoor kunnen de volgende argumenten worden aangevoerd: een lage ademhaling zorgt voor een goed volume, vermijdt onnodige druk in het gebied van het strottenhoofd (met mogelijke spanning tot gevolg) en is beter controleerbaar tijdens het spreken d.m.v. het middenrif. Voor het spreken gaat de meeste aandacht dan ook naar het ontwikkelen van een goede costo-abdominale ademhaling. Deze ademtypes komen in de praktijk niet echt geïsoleerd voor maar meestal herkent men aspecten van elk type.

Adembeheersing

Belangrijker nog dan het volume en het type is een goede adembeheersing in functie van wat de stem nodig heeft (spreken, zingen, roepen, fluisteren...). Dit is een meer technisch aspect en een goede afstemming met de stemplooispanning is noodzakelijk. Oefeningen op adembeheersing vormen het belangrijkste onderdeel van de ademtraining.

Doelstelling

Spreken en zingen wijzigen het normale adempatroon. Je ademt meer langs de mond dan langs de neus, maar ook de druk en het verloop van de ademhaling wordt anders. Het doel van ademoefeningen is het realiseren van een comfortabele adembeheersing die voldoende is om elke gewenste vorm van stemproductie efficiënt te ondersteunen.

Comfortabel ademen

Ademen verloopt automatisch behalve tijdens het spreken. Als je bewust de ademhaling stuurt moet deze *comfortabel* en aangenaam blijven. Doseren blijft hierbij een sleutelwoord.

Ontspannen ademen

Er kunnen spanningen optreden bij mensen die echt goed hun best willen doen. Bedenk daarbij dat het ademgebeuren vooral ontspannen moet verlopen. Dit is zonder inspanning ter hoogte van de keel, het strottenhoofd en de luchtwegen. Spanningen kunnen leiden tot onnodige vermoeidheid en stemproblemen.

Laag ademen

De *lage* ademhaling is het meest aangewezen voor spreken en zingen. De schouders zijn laag en ontspannen terwijl het strottenhoofd niet onnodig belast wordt door spanning in de omliggende spiergroepen. Het heffen van de schouders is belastend en onnuttig voor de stem.

Praktische beschouwingen voor de stemtherapeut

- geef de patiënt een duidelijke verklaring van de fysiologie van de ademhaling, zodat hij goed het verband ziet tussen ademhaling en spreken
- sommige patiënten zullen sceptisch staan tegenover ademoefeningen en daarom ook enige resistentie vertonen. Dit is normaal als de rationale van de oefeningen onduidelijk is
- wees erop bedacht dat ademoefeningen onverwachte en oncomfortabele responsen kunnen veroorzaken
- ga niet door met de oefeningen als de patiënt zich erdoor oncomfortabel en gespannen voelt en maak het bespreekbaar
- introduceer niet te veel begrippen tezelfdertijd; dit maakt het alleen maar ingewikkelder en bieden de patiënt geen houvast
- te veel aandacht op de inademing kan spanningen veroorzaken ter hoogte van de halsstreek; veel patiënten gaan zich pas krampachtig gedragen bij te sterk therapeutisch gestuurde inademing
- de focus moet liggen op de uitademing
- pas op voor hyperventilatie; dit kan voorkomen bij al te ijverige patiënten of patiënten met een hoog luchtverbruik (zoals bijv. bij een stemplooiparalyse)
- wanneer de houding een probleem is, dan is het belangrijk hier vooraf aan te werken of op zijn minst gelijktijdig met de ademhaling.

Adviezen voor de patiënt

< ademtraining zal meer succesvol zijn in een ontspannen situatie
< een stille (onhoorbare) inademing wijst op een ontspannen en efficiënte ademhaling. Hoorbaar inademen verwijst naar glottisspanning
< concentreer je op de uitademing en de inademing zal er spontaan op volgen
< wees alert voor elke excessieve beweging van de schouders
< wees op je hoede voor overdreven en lang oefenen; er is een reëel risico op hyperventilatie
< astmapatiënten werken best binnen hun beperkingen om het gevoel van zekerheid en veiligheid te blijven behouden
< stop met oefenen als je moe, kortademig of duizelig wordt. Wacht tot deze sensaties vanzelf verdwijnen
< kort en frequent oefenen is beter dan lang en niet-frequent oefenen.

In dit hoofdstuk vind je allerlei ademoefeningen. De oefeningen worden best uitgevoerd onder leiding van een logopedist. Thuis oefenen is aangewezen met een selectie van oefeningen.

De oefeningen zijn opgebouwd rond het drieluik: volume, type en beheersing.

Oefeningen voor het ademvolume

Voor een voldoende luide en functionele stem hebben we een zeker ademvolume nodig. Zoals eerder gezegd is volume zelden een probleem, maar in een aantal gevallen is enige training zeker aangewezen, bijvoorbeeld bij patiënten met luchtwegaandoeningen of revalidatie na een periode van beademing, tracheotomie, zware thoracale of cardiale ingrepen e.d.m.

Het kernprobleem is doorgaans heel oppervlakkig inademen en daardoor ook frequent bijademen. Afhankelijk van de fysieke paraatheid van de patiënt (te bespreken met de arts) kan het ademvolume worden opgevoerd aan de hand van de volgende werkwijze

1. Vraag de patiënt zoveel mogelijk langs de neus in te ademen (trager; meer weerstand).
2. Neem meer tijd voor het inademen.
3. Laat de patiënt voelen wat er tijdens de inademing gebeurt door één hand op het middenrif te houden of beide handen op de flanken.
4. Meet de uitademingsduur in seconden en noteer voor de patiënt op een blad of op een curve. Dit geeft de patiënt een houvast hoeveel beter het gaat en welk de evolutie is.
5. Om de uitademingsduur hoorbaar te maken laat je best uitademen op een /s/ of /f/.
6. Het uitgeademde volume kan ook gemeten worden aan de hand van een spirometer, maar de patiënt zal dan de neiging hebben geforceerd uit te ademen, wat nooit de bedoeling is bij het

spreken. Dit kan je dus enkel af en toe doen om een idee te hebben over de reële toename van het volume.

7. Na stemloze klanken kan men overschakelen op stemhebbende fricatieven zoals /z/ en /v/ of op een klinker. De uitademingsduur kan lichtjes verschillen volgens de klinker.
8. De uitademingsduur kan je ook verlengen door te tellen van 21 tot... waarbij gepoogd wordt de cijferreeks telkens langer te maken.
9. Ademvolume kan ook geoefend worden met een aantal toestelletjes die ook in de fysiotherapie veelvuldig worden aangewend: bijvoorbeeld een "triflo" (zie figuur 2.1), een spirometer ...

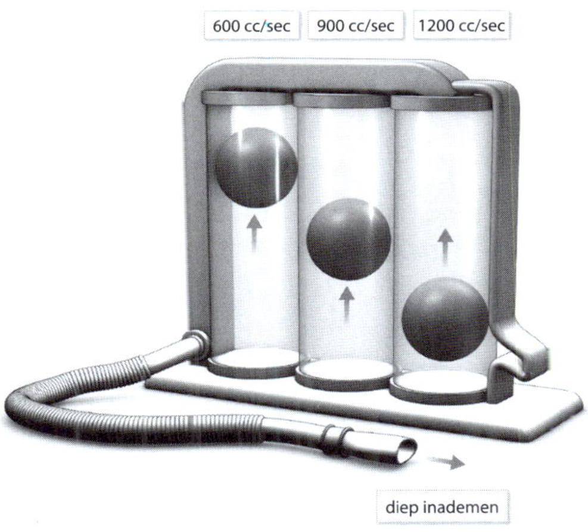

Figuur 2.1: Afbeelding van een triflotoestel.

Een optimaal ademtype

< **Aanleren van een costo-abdominaal ademtype**

1. Controleer welk ademtype de patiënt heeft. Wees voorzichtig met al te voorbarige interpretaties van toevallige observaties. Veel patiënten hebben een normaal ademtype als zij zich niet bewust zijn van enige techniek. Vraag daarom nooit dingen als "Adem eens diep in" want dan gaan 90% van de patiënten al de verkeerde weg op. Veel patiënten lazen of hoorden vroeger ook iets over ademen en stem en willen dan dingen toepassen die ze niet kunnen. Om niet in deze val te trappen start je best met een observatie in rust (terwijl ze naar u luisteren) of hooguit tijdens het lezen van een tekst.
2. Leg aan de patiënt uit in eenvoudige bewoordingen waarom een lage ademhaling belangrijk is.
3. Gebruik hierbij didactische schema's zoals hieronder of gebruik een programma zoals bijvoorbeeld Blue Tree Publishing, (www.bluetreepublishing.com).

4. Demonstreer zelf een goede costo-abdominale ademhaling. Laat de patiënt zelf formuleren wat hij/zij bij u observeert (figuur 2.2).

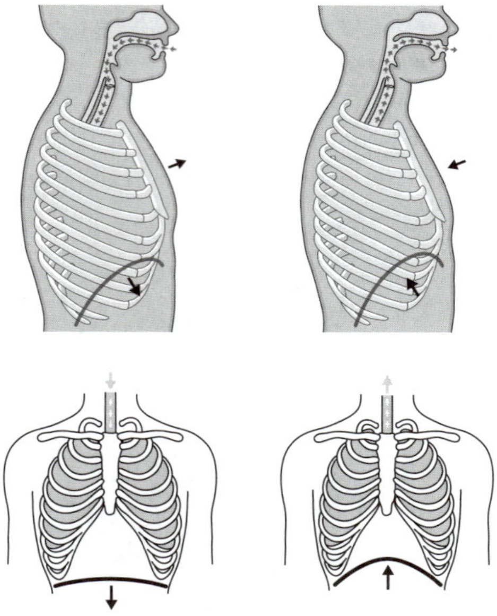

Figuur 2.2: Costo-abdominale ademhaling.

5. Indien de patiënt toch hardnekkig hoog blijft ademen, dan kunnen een aantal bijkomende technieken gebruikt worden
   - Liggend op de rug: plaats een boek (bijvoorbeeld een telefoonboek) op de buikwand ter hoogte van de maag. Bij inademing zien we een opwaartse beweging van het boek, bij uitademing zal het boek langzaam zakken. De ademhaling moet ontspannen en gemakkelijk verlopen.
   - Zittend op een stoel: zit goed rechtop met de schouders recht, hou één hand op de buikwand ter hoogte van het middenrif. Observeer de bewegingen van de hand bij het in- en uitademen. Tracht elke onnodige beweging van het bovenlichaam te vermijden. Eventueel kan men voor een spiegel gaan zitten om een gemakkelijker observatie mogelijk te maken.
   - Staande voor de grote spiegel: plaats de handen ter hoogte van de flanken en oefen druk uit met de vingers en de handen om de uitademing te ondersteunen. Na de uitademing volgt een spontane inademing (best zonder instructie) om een ontspannen inademing mogelijk te maken. Indien geslaagd zijn er geen kenmerken van hoge ademhaling
   - Bij kinderen kan gebruik gemaakt worden van suggestieve beeldspraak zoals het ruiken aan een bloem.

< **Toepassen van een correct ademtype**

Als de patiënt een goed ademtype onder de knie heeft, kan dit toegepast worden tijdens het spreken. Dit kan rechtopstaand of zittend gebeuren. Een rechtopstaande houding geeft een iets gemakkelijkere controle over een lage ademhaling.

< Oefeningen zonder stemklank:
- inademen door de neus en uitademen langs de mond
- gelijkmatig aanhouden van een uitademing op /s/ of /f/
- gelijkmatig uitademen op een fluittoon
- controleer de lage ademhaling visueel en/of tactiel.

< Oefeningen met stemklank:
- gelijkmatig aanhouden van een uitademing op /m/, /z/ of /v/
- controleer de lage ademhaling visueel en/of tactiel
- tellen van 21 tot ... zonder te spreken op reservelucht, wat betekent dat er op het einde niet snel of geforceerd gesproken wordt.

< Oefeningen op woordniveau

Bij het spreken is het de bedoeling dat de ademhaling niet alleen ontspannen, maar ook efficiënt verloopt. Er is meestal voldoende lucht in de longen om met de fonatie te starten, dus is extra inhaleren voor het spreken niet nodig.
Controleer het ademtype bij automatische reeksen zoals :

Dagen van de week
Maanden van het jaar
Tellen van 1 tot .....
De noten van een toonladder
Langere getallen: 21,22 ...

Om harde steminzet te vermijden kan geopteerd worden voor woorden die niet met een klinker beginnen.

Korte eenlettergrepige woorden met een *korte klank*

Nic	Luc	Bart	Bert	Rik	Stef
Bob	Dik	Nic	Derk	Kris	Marc
Cas	Gijs	Jef	Ted	Ned	Flip
bot	das	dop	kip	mof	pet
rok	sok	tok	bont	hemd	kilt
klet	lats	mots	pols	pots	slef
slip	spat	vest	mijt	krab	hes
blond	git	tuf	talk	turf	zand

zink	grind	bot	lid	lip	nek
rib	rug	band	hand	hart	milt
mond	pink	tand	tint	tors	strot
borst	gif	kat	lat	net	pek
pop	rad	rot	bros	buks	colt
dolk	flak	gift	kolf	pik	plak
kwak	Marc	munt	neut	pils	port

Korte eenlettergrepige woorden met een *lange klank*

Guus	Goos	Loek	Ruud	Joost	Wout
Huub	Koos	Kees	Noud	Piet	Freek
zoet	koek	hoek	hoed	fuut	goot
hoed	huif	huik	keep	kiep	koof
kous	huis	toep	boord	broek	kleed
goud	krijt	lood	spaat	buik	heup
kloon	steek	huid	huig	kaak	kuit
voet	baard	bloed	geest	hoofd	slaap

Meerlettergrepige woorden

Berend	Godert	Robert
Filip	Hubert	Petrus
Leonard	Leopold	Diederik
Stefanus	Koenraad	Hubertus
Wannes	Wijnand	Gustaaf
Bartholomeus	Willibrordus	Maximiliaan

vulpijp	zijklep	zijruit	duikpijp
gastank	knalpot	koplamp	lakwerk
remblok	spatlap	tankdop	wieldop
dimlicht	kabelset	klapband	mistlamp
noodruit	pechlamp	peilstok	proefrit

keukengerief	muskietennet
vingerservet	testpiloot
boekenstandaard	diepvrieskast
tweepersoonsbank	beenhouwershond
springverenmatras	zilverpoets

aardappelrasp
theeservies
toetseninstrument
koppelingsplaat
schemerlamp
wasautomaat
scheenbeschermers
versnellingsbak

Adembeheersing

Een goed ademvolume en een correct ademtype volstaan niet om tot een vlotte verdeling te komen van de adem over het gesprokene. Adembeheersing verwijst naar een zo economisch mogelijk luchtverbruik tijdens het spreken of zingen. Tijdens het spreken moeten ademdruk en glottisweerstand voortdurend in een goede relatie zijn en dit tot op het einde van de uiting of tot aan de pauze in een uiting. In de praktijk komt dit neer op een vrij constante en relatief geringe ademdruk doorheen de spreekact. Een foutieve beheersing merkt men op aan ademtekort op het einde van de uiting (beginnen persen), snel en hoorbaar inademen en bijademen op niet natuurlijke momenten in de uiting. Met voldoende volume en een costo-abdominale ademhaling moet het lukken om dit op een comfortabele manier (zonder al te veel spanningen) uit te voeren.

< **Oefeningen zonder stemklank**

Inademen (√): we vragen de patiënt om ontspannen in te ademen en de duurtijd van de uitademing progressief te verlengen op een stemloze fricatief.

Voorbeeld:

√ ssssssssssssssssssssssssss
√ ffffffffffffffffffffffffffffffffff
√ pffffffffffffffffffffffffffffffff
√ sjsjsjsjsjsjsjsjsjsjsjsjsjsjsj

Inademen (√) en vasthouden (><) van de adem: we vragen de patiënt om ontspannen in te ademen en de adem vast te houden tot de therapeut het signaal van uitademing aangeeft.

Voorbeeld:

√ >< ssssssssssssssssssssssssss
√ >< ffffffffffffffffffffffffffffffffff
√ >< pffffffffffffffffffffffffffffffff
√ >< sjsjsjsjsjsjsjsjsjsjsjsjsjsjsj

Zelfde oefening als hierboven met frequente onderbreking van de uitademing.

Voorbeeld:

√ >< sssss >< sssssss >< ssssss
√ >< fff >< ffffff >< ffffffffffff >< fffffffff

√ >< pfff >< pfffffff >< pffffffffff >< pffffff
√ >< sjsjsj ><sjsjsjsjsj >< jsjsjsjsjs

< **Oefeningen met stemgeluid**

Begin met een stemhebbende consonant zoals /m/ en /n/ of 'ng/ om vervolgens over te gaan op vocalen.

Voorbeeld:

√ mmmmmmmmmmmm
√ zzzzzzzzzzzzzzzzzzz
√ nnnnnnnnnnnnnnnn
√ zjzjzjzjzjzjzjzjzjzjzjzjz
√ oooooooooooooooo
√ oeoeoeoeoeoeoeoeo
√ aaaaaaaaaaaaaaaaa

Daarna oefenen met vasthouden (><) van de adem voor het begin van de fonatie.

Voorbeeld:

√ >< vvvvvvvvvvvvvvvvvvv
√ >< iiiiiiiiiiiiiiiiiiiiiiiiiiiiiiiiiiiiiiii

Zelfde oefening als hierboven met frequente onderbreking van de uitademing.

Voorbeeld:

√ >< zzzzz >< zzzzz >< zzzzz
√ >< vvvvv >< vvvvv >< vvvvvvvvv >< vvv
√ >< aaaa >< aaaa >< a >< aaaaaa

< **Oefenen op woordniveau**

Start de volgende oefeningen eerst woord per woord met telkens een inademing voor elk woord. In een tweede oefening neem je ze per twee, vervolgens per drie enzovoort tot de patiënt tot een comfortabel maxiumum gaat. Voor een gezonde volwassen man kan het aantal oplopen tot 35 à 40 woorden en voor een vrouw schommelt dit tussen de 30 en de 35.

Eenlettergrepige woorden

sekt	tint	tas	band	slot	kruk
step	vork	hit	kok	bard	tolk
gids	prof	smid	klep	krik	takt
smaak	wreef	zweet	stuit	reuk	leuk
piek	haak	pook	kruit	biest	bout
spaak	meid	dief	tuut	roest	kwiek
zoet	koek	kloek	hoek	stoet	roep

snoep	spoed	gloed	snoek	fuut	huup
tuup	schuur	zuur	vuur	gluur	goot
spook	stroop	sloop	kroop	schroot	schoot

Meerlettergrepige woorden

remlicht	trekhaak	voorruit	wielblok
wielbout	wielkast	brandstof	dieselkop
drukgroep	drukplaat	kofferbak	koolstift
motorblok	oplooprem	schuifdak	wasstraat
waterpomp	zonneklep	binnenband	draadbreuk
grootlicht	kinderslot	motorsoort	remsegment

Deze oefening kunt u variëren door meerdere woorden samen te nemen met een adempauze >< ertussen.

Generalisatieoefeningen

Hieronder vindt u een verzameling aan oefeningen die voor diverse van de hierboven beschreven doelstellingen kunnen gebruikt worden. Dit wordt bovenaan elke oefening kort aangegeven.

Korte uitingen

Lees onderstaande woordengroepjes op één adem. Let op een correct ademtype. Het opnieuw bijademen moet spontaan gebeuren (er mag geen sprake zijn van hoorbaar inademen of bijademen).

niet nat	niet koud	niet plat	nooit vet
net nat	net plat	pet nat	nooit nat
te kort	te blond	te plat	te heet
te groot	zo blond	zo groot	zo niet
net fout	net gemist	net goed	net gezocht

zat en wit	noot en poot	pot en pint	pit en pet
niet te vet	niet te zat	niet te zot	niet te wit
dit en dat	koud en nat	plat en nat	dik en koud
nat en blond	niet blond	zacht en blond	hard en blond

zat en nat	gaat te laat	raadt dat	zit in de put
hand en tand	waait en laait	wiet en wit	naait en waait

Vragen

Zelfde werkwijze als hierboven.

Wie is dat?
Wie ziet dat?
Wie wil dat?
Wie kan dat niet?
Hoe komt dat?
Hoe gaat dat?
Waarom is dat?
Hoe werkt dat?
Hoe laat vertrekt hij?
Hoe laat begint dat?
Hoe laat start dat?
Hoe vind je dat?
Hoe staat het?
Hoe wist je dat?
Wat is er gebeurd?
Wat is dat?
Wat doe je niet?
Wat ligt er in dat bed?
Hoe wist je dat antwoord?
Hoe gaat het met Wim?
Hoe gaat het met de patiënt?
Hoe heb je dat klaargespeeld?
Hoe heb je dat met Greet klaargespeeld?
Waartoe dient het?
Waartoe leidt dit?

Wie doet dat?
Wie zegt dat?
Wie schrijft dat?
Wie wil dat niet?
Hoe moet dat?
Hoe verloopt dat?
Hoe laat is het?
Hoe schrijf je dat?
Hoe laat komt hij?
Hoe laat stopt dat?
Hoe laat start dat stuk?
Hoe vind je die Greet?
Hoe staat dat pak?
Wat gebeurt nooit?
Wat scheelt Greet?
Wat moet dat?
Wat heeft ze uitgevoerd?
Wat staat er op dat blad?

Wie ziet dat niet?
Wie kan dat?
Wie hoort dat?
Wie kan zoiets?
Hoe gaat dat?
Hoe kan dat?
Hoe doe je dat?

Uitdrukkingen

Lees onderstaande uitdrukkingen op één adem. Als variatie op de oefening kan je de patiënt vragen om twee uitingen te lezen zonder bijademen maar met een adempauze.

niet te laat
nooit te laat
dat gaat te goed
nooit te laat
dat komt goed
dat komt niet goed uit
dat komt met spoed
te veel kracht
dat heet zo niet
dat komt goed uit
vertrek uit stand
ja stop
doe dat goed
doe voort
breng dat
hou vast
ja vertrek
let op
voeten erop
kijk uit
dat komt niet
dat komt te laat
dat deed goed
dat doet het
dat heet
dat heet verkeerd
vergeet het niet
dan is het te laat
dat bestaat niet
dat is niet te vlot
dat is te goedkoop
zo goedkoop kan niet
zoveel moet niet

moet dat laat
niet te koud
niet te wit
dat komt zo goed
dat komt niet goed
dat komt nooit bloot
dat komt tot de boord
zo zacht en zo blond
vergeet het nooit
dat vergeet je niet
hoofd recht
de mat kapot
geef je hand
geef dat
armen opwaarts
laat los
zwaai en kip
doe voort
luister goed
ga voort
dat komt nooit
dat komt direct
dat deed het
dat doet het nooit
dat heet zo niet
vergeet het nooit
dan is het goed
dat kan niet goedkoop
dat is niet te koop
dat komt nooit goed
zo goedkoop kan niet
zoveel kan toch niet
veel te blond

Uitingen die langer worden

Zelfde werkwijze als bij uitdrukkingen.

Doe dat
doe dat niet goed
het moet
het moet niet direct

doe dat goed
doe dat niet te goed
het moet niet
het moet net niet direct

zet dat
zet dat niet
zet dat toch niet
zet dat toch niet verkeerd

dat komt
dat komt niet
dat komt niet goed
dat komt toch niet direct goed

dat kan niet
dat kan toch zo niet
dat kan toch zo niet in het zwart
dat wordt toch zo niet in het zwart geverfd

ik weet
ik weet dat niet
ik weet dat niet zo goed
ik weet dat niet zo goed hoe het moet

ik vergeet
ik vergeet dat
ik vergeet dat direct
ik vergeet dat direct nadat
ik vergeet dat direct nadat je het gezegd hebt

zet dat
zet dat goed
zet dat direct goed
zet dat direct goed zoals het moet

ik ken dat
ik ken dat niet
ik ken dat niet goed
ik ken dat niet zo goed

ik ken dat niet zo goed dat het voldoet

dat is goed
dat is niet goed
dat is niet zo goed
dat is niet zo goed dat het werkt

het moet
het moet daarop
het moet direct daarop
het moet direct daarop zodat het niet valt

Rollenspel

"dat komt te laat Nick"
en "dat komt heel slecht uit"
"je weet toch dat het dringend is "
"waarom is het niet gemaakt"
"je hebt het me beloofd" Nick
"ik pik dat niet "
"ik maak me erg kwaad"
"doe het direct"
of "ik zoek iemand die dat beter doet"
"dat komt niet door die meid"
"maar door jouw schuld"
'Hoor je soms niet goed?' Nick
'Heus ik vergeet het niet.'
'Zie je niet dat je me kwetst?'
'Stop dat rot gepreek.'

Humor

Plaats de adempauzes op de correcte plaats zonder dat het comfortabele adempatroon verloren gaat en de inhoud van het verhaaltje tot zijn recht komt.

een felle dierenhater uit Mater
dronk niet zonder reden vaak water
want eens op een feest

zoop ie echt als een bees*t*
en toen moest ie naar bed met een kater

laatst maakte een mol uit Terstopen
op één enkele dag veertig hopen
hij zei "k 'wil de dwergen"
wat helpen aan bergen
als ze morgen de marathon lopen

we vallen zoal
goed genoeg op
zonder er
iets voor te doen
al was 't maar met
een dikke kop
of een neus
als een oude schoen

zie je plot*s*
bij 't vallen van de nach*t*
een wagen
met aangedampte ruiten
dan is 't duidelijk
dat de aantrekkingskrach*t*
daarbinnen
veel groter is dan buiten

je schiet in je rechterpij*p*
van je pyjama
maar die zit geklem*d*
onder je linkervoe*t*
met al je reflexen
voorkom je een drama
een komische 'ac*t*'
die het nog altijd 'doe*t*'

zij die hun voeten
niet heffen
kunnen niet anders
dan sleffen
heffen ze hun voeten

te hoog
'heffen' ze te veel
aan de toog

eigen haard is goud waar*d*
open haard is hout waar*d*
eigen aard blijft bewaar*d*
eigen baard – haar gespaar*d*

je hebt sokken
waar geen been insteekt
dat zijn meestal de kleine
en je hebt er
waar een teen doorsteekt
dat zijn meestal de mijne

als hij alleen zit
met zijn vragen
dan maakt hem
dat nerveus
als hij alleen zit
in zijn wagen
dan peutert hij
in zijn neus

Zinnen die langer worden

Let ook op de ademverdeling en het leggen van adempauzes!

Nick weet.
Nick weet dat.
Nick weet dat niet goed
Nick weet dat niet goed meer
Nick weet dat niet zo goed meer te verwoorden.

Tom wil.
Tom wil dat.
Tom wil dat niet.
Tom wil dat niet meer.
Tom wil dat niet meer zeggen.
Tom wil dat niet meer zeggen zonder.

Tom wil dat niet meer zeggen zonder het gerecht.

Ken je.
Ken je die.
Ken je die mop.
Ken je die mop van die mooie mensen.
Ken je die mop van die mooie mensen in het bad.
Ken je die mop van die twee mooie mensen in dat vuile bad?

Stef kent.
Stef kent ze.
Stef kent ze ook niet.
Stef kent ze ook niet maar.
Stef kent ze ook niet maar de mop begint toch.
Stef kent ze ook niet maar de mop begint wel goed.

Spreekwoorden

Toen kwam de kat op de koord.
Nood breekt wet.
Men moet roeien met de riemen die men heeft.
Driemaal is scheepsrecht.
Dat raakt zijn koude kleren niet.

Langere zinnen

Verdeel de adem op de juiste manier door tijdig adempauzes te voorzien.

Indien de zinnen wat langer worden moet je tijdig *bijademen* om te voorkomen dat men op reservelucht gaat spreken. Spreken op reservelucht is inefficiënt en leidt vaak tot spanningen in de hals en tot hoorbaar inademen. Als je dan voor een microfoon praat creëer je storende bijgeluiden.

Let dus op dat je adempauzes voorziet, zodat de ademverdeling veel vlotter en comfortabel kan verlopen.

Oefeningen

Als ik hem een boek leen houdt hij het. Hij is een boekhouder.

Ik heb een cursus snellezen gevolgd. En het gaat al aardig. Oorlog en vrede heb ik in twintig minuten gelezen. Het gaat geloof ik over Rusland.

Je mag niet te hard oordelen over mijn secretaresses. Ze zijn lief en begripvol als ik van een zware dag thuis terug op kantoor kom.

Bord langs de autosnelweg: "U kijkt niet naar de weg!"

Hij is heel bijgelovig. Hij gelooft dat het ongeluk brengt als je onder een zwarte kat doorloopt.

Ik geloof niet in bijgeloof want dat brengt ongeluk.

Met alles wat hij niet weet zou je een fantastisch boek kunnen schrijven waar iedereen trots op zou zijn.

Als ik zeg dat hij een idioot is bedoel ik dat helemaal niet negatief. Ik bedoel alleen dat hij niet intelligent is. En als hij intelligenter was zou hij zelfs slim zijn. Maar dat is hij niet en dat zijn nu eenmaal de feiten.

De wereld is rond maar we krijgen hem wel plat,sprak de militair.

Tekst

Selecteer een tekst uit een krant, tijdschrift of leesboek. De therapeut kan in de tekst adempauzes aanduiden om de patiënt hierbij te sturen. Verschillende moeilijkheidsgraden zijn mogelijk (probeer al te lange zinnen te vermijden). Let er wel op dat het pauzeren gebeurt met respect voor de inhoud van de tekst.

Het is belangrijk een tekstniveau te selecteren in overeenstemming met het leesniveau.

Tot slot kan men overschakelen naar paragrafen die niet aangetekend zijn en ook niet voorbereid. Maak een opname van de paragraaf en ontleed achteraf. Dit laat toe om nadien aanwijzingen te geven, de zinnen aan te tekenen en uiteindelijk de paragraaf te herhalen.

Conversatie

Laat de patiënt een omschrijving geven van 3 zaken die hij vandaag nog wil doen. Indien nodig geef je een voorbeeld.

Laat de patiënt een samenvattend mondeling verslag geven van een stil gelezen tekst. Ook hier kan gewerkt worden met een opname om tot een foutenanalyse te komen.

Observeer tijdens het spontane spreken tussendoor of de ademhaling een juiste toepassing kent. Onderbreek de patiënt niet om de haverklap, maar bespreek je observatie achteraf.

Adviezen

< oefen regelmatig
< werk in haalbare stappen, stel realistische doelen
< gebruik evaluaties en reminders
< emotioneel geladen uitingen zijn de moeilijkste
< automatisatie van de adem is wel moeilijk, maar niet onmogelijk.

2. REFERENTIES

Eldar, A.M. (1989). *Spreken en zingen.* Maastricht :Van Gorcum.

Heylen, L., De Bodt, M., Mertens, F. & Van de Heyning, P. (2001). *Mijn stem, mijn beroep.* Leuven/Apeldoorn: Garant.

Op de Beeck, R. (1993). *De spot op de spiegel.* Turnhout: Heibrand.

Stemple, C.J. e.a. (1994). *Clinical Voice Pathology.* Singular Publishing Group: San Diego.

Van Broeckhoven, W. *De negende van Beethoven was een jongen.* Tielt: Lannoo.

Didactische materialen

Blue Tree Publishing: http://www.bluetreepublishing.com/

HOOFDSTUK 3

HOUDING EN SPANNING

Fons Mertens[3] *en Marc De Bodt*

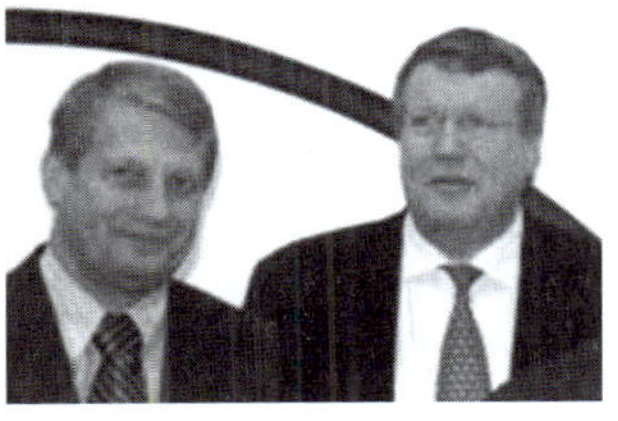

1. HOUDING EN SPANNING

Belang van houding en spanning voor de stem

Vanuit de stempedagogiek wordt traditioneel veel aangedacht geschonken aan het belang van houding en spanning. Het is voor iedereen zonder meer duidelijk dat beide een invloed hebben op fonatie. Denk maar aan de stem van iemand die slecht voorbereid is bij een mondeling examen of aan iemand die spreekt terwijl hij zware arbeid verricht. Extreme spanning en een niet natuurlijke houding tijdens het werken of sporten zijn uitersten, maar ook discretere spanningsvariaties en houdingswijzigingen kunnen hun invloed hebben. In de regel zijn deze fenomenen niet zo uitgebreid bestudeerd als andere aspecten van de stemgeving. Hun belang bij ernstige pathologie is ook relatiever dan bij beroepssprekers.

Zangers weten heel goed dat kleine spanningsvariaties en houdingsaanpassingen de klank van hun stem of het comfort van stemgeven kunnen beïnvloeden. Voor pathologische stemmen volstaat het meestal een aantal basale condities qua houding en spanning te realiseren.

3. F. Mertens is logopedist en hoofd van de Dienst Logopedie van KMSL Turnhout.
M. De Bodt is logopedist en hoofd van het Universitair Revalidatiecentrum van het UZAntwerpen en gastprofessor aan de Universiteit Gent.
Beiden hebben jarenlange ervaring met stempatiënten en schreven meerdere publicaties over dit onderwerp.

Wat verstaan we onder een goede houding?

Het lichaam en de stemproductie staan niet los van elkaar. Een (aangepaste) houding kan bijdragen tot een verbetering van de stemproductie. Een dynamische spreekhouding ondersteunt een levendig, expressief en optimaal stemgebruik.

Onze houding is meebepalend voor de kwaliteit van de stem, het volume en de toonhoogte.

Ook de ademhaling, de adembeheersing en de stemproductie ondergaan invloeden van onze houding. Zowel de algemene lichaamshouding als de hoofdhouding zijn belangrijk. Onze skeletale structuren dienen de spieren te ondersteunen, niet omgekeerd. In figuur 3.1 ziet u een illustratie van de verschillende houdingstypes met uiterst links een natuurlijke houding.

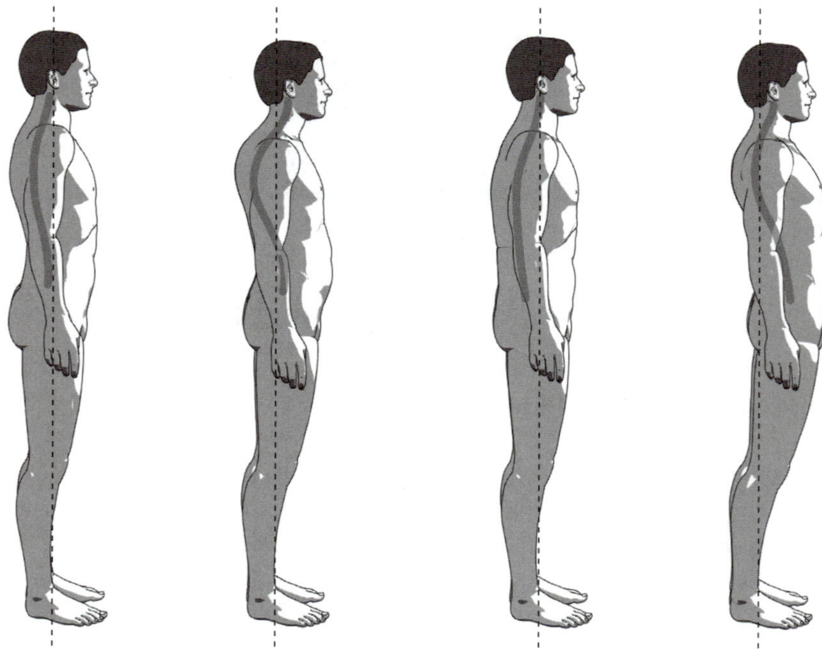

Figuur 3.1: Normale houding en de drie voornaamste posturale afwijkingen.

De meest effectieve rechtstaande houding vraagt een natuurlijke kromming van de ruggengraat en een ontspannen, gemakkelijke hoofdhouding. Een goede houding kan zowel in zit als rechtstaande bekomen worden. Op deze wijze worden negatieve spanningen in de ademhaling, de stemgeving, de resonantie en de articulatie gereduceerd.

Bij de afwijkende houdingstypes onderscheiden we achtereenvolgens:

- kyfose-lordosehouding (verhoogde kromming nek en lenden, neiging tot voorwaartse hoofdpositie; afbeelding 2 in figuur 3.1)
- platte rug (afvlakking van de normale thoracale kyfose en de lumbale lordose) afbeelding 3 in figuur 3.1.
- "sway-back" (bekken voorwaarts gekanteld en knieën in hyperextensie). Deze houding lijkt op de kyfose-lordosehouding maar met minder uitgesproken kromming. Het grootste verschil zit in de positie van het bekken dat nog meer anterieur gekanteld is (afbeelding 4 in figuur 3.1).

Houding opbouwen in functie van de stem

Er bestaat een consensus over het feit dat houdingsopbouw een belangrijk aspect is in het optimaliseren van de stemfunctie (Wilson Arboleda & Frederick, 2008). Dat blijkt uit recent onderzoek van vooral de laatste 10 jaar. Nochtans hebben de meeste logopedisten weinig achtergrond en training inzake fysiologie die noodzakelijk is om de interacties te begrijpen tussen spieren die belemmerend of ondersteunend zijn voor een goede houding. In dit hoofdstuk wordt daar evenmin in detail op ingegaan, maar we verwijzen de lezer naar de hogervermelde publicatie en de referenties bij dat artikel.

Wat verstaan we onder goede spanning?

Algemene lichaamsspanning

Uit wat hierboven beschreven werd voor houding mag blijken dat spanning daar een belangrijke rol in speelt. Bepaalde houdingen werken spanningverhogend en omgekeerd. Spanning kan algemeen voorkomen of lokaal.

De algemene spanning in de spieren heeft een invloed op de spanning in het strottenhoofd en de laryngeale functie.

Laryngeale spanning

De traditionele stemtherapie gaat ervan uit dat bij patiënten met een stoornis de overmatige spanning moet worden verminderd. Overmatige spanning zorgt voor krampachtig en oneconomisch sluiten van de stemplooien.

De therapie begint dikwijls met ontspanningsoefeningen voor keel, hals en schoudergordel. Hierbij kunnen verschillende technieken gebruikt worden. De meest voorkomende algemene ontspanningstechnieken zijn: progressieve relaxatie van Jacobson, autogene training van Schulz, actieve ontspanning van Schoenaker en yoga. Voor een korte beschrijving verwijzen we naar het handboek stemstoornissen (De Bodt et al, 2008).

De meer specifieke ontspanningstechnieken voor de vocale functie zijn:
Gutwurth (zie tabel 3.1 onder houding en spanning in de praktijk), Liebermann en Nelson.

Lieberman (Kooijman P., 2004) past strekkingstechnieken uit de manuele therapie toe bij de ontspanning van extralaryngeale en laryngeale spieren. Daarbij worden aanhechtingspunten van spieren gefixeerd en vervolgens worden de spieren afzonderlijk opgerekt. Door deze strekking doorbreekt men de proprioceptie van de patiënt waardoor nieuwe fonatiepatronen gemakkelijker een ingang vinden. De technieken worden sterk in relatie gebracht met houdingsproblemen en hoofd- en nekstand. Oprekken van lokale spieren heeft weinig zin indien niet de voorwaarden gecreëerd worden om de bereikte ontspanning te behouden. De aanpak van Lieberman vereist een specifieke opleiding voor manuele facilitatie van de larynx.

De oefeningen van Nelson worden elders in dit boek uitgebreid beschreven onder de hoofdstukken glottiscontrole en resonantie.

Om tot een gunstig resultaat te komen is het belangrijk dat de patiënt ervaart dat er een verband is met zijn stemprobleem.

Omdat houding en spanning zo met elkaar verweven zijn behandelen we ze door elkaar in de oefeningen hieronder.

Houdingsopbouw en spanningsregulatie in de stempraktijk

Adviezen om een optimale houding te bereiken

- Overdrijf niet door een te rigide of krampachtige houding aan te nemen. Tracht een ontspannen kromming van de ruggengraat te behouden.
- Houd het bekken in balans: kantel het niet te ver voorwaarts.
- Houd het lichaamsgewicht in balans bij rechtopstaan: plaats de voeten 15-20 cm uit elkaar.
- Houd het hoofd in ontspannen positie zodat het zonder inspanning kan bewegen in het horizontale en verticale vlak.
- Houd de schouders ontspannen en laag, verminder elke spanning in de bovenste borststreek.

Oefeningen om een goede houding op te bouwen:

1. Sta rechtop met de voeten licht uit elkaar en een goede verdeling van het lichaamsgewicht.
   - houd de knieën ontspannen maar flexibel genoeg om voorwaartse of achterwaartse bewegingen op te vangen.
   - houd het bekken in balans: niet te ver voorwaarts of achterwaarts.
   - hef eerst een arm op, daarna de andere met de achterkant van de hand naar boven.
   - strek nu de armen en doe alsof je de lucht boven u met de (afwisselende) hand wegkaatst.

2. Sta rechtop met de voeten licht uit elkaar en een goede verdeling van het lichaamsgewicht.
   - houd de knieën ontspannen maar flexibel genoeg om voorwaartse of achterwaartse bewegingen op te vangen.
   - overtuig u dat uw bekken goed in evenwicht is.
   - hef uw armen boven uw hoofd maar overstrek niet.

3. Sta rechtop met de voeten licht uit elkaar en een goede verdeling van het lichaamsgewicht.
   - ontspan de knieën maar blijf flexibel.
   - hef de armen omhoog en strek ze uit naar boven. Zorg ervoor dat de hielen op de grond blijven.
   - houd de armen 30 sec. gestrekt en laat ze dan langzaam zakken.

4. Sta comfortabel rechtop met uw gewicht in balans en met hoofd en ruggengraat in natuurlijk verlengde.
   - ontspan de schouder, de nek en de rug.
   - gebruik de lage ademhaling en voel de bewegingen in de lage borststreek.
   - houd de schouders en de hoge borststreek onbeweeglijk maar niet gespannen.
   - adem krachtig uit (vb op hhhaaa)
   - herhaal deze oefening twee of driemaal.
   - duw het hoofd voorwaarts en voel de spanning
   - let op de druk op de larynx en de nekspieren.
   - neem opnieuw een ontspannen houding aan en doe de oefening opnieuw. Nu kan klankuiting op de uitademing bijgevoegd worden.

5. Plaats de voeten op schouderbreedte uit elkaar. Verdeel het gewicht over de hielen en de teenzolen.
   Strek de knieën en de rug zonder overdreven spanning en zonder te fixeren.
   Span de spieren van abdomen licht aan, niet overdreven.
   Beweeg de schouders opwaarts en zet de borstkas open. Laat dan de schouders zakken en de borstkas ontspannen.
   Ontspan het gelaat: kijk recht vooruit alsof we nergens naar kijken. Ontspan daarbij kaak, mond, voorhoofd, gelaat.

Specifieke oefeningen voor afwijkende houding
Het belangrijkste in de foutieve houdingen is de combinatie van een voorwaartse hoofdpositie en naar voor gebogen schouders, wat het Upper crossed syndrome genoemd wordt (zie figuur 3.2).

Gelet op de nauwe relatie tussen cervicale en thoracale structuren enerzijds en het vocale mechanisme anderzijds wordt veelal gefocust op de verbetering van deze aspecten.

Er zijn een aantal specifieke oefeningen beschreven (Wilson Arboleda & Frederick, 2008) die de bedoeling hebben de hierboven beschreven houdingsafwijkingen aan te pakken.

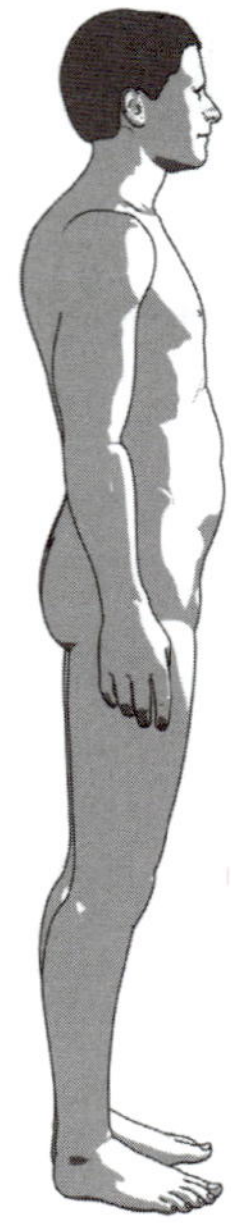

Figuur 3.2. Upper crossed syndrome

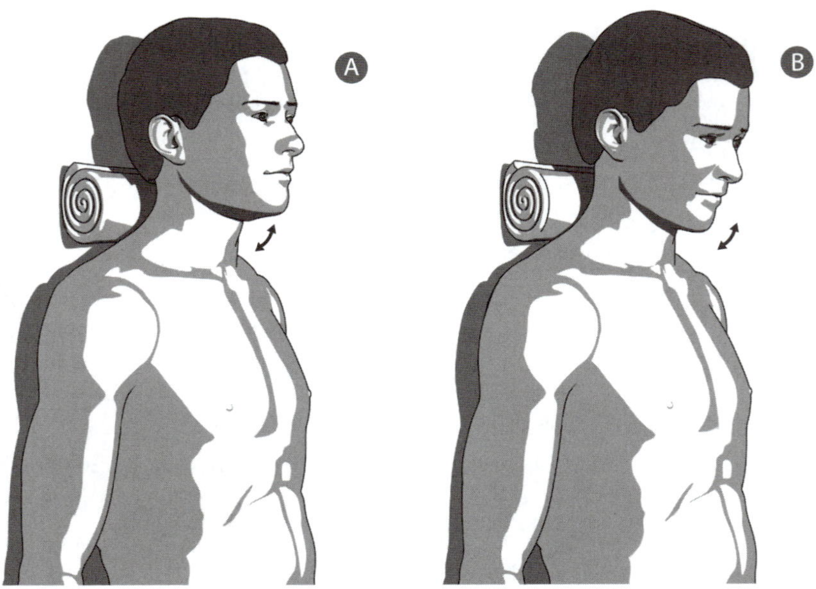

Figuur 3.3. Suboccipitale stretch

De stretchingoefeningen: elke stretch moet gedurende 20-30 sec. kunnen aangehouden worden

1. suboccipitale stretch (zie figuur 3.3): de stretch vindt plaats ter hoogte van de schedelbasis. De patiënt staat rechtop met de rugzijde tegen de muur en met zijn voeten schouderbreed uit mekaar. De rug moet vlak tegen de muur gehouden worden. Plaats een opgerolde handdoek tussen de nek en de muur. Vraag de patiënt om de kin voorwaarts te bewegen terwijl de rug en de nek tegen de muur en de handdoek aangedrukt worden. Dit kan ook uitgevoerd worden in een zittende positie met de handen in de nek.
2. pectorale stretch (zie figuur 3.4): vraag de patiënt zijn voorarmen aan elke zijde van een deuropening te plaatsen op borsthoogte. De patiënt zet een stap door het deurframe terwijl beide schouderbladen samendrukken. De rug niet buigen. Deze oefening kan ook unilateraal worden uitgevoerd.

Versterkingsoefeningen

1. Nekretractie (bovenste cervicale wervels) (zie figuur 3.5)
   De patiënt ligt met het aangezicht naar beneden op een tafel en met een handdoekrol onder het voorhoofd en de armen zijwaarts. Hij buigt de kin terwijl hij het hoofd van de tafel heft gedurende 3-5 sec. Laat schouders en borst op de tafel rusten. Deze oefening kan worden voorafgegaan door het hoofd over de rand van de tafel te houden.

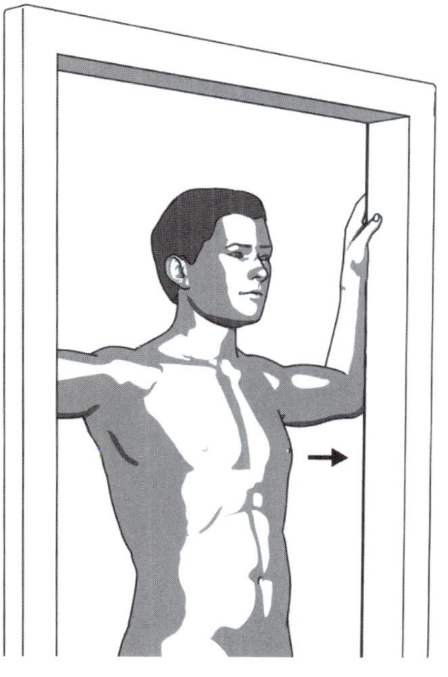

Figuur 3.4. Pectorale stretch

2. Infrahyoidkracht (zie figuur 3.6): vraag de patiënt de onderkaak te openen terwijl weerstand geboden wordt met de vuist onder de kin (3-5 sec. aanhouden)
3. Nekflexoren (zie figuur 3.7): de patiënt ligt met de rug op de grond en tilt het hoofd opwaarts tot de kin de borst raakt. Let erop dat de kin niet voorwaarts geduwd wordt. Deze oefening is gelijkaardig aan Shaker-tilt oefening (Shaker et al., 1997) die bekend is uit de dysfagie-revalidatie.

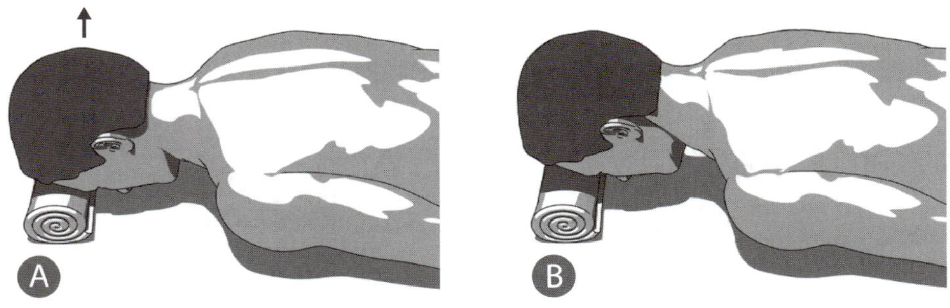

Figuur 3.5. Nekretractie

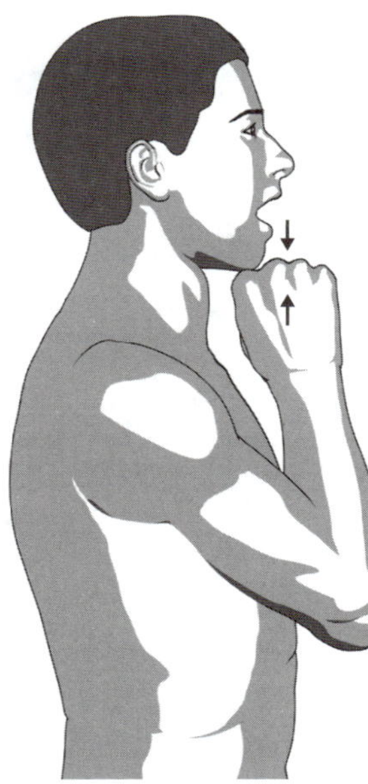

Figuur 3.6. Infrahyoidkracht

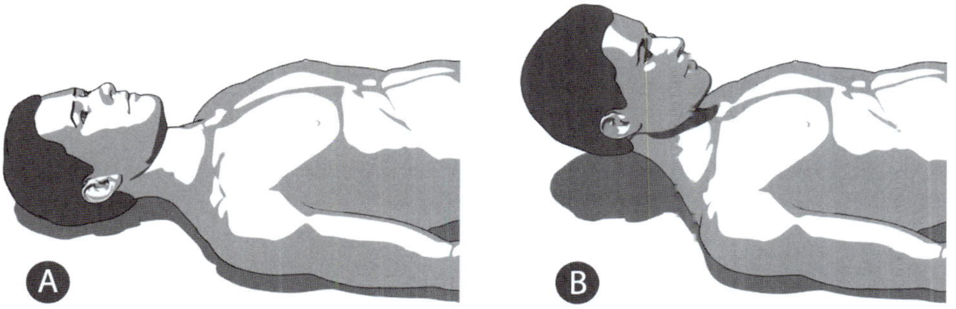

Figuur 3.7. Nekflexoren

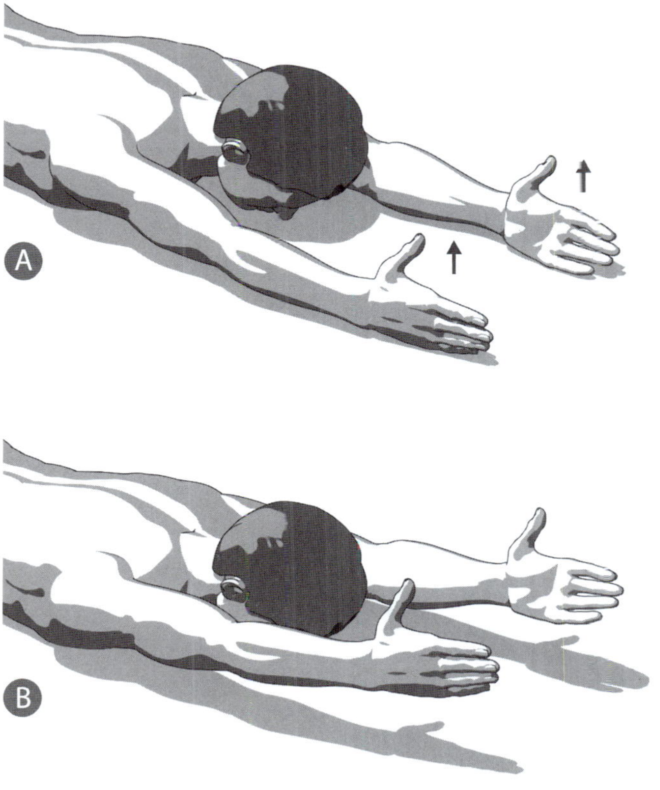

Figuur 3.8. Opwaartse armbeweging

4. Schouderoefeningen
   - opwaartse armbeweging (zie figuur 3.8): de patiënt ligt met het gezicht naar beneden. Een handdoek onder de kin kan ervoor zorgen dat de patiënt nog comfortabel kan ademen. Vraag de patiënt de armen voorwaarts te strekken, de duimen opwaarts te richten en de armen te heffen tot boven het hoofd.
   - zijwaartse armbeweging (zie figuur 3.9): de patiënt bevindt zich in dezelfde positie als hierboven maar houd de armen zijwaarts van de romp. De patiënt tilt dan de armen van de tafel.

Al deze oefeningen kunnen worden uitgevoerd met verminderde hulp van de therapeut of met toenemende belasting door toevoeging van gewicht.

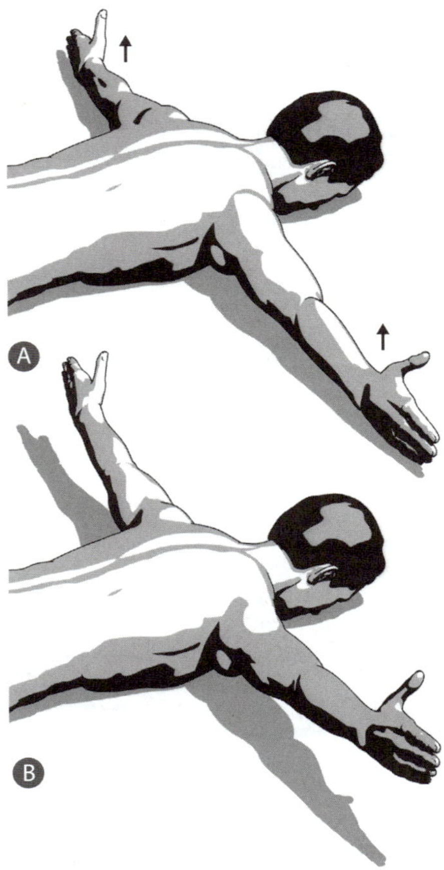

Figuur 3.9. Zijwaartse armbeweging

De literatuur is consistent voor wat betreft de meest effectieve duur van stretchoefeningen. Dit moet tot 30 sec. kunnen aangehouden worden. Voor wat betreft de optimale frequentie en de rustperiode is er minder overeenstemming. De meeste oefenprogramma's worden om de twee dagen uitgevoerd of 4 tot 5 maal per week. Er moeten voldoende rustpauzes worden ingebouwd. Als een stretchingprogramma wordt uitgevoerd spreidt men dit best over meerdere weken vermits de flexibiliteit geleidelijk toeneemt. Patiënten kunnen individueel verschillen voor wat frequentie en intensiteit betreft. Wees alert voor oudere patiënten met onderliggende medische pathologie.

Tabel 3.1 geeft een overzicht van een reeks ontspanningsoefeningen volgens Gutwurth (1988).

Tabel 3.1: Ontspanningsoefeningen volgens Gutwurth (1988).

- De spieren van de nek zacht spannen: *voel de spanning in de nek.*
- Het voorhoofd opwaarts fronsen: *voel de spanning in het voorhoofd.*
- De wenkbrauwen fronsen gedurende 5-10 sec.: *voel de spanning tussen de ogen.*
- De oogleden sluiten gedurende 5-10 sec.: *voel de spanning in de leden.*
- De tanden krachtig op elkaar klemmen gedurende 5-10 sec.: *voel de spanning in de kaak en opwaarts.*
- De mond ver openen gedurende 5-10 sec.: *voel de spanning voor de oorgang*
- Stulp en rond de lippen gedurende 10 sec.: *voel de spanning in de lippen.*
- De tong achteruit trekken gedurende 10 sec.: *voel de spanning in de tong, de mond en de nek.*
- Zeg traag het alfabet van A tot G, bedachtzaam en precies met spanning in de tong, lippen, kaken, keel en borst: *voel de spanning verdwijnen wanneer je ontspant.*
- Doe de voorgaande oefening, maar nu zonder aandacht en half zo luid: *voel dezelfde spanning in de spraak regio, maar minder intens.*
- Doe deze oefening nogmaals maar met stille stem: *voel hoe er nog slechts een lichte spanning optreedt.*
- Doe deze oefening als een buikspreker, zonder beweging van de lippen en zo dat je juist gehoord kunt worden: *voel dat er slechts heel weinig of geen spanning optreedt in de spraakspieren.*

Praktische adviezen voor de therapeut:

< zorg voor een rustige en ongestoorde omgeving
< geen fel, storend licht in de behandelruimte
< de patiënt zal zich gemakkelijker ontspannen in een comfortabel, warm lokaal
< plaats de patiënt in een comfortabele stoel
< vermijd visuele afleiding
< geef duidelijke instructies maar zorg voor een aangepaste luidheid
< zorg ervoor dat je zelf ontspannen bent
< maak geen bruuske overgang van de relaxatiesessie naar de verdere therapiesessie
< blijf zeer attent en noteer elke weerstand tot ontspanning
< noteer vooral de diepe en versnelde ademhaling die kan leiden naar hyperventilatie
< wees ervan bewust dat verschillende patiënten moeilijk de gespannen zones op hun lichaam kunnen identificeren. Habituele spanning wordt na een tijdsperiode als 'normaal' aangevoeld.

Adviezen aan de patiënt:
indien je spanningen voelt, zullen deze een negatieve invloed uitoefenen op uw stemgeving. Terwijl een bepaalde graad van spanning noodzakelijk is voor een goede lichaamshouding en -beweging, zal een te veel aan spanning leiden tot vermoeidheid, stress en foutief stemgebruik. Ontspanning leidt tot optimale en efficiënte spanning.

< observeer uw spanningen tijdens de dag
< gebruik de tijd efficiënt bij drukke bezigheden
< zorg voor goede ondersteuning van de rug bij het zitten op een stoel
< bij zittend werk of langdurig auto rijden: verander regelmatig van zithouding
< luister naar uw stem: de spanningen in nek en schouders kunnen voor wijziging van de stemkwaliteit zorgen.

Praktische bemerkingen
< ontspanningsoefeningen kunnen onverwachte en oncomfortabele reacties uitlokken bij de patiënt. Beëindig dan de oefening en bespreek het met de patiënt
< een aantal patiënten zullen sceptisch staan t.o.v. ontspanningsoefeningen; motiveer de voorgestelde oefeningen maar forceer nooit een therapie tegen de wil van de patiënt in.

2.
REFERENTIES

Gutwurth. In: Stes, R. (1988). *Stemstoornissen. Stemmisbruik en verkeerd stemgebruik.* Leuven: Acco.

Heylen, L., De Bodt, M., Mertens, F. & Van de Heyning, P. (2001). *Mijn stem, mijn beroep. Handleiding voor de professionele stemgebruiker.* Antwerpen/Apeldoorn, Garant.

Martin, S. & Lockhart M. (2000). *Working with Voice Disorders.* Bicester, Oxon: Winslow Press.

Kooijman, P. (2004). Manueel: palpatie in: Peeters, H. et. al. (eds.), *Handboek Stem- Spraak-Taalpathologie.* Afl. 23. Bohn, Stafleu, Houten/Diegem: Van Loghum.

Shaker, R., Kern, M. & Bardan, E. et. al. (1997). Augmentation of deglutive upper esophageal sphincter opening in the elderly by exercise. *Am J Physiol,* 272: 1518-1522.

Wilson Arboleda, B.M. & Frederick, A.L. (2008). Considerations for maintenance of postural alignment for voice production. *Journal of Voice,* 22, 1: 90-99.

HOOFDSTUK 4

GLOTTISCONTROLE

STEMPLOOISLUITING / STEMPLOOISPANNING / STEMPLOOITRILLING / BELASTBAARHEID EN UITHOUDING

M. De Bodt[4] *en F. Mertens*

1.

GLOTTISCONTROLE EN STEM

Het woordje "glottis" betekent stemspleet. Dat is de plaats waar de lucht tussen de stemplooien komt om ze tot trilling te brengen. Een goede stemkwaliteit kan maar tot stand komen wanneer de stemplooien optimaal trillen. Daarvoor zijn een goede sluiting en een optimale spanning nodig.

Stemplooisluiting

Stemplooisluiting is een relatief begrip. Men neemt aan dat de stemplooien best zo volledig mogelijk sluiten, maar uit studies blijkt dat die bij vrouwen dikwijls onvolledig is. Vaak is er achteraan nog een kleine opening (de zogenaamde posterieure gap). Dit hoeft niet meteen in een slechte stemkwaliteit te resulteren. Belangrijk is wel dat het voorste gedeelte van de stemplooien goed sluit en regelmatig trilt. Oudere personen hebben dikwijls een slechte stemplooisluiting omdat door veroudering de spieren en structuren minder krachtig worden. De stemplooien gaan dan een beetje gebogen staan (bowing) waardoor lucht kan ontsnappen die niet in trilling gebracht is.

4. M. De Bodt is logopedist en hoofd van het Universitair Revalidatiecentrum van het UZAntwerpen en gastprofessor aan de Universiteit Gent.
F. Mertens is logopedist en hoofd van de Dienst Logopedie KMSL Turnhout.
Beiden hebben jarenlange ervaring met stempatiënten en schreven meerdere publicaties over dit onderwerp.

Een extreem voorbeeld van slechte stemplooisluiting vinden we bij de stemplooiverlamming waarbij één of beide stemplooien niet meer naar de middellijn kunnen bewegen. In dit geval kan het gebeuren dat er helemaal geen stemgeluid meer mogelijk is.

Een volledige sluiting over de ganse lengte van de stemplooi ziet men vooral bij gezonde mannenstemmen. Sluitingsproblemen van de stemplooien kunnen heesheid tot gevolg hebben. Tevens zal lang en luid praten voor deze patiënten moeilijk en vermoeiend zijn.

Stemplooispanning

Eens de stemplooien gesloten zijn, speelt ook de spanning een rol in de stemkwaliteit en vooral ook in de stembelasting. Spreken en stemgeluid maken, mag in principe weinig of geen moeite kosten. Voelt men spanningen (in de regio van het strottenhoofd) tijdens het spreken, dan is er vaak een te hoge spanning. De stemplooien worden dan te hard op elkaar geperst en dit is heel erg belastend en kan resulteren in beschadiging van het slijmvlies van de stemplooien met heesheid (soms ruwe stem) tot gevolg.

Het omgekeerde bestaat ook, nl. dat de spanning iets te gering is voor een optimale trilling. In dat geval zal de stem zwakker klinken en soms gepaard gaan met heesheid van het type "breathy", ook nog wel wilde lucht genaamd..

Stemplooitrilling

Spanning en sluiting moeten optimaal gedoseerd zijn om de stemplooiranden in een regelmatig trillingspatroon te kunnen brengen. Soms is de trilling niet of maar gedeeltelijk aanwezig door rigiditeit of littekenweefsel na een operatie of intubatie.

Uiteraard zal ook de aanwezigheid van een stemplooiletsel (bijv. cyste) het trillingspatroon verstoren. Daardoor klinkt de stem ruw en onregelmatig. Het tijdelijk minder goed trillen na een operatie (fonochirurgie) is niet abnormaal. Het herstel hiervan kan enkele weken tot maanden duren. Het rigide stukje stemplooi zal na een geslaagde fonochirurgie door oefening zijn oude soepelheid langzaam opbouwen.

Belastbaarheid en uithouding

Niet elke stem kan het in de praktijk even lang uithouden. De belastbaarheid verschilt erg van individu tot individu maar hangt ook in sterke mate af van het volume, de toonhoogte en de duur. Wil men belastbaarheid vergroten, dan moet zorgvuldig gesleuteld worden aan de juiste verhoudingen tussen die drie elementen. Daarnaast spelen ook factoren van aanleg en omgeving een belangrijke rol. Het is niet altijd duidelijk welke elementen minder of meer doorwegen, maar de oplossing moet gezocht worden in een goede balans tussen persoon, stem en omgeving.

En dan...

Als uit het NKO-onderzoek blijkt dat de stemplooien niet goed sluiten, te weinig of te veel gespannen zijn of een onregelmatig trillingspatroon vertonen, dan zal de NKO-arts dat ook melden in zijn verslag aan de logopedist. De logopedist zal proberen met gerichte oefeningen de sluiting en de spanning van de stemplooien en de trilling van het slijmvlies te verbeteren met als uiteindelijk doel een betere stemkwaliteit en een betere belastbaarheid.

Tijd en discipline

Spanning, sluiting en trilling van stemplooien zijn zaken die je niet zomaar wijzigt met een eenvoudige aanwijzing. Stemgewoonten zijn verankerd en ze veranderen vraagt een scherpe observatie en analyse van de eigen stem, veel oefenen en kritisch blijven luisteren en bijsturen. De oefeningen die hier aan bod komen willen je op weg zetten om spanning en sluiting onder controle te krijgen, waarmee ook een normale slijmvliestrilling mogelijk gemaakt wordt.

In de volgende oefeningen wordt een zekere oefenhiërarchie voorgesteld die niet dwingend wil zijn. De logopedist kan een andere volgorde verkiezen als dat nodig is en wijzigingen of aanvullingen in dit programma doorvoeren waar hij/zij dat nodig acht. Deze oefeningen kunnen ook overlappen met oefeningen van de andere hoofdstukken, maar ook dat is volledig complementair.

2. OEFENINGEN VOOR EEN BETERE STEMPLOOISLUITING

Er is (nog) geen stemplooisluiting mogelijk (enkelzijdige of dubbelzijdige stemplooiverlamming)

< Uitlokken van stem vanuit niet communicatieve vocale functies
- Hoesten
- Kuchen
- Hummen (hu**mmmm** hu**mmmm**): na de kuch moet de stem zo lang mogelijk gerekt worden
- Lachen (soms kan bij toeval "klank" waargenomen worden)
- Lippentrilling met klankvorming

Hierbij merken we op dat de meeste patiënten zich niet of veel minder bewust zijn van de stemgeving tijdens deze activiteiten.

< Bij onvoldoende resultaat

- Laryngeale compressie (met duim en wijsvinger matige tot flinke druk uitoefenen links en rechts van het thyroïed). Soms lukt het ook om enkel aan de verlamde zijde druk uit te oefenen om een betere klank te krijgen.
- Stemkwaliteit evalueren met en zonder laryngeale compressie.
- Intermittente drukwisseling (tijdens continu foneren alternerend compressie uitoefenen en loslaten). Kan de stemkwaliteit min of meer gehandhaafd worden, dan is dit een gunstig teken.
- Er is geen enkele contra-indicatie om verschillende manieren van laryngale compressie uit te oefenen (ook aan de andere, niet-verlamde zijde) voor zover de patiënt dit gemakkelijk verdraagt.
- Eventueel kan men de patiënt zelf compressie laten uitoefenen maar dikwijls geeft dit toch niet hetzelfde resultaat.
- Probeer ook fonatie uit met het hoofd gedraaid naar de verlamde kant of de andere zijde en evalueer ook hier de stemkwaliteit. Herhaal verschillende keren als er verbetering optreedt.
- Breng het hoofd alternerend in flexie en in extensie en evalueer de stemkwaliteit. Dit kan een invloed hebben, maar dat is niet altijd het geval.

Het is niet de bedoeling dat deze compensatoire technieken permanent toegepast worden, het is vooral een manier om tot bruikbaar stemgeluid te komen. Snel afbouwen is dus de boodschap.

< Stootoefeningen

Stootoefeningen met krachtige ademstoot vanuit het middenrif en ondersteuning van arm- en schouderbewegingen kunnen het ontlokken van een stemgeluid ook faciliteren. Er zijn verschillende technieken voor stootoefeningen

1. Zittend op een stoel: opduwen met beide handen (schoudergordel spant aan); gelijktijdig krachtig proberen te vocaliseren.
2. Zittend op een stoel: trekken met beide handen aan het zitvlak van de stoel; zelfde verloop als in 1.
3. Met de armen opgetrokken en gebalde vuisten een krachtig neerwaartse beweging maken en gelijktijdig vocaliseren; deze oefening kan zowel zittend als rechtstaand worden uitgevoerd.
4. Bij patiënten met problemen in de bovenste ledematen is er een alternatieve methode. De therapeut duwt dan krachtig met de handpalm tegen het voorhoofd van de patiënt. Hierdoor spannen de halsspieren sterk aan; ondertussen vraagt men de patiënt krachtig te vocaliseren.

5. Na de inademing wordt de adem even vastgehouden en daarna met stootjes losgelaten. Deze oefening gebeurt best rechtstaand.

Bij goede evolutie van de stemklank kan de kracht van de ademstoot gevarieerd worden om langzaam te verminderen tot een normale fonatiewijze bekomen wordt.

Let op!
Stootoefeningen kunnen leiden tot co-adductie van de valse stemplooien en uiteindelijk resulteren in ventriculaire fonatie. Dit is niet gemakkelijk opnieuw onder controle te brengen. In het begin is oefenen onder toezicht van de logopedist zeker noodzakelijk.

< Feedbackmethodes (eventueel met videostroboscopie) kunnen voor de patiënt een visuele ondersteuning geven die erg motiverend is om tot een betere sluiting te komen. Ook spectrografie kan als feedbacksysteem worden aangewend.
< Gebruik van harde steminzet. Kies bij voorkeur woorden met initiale vocaal. De oefeningen in het hoofdstuk "steminzet" zijn hiervoor erg geschikt.
< Voor het opbouwen van een beter stemvolume als er al iets van stemklank aanwezig is, kan men de volgende methoden gebruiken:
  - Oefenen van stemvolume op vocalen (modulatieoefeningen):
    - Luid-zacht contrast
    - Gradueel luidheid laten afnemen en/of toenemen
  - Simultaan luidop lezen waarbij de therapeut het gewenste stemvolume aangeeft. De patiënt neigt zich aan te passen aan het stemvolume van de therapeut maar dit moet toch bewaakt worden.
  - Gebruik een dB-meter waarbij de patiënt een opgelegd luidheidsniveau probeert aan te houden
  - Met automatische fonetografie of een programma zoals Lingwaves kan de evolutie van volume en toonhoogte in de tijd gemakkelijk weergegeven worden.

Generalisatie van klank, naar woordniveau en spontaan spreken kan gebeuren door geïsoleerde klanken in medeklinkerverbindingen te plaatsen, vervolgens kunnen we automatische reeksen gebruiken om te evolueren naar spontaan spreken.

Ventriculaire fonatie

De valse stemplooien dienen te worden "uitgeschakeld" en de ware stemplooien moeten in trilling gebracht worden. Verschillende technieken kunnen hiertoe worden aangewend

< Inspiratoire fonatie (foneren op inademing); op deze manier zou het onmogelijk zijn de valse stemplooien in trilling te brengen. Eerst wordt de nodige uitleg gegeven over de aard van ven-

triculaire fonatie. De tweede stap is foneren op inhalatie. Deze klank wordt geproduceerd door de ware stemplooien met een abductie van de valse stemplooien. Eens inspiratoire fonatie gerealiseerd is volgt inhalatiefonatie, gevolgd door exhalatiefonatie. Wanneer beide toonhoogtes goed matchen (gelijke toonhoogte), zijn we vrijwel zeker dat de stem door trilling van de ware stemplooien wordt gerealiseerd. In het verdere verloop wordt enkel nog met exhalatie gewerkt op klinkers, en later ook op woorden en zinnen. Deze methode werd effectief bevonden door verschillende auteurs (Maryn & De Bodt, 2003)

< Digitale manipulatie: links-rechts bewegingen van de larynx (schudden); dit wijzigt de spanningstoestand in de larynx en soms lukt het om hiermee fonatie van de ware stemplooien uit te lokken.

< De labiale constrictietechniek. Deze techniek werd beschreven door Behlau en Izdebski (1998). Hierbij wordt de patiënt gevraagd de lippen te ronden en opgespannen te houden. Eerst wordt gewoon lucht door de lippen gestuurd (stemloos) en geleidelijk wordt stem toegevoegd. Door de spanning van de larynx naar de lippen te verleggen is kans op fonatie met de ware stemplooien realistisch. Dit kan worden toegepast op verschillende klanken.
Adem uit op een /v/ en/of op klanken met geronde lippenstand: /oe/, /oo/.
Herhaal dit en verleng de klank, maar blijf ontspannen in ademhaling, hals en mondgebied.
Ga over naar woorden als *hoe, hoop, home, hoon, ...*
met verlengen van de /oe/, /oo/-klanken.
Nadien overgaan naar korte zinnen.
Wie roept daar?
Wat is dat?
Wat doe je nu?
Hoe gaat het nog?
....

< Geeuw-zuchttechniek van Boone (Boone & McFarlane, 1993). Bij geeuwen gaan de faryngeale constrictoren maximaal dilateren. Wanneer men aansluitend op het geeuwen ook zucht dan zal men van dit voordeel kunnen genieten om met minder spanning te foneren.
Zij beschrijven ook tongprotrusie en glottal fry (zie "spetteroefeningen" infra) als facilitatietechniek om ventriculaire fonatie te doorbreken. Bij beide technieken gaat de aandacht ook naar iets totaal anders dan gewoon foneren.

< Onmiddellijk na de inspiratoire fonatie opnieuw uitademen, eerst zonder, later met stem. De kans bestaat dat de ventriculaire fonatie geïnhibeerd wordt.

< In de literatuur wordt ook melding gemaakt van feedback middels EMG of fiberoptiek. In de meeste settings zal dit niet mogelijk zijn, maar wie samenwerkt met een NKO-team kan dit zeker proberen.

Patiënten met ventriculaire fonatie komen door één van deze technieken op het goede spoor. De overgang gebeurt dikwijls vrij plots waarna toepassing gemakkelijk verloopt.

Generalisatie wordt gerealiseerd door progressief meer controle te verwerven over de stemproductie. Aanvankelijk komt de goede klank bij toeval. Eens die er is moet gepoogd worden die willekeurig te herhalen eventueel met een toenemend tijdsinterval. Daarna kan vrij snel op woorden en zinnen worden overgeschakeld. Externe controle door de therapeut blijft wel noodzakelijk.

Psychogene afonie

< Begin eveneens met niet communicatieve vocalisaties (hoesten, kuchen, lachen...). Heel dikwijls komt de stem al mooi door bij deze oefeningen. Wat eerst toevallig is moet zo snel mogelijk geconsolideerd worden door verschillende keren willekeurig te herhalen en door verder de facilitatietechnieken achterwege te laten.
De behandeling kan kortdurend zijn maar soms ook lang aanslepen.

< We kunnen deze oefeningen eventueel beginnen op het krachtig vormen van een stemloze consonant (/s/, /f/) op een uitademingsstoot. Deze oefening functioneert een beetje als afleidingsmanoeuvre.
Na verloop kan overgegaan worden op stemhebbende consonanten (/z/, /v/) en vocalen.

< Vanaf het ogenblik dat de stem vast kan ingezet worden, kan men overschakelen op woord- en zinsniveau. Speciale beschermende maatregelen moeten niet genomen worden gezien de patiënt geen mucosale beschadiging heeft. Zo snel mogelijk evolueren tot normale belasting.

< De transfer naar andere situaties of andere gesprekspartners is uitermate moeilijk en moet goed gecoacht worden. Het aanwezig zijn van een derde persoon in de therapie kan de overgang vergemakkelijken. De toepassing in het dagelijkse leven moet door de therapeut verder gecontroleerd worden (bijvoorbeeld door de familie te bevragen, de patiënt onverwacht te telefoneren, ..)

Therapieën langer dan drie maanden hebben weinig zin. Bij persisteren van de klachten moet men zich afvragen of een andere aanpak (psychologisch/psychiatrisch) meer aangewezen is.

Er is onvolledige stemplooisluiting (bijv. door hypotone stemplooien)

Bij heel wat personen is de glottisconfiguratie eerder ongunstig voor een volledige stemplooisluiting. Er zijn verschillende methodes ontwikkeld om glottissluiting te verbeteren. De effectiviteit ervan is niet altijd aangetoond.

Focus op

1. de best mogelijke stemkwaliteit bij elke oefening

2. de meest comfortabele manier van stem geven
3. uitbreiden van de vocale mogelijkheden.

Oefeningen

< Verbeteren van de stemplooisluiting door stemvolume-oefeningen
- Modulatieoefeningen op klankniveau:
  - Laat een /a/ aanzwellen van zacht naar luid en later eventueel omgekeerd
    aaaaa**AAAAAAAA**
  - Geef midden op een /a/ een bijkomend ademstootje (met de juiste ademtechniek). Dit geeft de klank een dynamischer aspect. Probeer de toonhoogte gelijk te houden en enkel het volume te modificeren.
    aa**AAA**aa aa**AAA**aa aa**AAA**aa aa**AAA**aa
  - Probeer dit nu in een lange reeks aaaaa**AAAAA**aaaaaaaaaa**AAAA...**
  - Probeer continue variaties op langer segmenten
    aaaaaaaaaaaAAAAAAAA**aaaaaaaaaaa**AAAAAAAA
- Oefeningen op woordniveau:
  - Tel van één tot tien (of verder) en tel afwisselend luid en zacht
    1 **2** 3 **4** 5 **6** 7 **8** 9 **10** 11 **12**
  - Idem met dagen van de week; maanden van het jaar
  - Klemtonen in zinnen (geen toonhoogtewijziging, enkel een volumewijziging)

    Ik ga ***morgen*** naar huis
    Ik ga morgen naar ***huis***
    Ik ga morgen naar huis
    Jan zit op de stoel
    Jan zit op de ***stoel***
    Jan ***zit*** op de bus

    Vandaag gaan de ***kinderen*** met de bus naar school
    Vandaag gaan de kinderen met de ***bus*** naar school
    Vandaag gaan de kinderen met de bus naar ***school***
    Van***daag*** gaan de kinderen met de bus naar school
    Van***daag*** gaan de ***kin***deren met de ***bus*** naar ***school***

    We gaan van***a***vond in ieder geval naar de schouwburg
    We gaan vanavond in ieder geval naar de ***schouw***burg
    We gaan vanavond in ***ie***der geval naar de schouwburg
    We ***gaan*** vanavond in ieder geval naar de schouwburg
    We gaan vanavond in ieder ge***val*** naar de schouwburg
    We gaan van***a***vond in ieder geval naar de ***schouw***burg

We gaan van***a***vond in ***ie***der geval naar de ***schouw***burg
We gaan van***a***vond in ieder ge***va***l naar de ***schouw***burg

Op deze manier kan om het even welke zin tot een oefening uitgebouwd worden.

- Een bijzondere manier om door middel van luidheid de stemplooisluiting te verbeteren vinden we bij de Lee Silverman Voice Therapy (Ramig, 1996):
  - Denk luid en spreek luid ! is de basis van de therapie
  - Deze methode heeft zijn nut bewezen bij Parkinsonpatiënten en sommige andere neurologische aandoeningen met beperkingen in stemplooisluiting.
  - Elementen uit deze therapie kunnen zeker gebruikt worden bij andere stoornissen waar stemvolume een probleem is.
  - Deze techniek wordt beschreven in het handboek "Stemstoornissen: een handleiding voor de klinische praktijk" (De Bodt et al, 2007).
- De patiënt gaat een luider stemgeluid produceren wanneer er auditieve maskering is (koptelefoon met ruis; eventueel muziek).
- "Power training": de stem kan meer kracht ontwikkelen door op een gecontroleerde manier volume en tijd op te voeren. Feedback is hierbij aangewezen (dB-meter, fonetograaf, Lingwaves "voice stress test", Praat).

< Verbeteren van stemplooisluiting door toonhoogte-oefeningen
- Glijtonen: hiermee oefenen we de lengtespanning van de stemplooien.
  - Van laag naar hoog
  - Van hoog naar laag
  - Laag – hoog – laag
  - Hoog – laag – hoog

Begin met de klank /m/ en oefen daarna systematisch andere klanken.
Vermijd hierbij dat er stembreuken voorkomen. Bij het foneren op glijtonen gaan de stemplooien oprekken en worden de cricothyroïd-spieren geactiveerd.
Let op dat de articulatie niet kelig en gespannen wordt. Daarom is het goed om eventueel een geronde klank te nemen: hierbij gaan de lippen zich ronden (bijv. /oe/ of /oo/) en kan de trilling ook gevoeld worden ter hoogte van de lippen.
Als ontspanning kan de lippentrilling of ook de tongpunttrilling dienstig zijn.
Deze oefeningen dienen NIET luid te gebeuren: bij zachte fonatie (wat moeilijker is) is er een beter effect op de stemplooicontrole.
De therapeut let telkens op de steminzet, de ademhaling en de ontspannen fonatie.

– Toonladders

la of la
la la
la la
la la
la la

la of la la
la la la la
la la la

la la
la la la
la la la

– Hoog-laag variaties op woorden:

Hoog **laag**
– Ping pong
– Ding dong
– Dik dun
– Zacht hard
– Tenor bas
– Hoog laag
– Groot klein
– Ver dicht
– Open dicht
– Binnen buiten
– Oost west
– Thuis best
– enz...

– Automatische reeksen met alternerende hoge en lage segmenten:

Twee vier zes acht
Een drie vijf zeven ...

< Verbeteren van de stemplooisluiting door verlenging van de fonatietijd
Bij deze oefeningen speelt de ademcoördinatie een belangrijke rol. Het doel van de oefening is zolang mogelijk een vocaal aan te houden na een maximale inademing. Dit vraagt een goede controle over de samenwerking tussen adem en stem.

Werkwijze:
Sta ontspannen recht en haal rustig maar diep adem. Zorg hierbij voor een lage diafragma-ademhaling. Probeer nu zolang mogelijk de /aa/-klank aan te houden, zonder dat er spanningen gaan optreden in de keel.
Duuroefeningen rek je in principe niet te lang om overbelasting te vermijden.

< Combinatie-oefening duur-toonhoogte-luidheid
- Maximaal lang foneren met aanzwellend geluid
- Maximaal lang foneren met afnemend volume
- Maximaal lang foneren met toenemende toonhoogte
- Maximaal lang foneren met afnemende toonhoogte
- Maximaal lang foneren met afwisselend luide en zachte segmenten
- Maximaal lang foneren met afwisselend hoge en lage segmenten (sirene)

< Resonantieoefeningen
Uit onderzoek is gebleken dat resonantieoefeningen een goed effect kunnen hebben op het verbeteren van de stemplooisluiting. Voor resonantieoefeningen verwijzen we naar het hoofdstuk over resonantie

Tips:
- Neem regelmatig een stukje geluidsfragment op en beluister en becommentarieer het samen met de patiënt.
- Moedig de patiënt aan zelf met geluidsopnames te werken en verschillende opnames met elkaar kwalitatief te vergelijken.

3. STEMPLOOISPANNING

Bij te veel spanning

< Leer het verschil aan tussen gespannen en ontspannen aanvoelen (horen, zien en voelen) aan de hand van een stemloze consonant
SSSSSSSSSSsssssssssssssSSSSSSSSSSSSSSSsssssssssssss

< Ga over naar stemhebbende consonanten
ssssssssssszzzzzzzzzzzzzssssssssssssssss
sssssssssssmmmmmmmmmssssssssssssssss

< Controleer of de patiënt wel op de optimale spreektoonhoogte spreekt (3 tot 5 halve tonen boven de laagste toon) en corrigeer indien nodig naar omlaag. Een lagere toonhoogte betekent minder spanning

< Resonantieoefening
Elke klankvorming met maximale nasale resonantie heeft een gunstige invloed op de stemplooispanning. Alle variaties met /m/, /n/ en /ng/ zijn goed. Oefen dit ook op verschillende toonhoogten. Probeer maximaal ontspannen (met inbegrip van de articulatoren) te foneren.

< Nasaleren
Het uitgangspunt van deze methode is het bereiken van een economische instelling van de larynx. Dit betekent dat er moet gewerkt worden aan een zo ontspannen mogelijk gebruik van het strottenhoofd. De oefeningen worden ingedeeld in verschillende niveaus (voorbereidende oefeningen, oefeningen voor het losmaken van de larynx, keel- en mondholte, nasaleeroefeningen, spreken in het beroep). Voor details verwijzen we naar de Nederlandse handleiding van Pahn (2000).

< Manuele therapie voor de larynx bij hypertonie:: deze techniek wordt toegepast om de (supra- en infra-)laryngeale musculatuur te ontspannen. De techniek werd op punt gesteld door Lieberman et al (1998). Een correcte toepassing ervan vraagt een gespecialiseerde training.

< De therapeut kan door laryngeale manipulatie een invloed uitoefenen op de toonhoogte. Druk in de voorachterwaartse richting op het thyroïd leidt tot een lagere toonhoogte omdat de spanning op de stemplooien vermindert. Een speciale techniek voor facilitatie bij niet-organische stemstoornissen werd ontwikkeld door Drost (1996). Het is een behandeling die door uitoefening van trek- en duwkrachten op de larynx de juiste spanning in de stemplooien probeert te herstellen. In concreto kan de logopedist bijvoorbeeld de larynx tussen duim en wijsvinger snel heen en weer bewegen om overmatige spanning op de glottis weg te nemen. In de praktijk blijkt een normale stem daarna soms mogelijk.

< De manuele circumlaryngeale therapie en laryngeale herpositionering werd ontwikkeld en beschreven door Roy et al (1997) met als voornaamste doelstelling de musculoskeletale spanningen te reduceren bij niet-organische dysfonieën. Deze spanningen kunnen manueel waargenomen worden door middel van palpatie van de circumlaryngeale regio. Hiermee kan men de aard, de locatie en de graad van de spanning en/of pijn vaststellen. Een vaste onwrikbare larynx, globusgevoel en pijn zijn belangrijke tekenen. Pijn komt vaak unilateraal voor.
Roy beschrijft drie bewegingen: een achterwaartse druk, een neerwaartse druk en een massage.

1. De achterwaartse drukbeweging (push back): druk met duim en wijsvinger in de posterieure richting ter hoogte van het hyoïd. (zie figuur 4.1) Varieer daarna de hoogte en de druk waardoor zowel een supra- als infrahyoïdale (thyrohyoïdale ruimte) stimulatie wordt uitgevoerd. Tijdens deze behandeling laat men de patiënt voortdurend foneren en observeert men de effecten van de manipulatie. Vaak kan men direct al veranderingen opmerken.

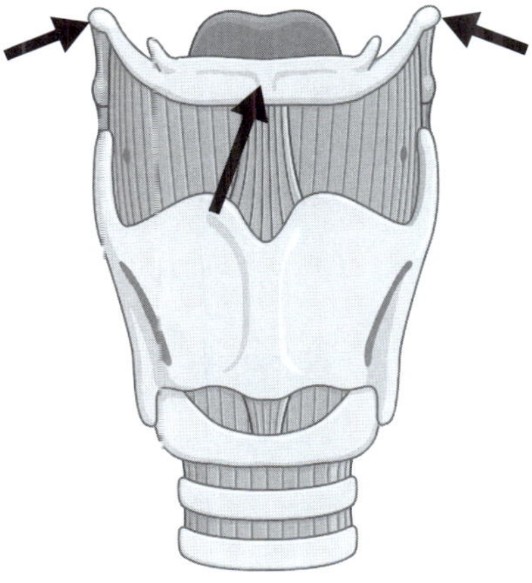

Figuur 4.1: De achterwaartse drukbeweging volgens Roy.

2. De neerwaartse druk of 'pull down'. Duim en wijsvinger worden aan de bovenrand van het thyroïd geplaatst en duwen het neerwaarts (zie figuur 4.2). Ook hier blijft men de vocale veranderingen observeren. Aanvullend kan de neerwaartse druk gecombineerd worden met een mediale compressie waarbij de druk vooral gegeven wordt ter hoogte van het posterieure gedeelte van het thyroïd.

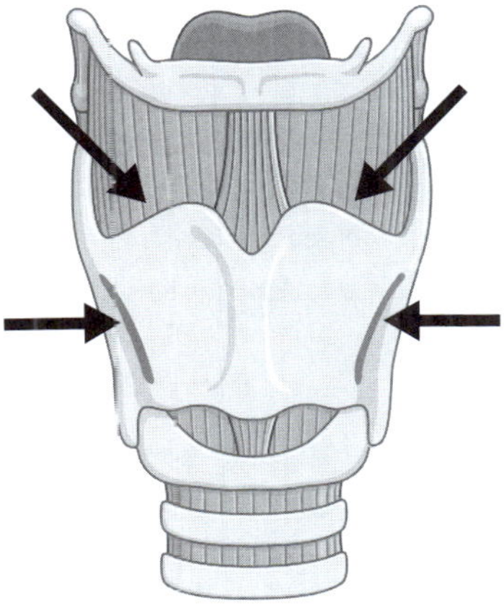

Figuur 4.2: De neerwaartse drukbeweging volgens Roy.

3. De circumlaryngeale massage bestaat uit circulaire bewegingen (met duim en wijsvinger) over de randen van het hyoïd en wordt verder uitgebreid tot de thyrohyoïdale ruimte en de achterste rand van het thyroïdkraakbeen (zie figuur 4.3). Het is belangrijk vocale

gevoeligheid tijdig te detecteren. Werk progressief van oppervlakkig naar diepe druk. Varieer plaats en druk in overeenstemming met de tolerantie van de patiënt. Laat de patiënt gelijktijdig vocaliseren en verhoog de complexiteit van de vocale uitdrukking (vocalen, automatische reeksen, semispontane taaluitingen, ...).

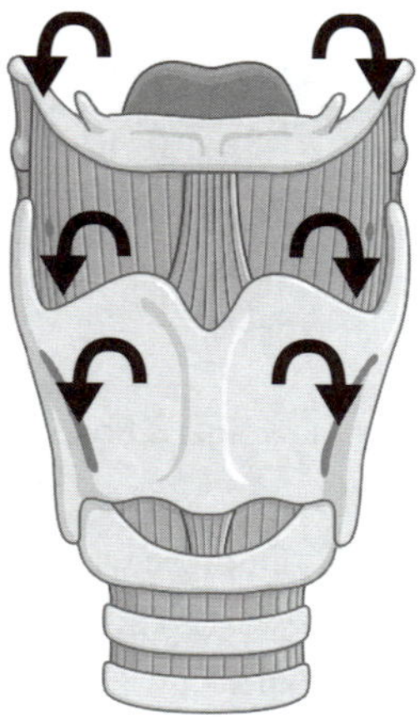

Figuur 4.3: De circumlaryngeale massage volgens Roy.

< De geeuwmethode: dit is een efficiënte techniek om de spanning te verminderen bij hypertonie. Bij geeuwen daalt de larynx, de tong gaat zich meer achterwaarts positioneren en de pharynx gaat maximaal dilateren. Maak een geeuwbeweging en tracht na het geeuwen zacht uit te ademen en daarbij ontspannen te foneren. Probeer vervolgens hetzelfde te doen met woorden die beginnen met een [h].

< Heel wat auteurs geven relaxatieoefeningen aan als mogelijkheid voor ontspanning van de vocale functies. Hoe nuttig deze zijn in het blijvend verbeteren van stemplooispanning is onduidelijk. Het normale stemgeven gebeurt immers altijd in andere (meer gespannen en meer normale) condities. Toch is het een veelgebruikte praktijk. Bij patiënten die echt blokkeren biedt het in elk geval een aanknopingspunt. Relaxatie kan lokaal (hoof/hals) gebeuren of globaal. Lokale relaxatie bekomt men door ontspannen draaiende halsbewegingen. Het hoofd moet als het ware losgelaten worden door de halsspieren maximaal te ontspannen. Globale relaxatie wil eerder een voorwaarde scheppen bij de gespannen persoon door alle spanningen in het lichaam los te laten. Suggestie speelt hierbij een belangrijke rol. Therapeuten maken meestal gebruik van een geluidsarme kamer en comfortabele condities.

< Chant talk zoals beschreven door Boone (1988) wordt eveneens aangewend bij vocale hypertonie. De zang is gebaseerd op het gebonden reciteren van vele syllabes met zeer beperkte toonhoogtevariaties waardoor we een "singing monotone effect" verkrijgen. Denk hierbij aan religieuze gezangen in kerken en synagogen. De woorden lopen voortdurend door elkaar zonder enige vorm van spanning.

< Voor het afleren van compensatoire spanningen in de hals is het nuttig de spanningen (en contrast in spanningen) in de hals te leren voelen. Dit gebeurt best eerst bij de therapeut die de verschillen in spanning simuleert, waarna de patiënt dit bij zichzelf leert aanvoelen. De bedoeling is dat patiënten spanningen uiteindelijk spontaan leren waarnemen en trachten te vermijden.

Bij te geringe spanning

Te geringe spanning is zelden een probleem bij stempatiënten, doorgaans is het omgekeerde het geval. Niet zelden kadert het in een ruimere problematiek van hypotonie.

< Het produceren van een gespannen /s/ of /f/ is heel suggestief voor het leren aanvoelen van wat spanning is. Geleidelijk kan van stemloze naar stemhebbende consonanten en vocalen worden overgegaan.
Op woordniveau zullen woorden die eindigen op een explosief met meer kracht geproduceerd worden. De patiënt moet de kracht richten op de laatste klank:
raak
liep
koop
duik
te koop
op zoek
huis te koop
hij is te laat
ik kom morgen op tijd
zij zal wachten op de stoep

< Glijtonen van laag naar hoog
op /m/; /z/; /v/; /n/
op vocalen

< Variatie van toonhoogte en luidheid en de combinatie van beide zowel op vocaalniveau, woordniveau en zinsniveau.
voorbeelden: de verticale positie geeft de toonhoogte aan, de letterdikte de luidheid.

A A

a a a a

a a a a

LA LA

La La La La

la la la la

MAAN MAAN

gaan gaan gaan gaan

laan laan laan laan

< Falset aanhouden met goede controle over de luidheid

< Luider foneren op een hogere toon resulteert in meer spanning.
Oefen op vocalen op een hoge toon en met voldoende luidheid.

Tip:

< Let op met al te veel compensatoire spanning in het halsgebied

< Hou de optimale spreektoonhoogte in de gaten. Als die te ver afwijkt kunnen nieuwe stemproblemen ontstaan.

4.
OPTIMALE STEMPLOOTRILLING: JUISTE BALANS TUSSEN SPANNING EN SLUITING

< Resonantieoefeningen zijn uitstekend geschikt om de juiste balans te krijgen tussen ideale spanning en optimale kwaliteit. Zelden leidt dit tot te veel spanning of overbelasting. Deze oefeningen zijn dan ook voor bijna elke patiënt geschikt. Heel wat oefeningen vindt u terug in het hoofdstuk resonantie. We geven hier slechts enkele voorbeelden.
MMMMMMMMMMM
NNNNNNNNNNNNN
MMMMMOOOOOOOOMMMMMMMMM
NNNNNNNNOOOOOOONNNNNNNNNNN

< Spetteroefeningen

Bij spetteroefeningen worden de stemplooien met een minimum aan subglottische druk tot trilling gebracht. Hoe beter de mucosale conditie en hoe beter de controle over het glottisgebeuren, hoe vlotter men tot dit spetteren komt. Deze oefening is een uitstekende oefening voor stembeheersing.

Werkwijze: adem maximaal in, zorg dat de mond wijd open is en steek de tong een beetje naar voor. Maak de keel zo wijd mogelijk. De glottis opent en sluit zich nu en dit geeft een klikkend, spetterend geluid. De toon klinkt heel laag met duidelijke langzame reeksen van individuele plofgeluidjes. Wanneer deze oefening vlot verloopt kunnen ook korte woordjes als: op, in, uit, af, aan ... geproduceerd worden. Later kan men zelfs oefenen met korte zinnetjes: bijv. "An eet aardbeien".

5. BELASTBAARHEID EN UITHOUDING

Het is belangrijk met de stem meer te kunnen presteren zonder de spanning al te veel te laten oplopen. In veel spreeksituaties moet de stem een grote ruimte overbruggen of moet er in een lawaaierige omgeving gesproken worden. Spontaan bestaat de neiging om de stem te "verheffen" of extra druk op de keel uit te oefenen als men luider wil gaan praten. Dat moet zoveel mogelijk onder controle gehouden worden. In het begin vraagt dit zeker ondersteuning van de therapeut maar op termijn moet de patiënt zichzelf leren monitoren.

Resonantieoefeningen

Uit onderzoek is gebleken dat vooral deze oefeningen een groot effect hebben op het verbeteren van de stemplooisluiting. Deze oefeningen kunnen ook dienen als "warming-up" voor de stem en worden dan ook door professionele stemgebruikers regelmatig beoefend.

De resonantieruimten zijn de mondholte, de neusholte en de keelholte. Men kan deze ruimten, met uitzondering van de neusholte, moduleren zodanig dat de meest ideale instelling voor een goed stemgeluid kan bereikt worden. Zo zal de stem meer draagkracht krijgen en meer belastbaar zijn.

Oefeningen:

< resoneer heel ontspannen op /mmmm/ met ruime, ontspannen mondholte.
breng de klank zoveel mogelijk naar de neusholte

< niet hoog, niet luid

< het stemgeluid moet warm en laag klinken

< leer de trillingen voelen: in strottenhoofd, aan neusvleugels, in de neusholte

< plaats geronde klinkers als onderbreking van MMMM

- mmoommmmoommmmoomm
- mmoemmmmoemmmmoemm

eventueel ook met eu, uu, ...

< vervolgens met onderbreking van het stemgeluid

mmoomm mmoomm mmoomm

< blijf op lage toonhoogte

< let op de adembeheersing

< beperk de luidheid

< blijf ontspannen, ook in de keelregio

< varieer van medeklinker en van vocaal

< woordniveau

banen	benen	binnen	bannen
dennen	Denen	dienen	deunen
manen	menen	mennen	mannen
lenen	lonen	leunen	longen
zingen	zonen	zoenen	zwemmen

dennenbomen	bezembinden	binnenbanden
boezemvrienden	zeemeermin	molenwieken
massamoorden	noordenwinden	mandenmakers

Meer oefeningen voor resonantie vind je in het hoofdstuk over resonantie.

Opdrachten voor het trainen van belasting en uithouding

< Luidop een tekst lezen op een opgelegd luidheidniveau.

< Controleer het volume met een dB meter of via een computersysteem (bijvoorbeeld Phonomat, Lingwaves, Praat, ...).

< Spreken voor groepen vereist een permanent luidheidniveau van > 75 dB.

< Dat niveau moet men comfortabel kunnen blijven aanhouden.

< Verleng progressief de tijd van de belasting van 5 naar 20 minuten.

< Werk eventueel met achtergrondgeluid om de oefening een realistischer dimensie te geven. Hou daarbij de stem laag.

< Neem een tekst en lees deze 3x na elkaar: eerst op gewone luidheid, dan wat luider, vervolgens zeer luid. Zorg ervoor dat de stem niet hoger gaat klinken.

< Let op een correcte adembeheersing en ademverdeling tijdens het spreken (zie ook hoofdstuk adem).

De bedoeling van deze oefeningen is meer te doen met minder belasting voor de stem. Zodoende zal men minder vermoeidheid ervaren. De therapeut moet deze oefeningen goed coachen. Te lange en te hoge belasting geeft een riscio op overbalasting en mucosale beschadiging. Regelmatig pauzeren en feedback vragen over wat de patiënt voelt en ervaart is noodzakelijk.

6.

SPECIFIEKE METHODES

Vocal Function Exercises (VFE)

De "vocal function exercises" zoals beschreven door Stemple (1993) geven oefeningen voor opwarming (maximale fonatietijd), stretching (glijtonen laag naar hoog), contractie (glijtonen hoog naar laag) en power (MFT op verschillende toonhoogtes) en tonen duidelijk hun nut aan bij een postoperatieve stemtherapie. Ze zijn evenwel ook bruikbaar voor bijvoorbeeld patiënten die herstellen van een stemplooiparalyse.

De doelstellingen van de VFE zijn

< het wijzigen en verbeteren van de spierkracht t.h.v. de larynx, de toonhoogte, het musculaire evenwicht en de maximale fonatietijd

< het verbeteren van het evenwicht tussen: respiratorische capaciteit en controle, supraglottische flexibiliteit en laryngale spierspanning.

De patiënt wordt zoveel mogelijk inzicht bijgebracht in het fonatieproces (bijvoorbeeld door gebruik te maken van stroboscopische beelden). De oefeningen zijn relatief eenvoudig en kunnen door de patiênt thuis makkelijk uitgevoerd worden, liefst meerdere keren per dag.

De oefeningen bestaan uit de volgende sequentie.

1. "Warm up"	- de vocaal /i/ zo lang mogelijk rekken - voorwaartse focus maar niet nasaal - doel: zo lang als een /s/ kan duren
2. "Contraction"	- glijtoon van de laagste naar hoogste toon - stembreuken vermijden - doel musculaire controle en felxibiliteit verbeteren

3. "Stretching"	- glijtoon van de hoogste naar laagste toon - stembreuken vermijden - doel: systematische werking van de thyroarythenoïdeus
4. "Adductory power exercises"	- maximaal rekken van de vocaal /o/ op verschillende toonhoogtes (C-D-E-F-G)

Vermits het om een beperkte set van oefeningen gaat, kent de patiënt ze snel uit het hoofd, wat het dagelijks en routinematig oefenen bevordert. De oefeningen vereisen geen instrumentarium en de patiënt kan zijn vorderingen (bijvoorbeeld MFT) bijhouden als een meetbaar resultaat. In de praktijk blijkt dit een zeer efficiënte methode te zijn voor patiënten die herstellen van een recurrensparalyse. Een programma voor postchirurgische patiënten duurt in de regel 6 tot 8 weken, maar bij neurogene stemstoornissen kan dit langer duren.

Lee Silverman Voice Treatment

In meta-analyses rond de effecten van logopedische behandeling bij deze stoornissen komt men telkens tot de conclusie dat er geen evidentie is voor het nut van verschillende types van behandelingen voor Parkinsonpatiënten. Enkel voor één specifieke vorm van behandeling is er enige evidentie weerhouden, met name de "Lee Silverman Voice Treatment" (LSVT) (Ramig, 1995). De LSVT is een intensief programma waarin op een maand tijd 16 sessies worden gegeven, gericht op het verhogen van de luidheid. Dit gebeurt door het bewust verhogen van de inspanning bij ademhaling en stemgeving om zo de efficiëntie van de stemgeving te verhogen op een conistente wijze (intensief, veelvuldig herhalen en bewustworden van de mogelijkheden). Bovendien kan door deze inspanningen het volume van de stemplooien toenemen, waardoor de stemplooien functioneel beter adduceren. Dit laatste effect is uiteraard een tijdelijk gegeven. Effectiviteitsstudies wijzen echter op een blijvend effect op middellange termijn. Er zijn echter enkele bedenkingen te maken bij dit gegeven.

LSVT vergt van de patiënten een zekere monitoring van hun inspanning en hun luidheid. Dit laatste is meteen ook het zwakke punt van de LSVT en alle andere logopedische behandelingen bij parkinsonisme. Het is immers reeds veelvuldig aangetoond dat parkinsonpatiënten een bijzonder probleem hebben met het intern genereren van motorische activiteiten, waaronder ook spraak. Bij het aanbieden van externe cues en monitoring (bijvoorbeeld auditieve feedback) verhoogt de efficiëntie van alle motorische activiteiten en ook van de stemgeving en de spraak. De efficiëntie van een logopedisch behandelingsprogramma zoals de LSVT is daarom bijzonder afhankelijk van de integratie in de dagelijkse communicatie. Het blijkt dat dit bijzonder moeilijk is voor parkinsonpatiënten. Dit kan verklaard worden vanuit hypothesen rond de rol van de basale ganglia in het impliciet geheugen en het verwerven van nieuwe vaardigheden. Op basis hiervan dient de therapeut of de therapeutische setting dan ook gezien te worden als een externe cue, waardoor de meting van het effect ook in positieve zin beïnvloed kan worden.

7.

OPLETTEN VOOR!

Algemeen

< Begin nooit met stemoefeningen op dit niveau als je niet eerst houding en ademhaling gecheckt hebt. Herneem deze oefeningen indien dat onvoldoende zou blijken te zijn.

< De stem is goed als ze goed klinkt: focus nooit overdreven op technische oefenaspecten maar werk resultaatsgericht.

< Oefeningen mogen maar tijdelijk het gevoel van discomfort geven. Na verloop van tijd moet de nieuwe manier van stemgeven comfortabel aanvoelen, zoniet zit je verkeerd.

< Vermijd altijd compensatoire spanningen om een bepaald doel te bereiken.

< Let op voor ventriculaire fonatie bij stootoefeningen.

< Ongewenste spanningen in halsmusculatuur zullen de vocale mogelijkheden beperken doordat ze de verticale beweging van de larynx beperken, alsook de zachte sluiting van de stemplooien.

< Elke overtollige spanning dient beperkt te worden voordat er gewerkt wordt aan toonhoogte of luidheid.

< De toonhoogte van mannen en vrouwen is sterk gebonden aan culturele en sociale invloeden. De therapeut dient hiermee rekening te houden. Voor een goede referentie kan u de tabellen op het einde van het handboek raadplegen.

< Manuele facilitatie kan helpen om de toonhoogte te wijzigen en om een meer ontspannen stem te bekomen.

< Leer de patiënt om de verticale bewegingen van de larynx te voelen bij wijziging van toonhoogte.

< Leer de patiënt om spanningen in de halsmusculatuur aan te voelen bij toename van luidheid en/of toonhoogte.

< Zoek de spreektoonhoogte die het meest aangepast is aan de leeftijd en het geslacht van de patiënt.

< Werk aan generalisatie van de nieuwe spreektoonhoogte eens ze bereikt is.

< Werk liever in korte maar frequente periodes aan stem dan slechts af ten toe een lange sessie te organiseren (niet te lang maar dikwijls en afwisselen in de oefening).

Adviezen aan patiënt

< Tracht geen hogere of lagere toonhoogte te gebruiken voordat dit aangebracht is binnen de therapie.

< Forceer uw stem nooit. Stemgeven mag nooit "pijn" doet.

< Luister naar de adviezen van uw therapeut in verband met wanneer en hoe uw nieuwe toonhoogte toe te passen.

< Indien uw nieuwe toonhoogte niet comfortabel is, bespreek die dan met de therapeut.

< Hou rekening met het feit dat uw nieuwe spreektoonhoogte opmerkingen zal uitlokken bij bekenden.

< Pas de spreekluidheid aan de gespreksituatie aan maar blijf attent voor te sterk stemvolume met forceren van de stem.

8. REFERENTIES

Behlau, M. & Izdebski (1998). Tha labial constriction technique for ventricular phonation treatment in: Dejonckere, P. & Peters H., *Proceedings 24th IALP congress*, Amsterdam, volume 1, 292-293.

Boone, D. & Mac Farlane, S. (1988). *The voice and voice therapy*. Englewood Cliffs: Prentice Hall.

Boone, D. & Mac Farlane, S. (1993). A critical view of the yawn-sigh as a voice therapy technique, *Journal of Voice, 7*, 75-80.

De Bodt, M., Heylen, L., Mertens, F., Van de Heyning, P. & Vanderwegen, J. (2007). *Stemstoornissen. Handboek voor de klinische praktijk*. Antwerpen/Apeldoorn: Garant.

Drost, H.A. (1996). *Stem- en spreekstoornissen*. Woubrugge: Stichting Klinische Foniatrie.

Eldar, A.M. (1989). *Spreken en zingen*. Maastrciht: Van Gorcum.

Heylen, L., De Bodt, M., Mertens, F. & Van de Heyning, P. (2001). *Mijn stem, mijn beroep*. Leuven/Apeldoorn: Garant.

Lieberman, J., Kooijman, P. & Oudes, M. (1998). Manuel therapy at hypertonic dysphonia. *Logopedie en foniatrie, 12*, 234-237.

Martin, S. & Lockhart, M. (2000). *Working with Voice Disorders*. Oxon: Winslow Press.

Maryn, Y., De Bodt, M. & Van Cauwenberge, P. (2003) Ventricular dysphonia: clinical aspects and therapeutic options. *The laryngoscope* 113:859-866.

Pahn, J. & Pahn, E. (2000). *De nasaleermethode, eofenmtehode voor de spreek- en zangstem*. Lisse: Swets Test Publisher.

Polow, N.G. & Kaplan, E.D. (1979). *Symptomatic Voice Therapy*. Oklahoma: Modern Education corporation.

Ramig, L., Countryman, S., O'Brien, C., Hoehn, M. & Thompson, L. (1996). Intensive speech treatment for patients with Parkinson disease: short and long term comparison of two techniques. *Neurology* 47:1496-1504.

Roy, N., Bless, D.M., Heysey, D. & Ford, C.N. (1997). Manual circumlaryngeal therapy for functional dysphonia: an evaluation of short- and long term treatment outcomes. *J of Voice,* 11(3): 321-331.

Stemple, J.C. (1992). *Voice therapy. Clinical studies.* Baltimore: Mosby Year Book.

Timmermans, B. (2004). *Klink klaar. Uitspraak- en intonatiegids voor het Nederlands.* Leuven: Davidsfonds.

9.

WERK- EN KOPIEERBLADEN

Maximale fonatietijd mannen (in sec)

DUUR	Week 1	Week 2	Week 3	Week 4	Week 5	Week 6	Week 7	Week 8	Week 9
30									
28									
26									
24									
22									
20									
18									
16									
14									
12									
10									
8									
6									
4									
2									
0									

Grijze zone is de normwaarde voor volwassen mannen

Maximale fonatietijd vrouwen (in sec)

DUUR	Week 1	Week 2	Week 3	Week 4	Week 5	Week 6	Week 7	Week 8	Week 9
22									
20									
18									
16									
14									
12									
10									
8									
6									
4									
2									
0									

Grijze zone is de normwaarde voor volwassen vrouwen

Toonhoogtemodulatie

	Week 1	Week 2	Week 3	Week 4	Week 5	Week 6	Week 7	Week 8	Week 1
3 tonen									
6 tonen									
9 tonen									
12 tonen									
15 tonen									
20 tonen									
24 tonen									

Evolutiekaart opbouw van de gecontroleerde toonhoogtemodulatie

Maximale fonatietijd kinderen (in sec)

DUUR	Week 1	Week 2	Week 3	Week 4	Week 5	Week 6	Week 7	Week 8	Week 9
15									
14									
13									
12									
11									
10									
9									
8									
7									
6									
5									
4									
3									
2									
1									
0									

Vergelijk met de leeftijdseigen normen in het handboek

Luidheidsmodulatie

	Week 1	Week 2	Week 3	Week 4	Week 5	Week 6	Week 7	Week 8	Week 1
Tot 70 dB									
Tot 80 dB									
Tot 90 dB									

Evolutiekaart opbouw van de gecontroleerde luidheidsmodulatie

HOOFDSTUK 5

STEMINZET

Gwen[5] Vannuffelen

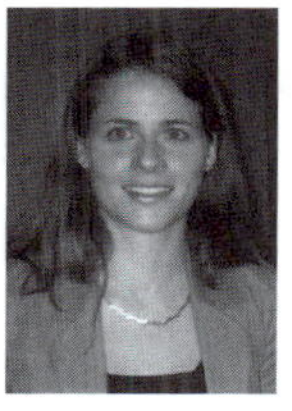

1. STEMINZET

De stem inzetten betekent niets anders dan beginnen met stem geven. Een steminzet komt voor telkens wanneer een ademhaling of een pauze gevolgd wordt door een klinker of stemhebbende medeklinker. Op het moment van de steminzet bewegen de stemplooien, die tijdens de ademhaling open staan (abductie), naar elkaar toe (adductie) zodat er een (quasi) complete stemplooisluiting ontstaat (zie figuur 5.1). De wijze van steminzet is voor de meeste mensen een gewoonte die er van kleins af aan in zit. Slechts weinigen staan stil bij de manier waarop ze beginnen stem te geven. Over het algemeen onderscheidt men drie vormen van steminzet: een harde, een zachte en een vaste steminzet.

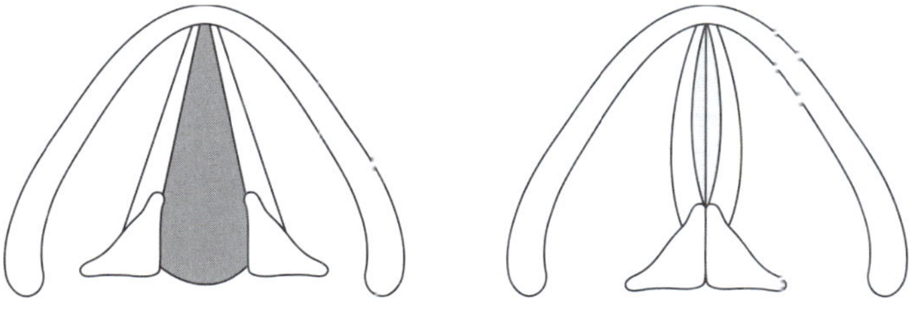

Figuur 5.1: Stemplooien bij ab- en adductie.

5. Gwen Vannuffelen is logopediste aan het UZAntwerpen en onderzoeker aan de UA. Haar werk- en onderzoeksdomein situeert zich op het vlak van stem en dysartrie.

Harde steminzet

Wanneer de stemplooien bij de steminzet met teveel energie sluiten, resulteert dit in excessief contact tussen beide stemplooien. Bij een harde steminzet wordt de geproduceerde klank vergezeld door een hoorbare plof. Logopedisten gebruiken hiervoor de term 'glottisslag' of 'hard glottal attack'. Een harde steminzet kadert vaak in een breder patroon van foutief stemgebruik, namelijk stem geven met een te hoge spierspanning. Deze manier van fonatie wordt doorgaans bestempeld als hyperfunctioneel stemgebruik. Sommige personen gebruiken continu een harde steminzet, anderen enkel bij luid praten of roepen.

Het harde contact en de verhoogde wrijving, veroorzaakt door een harde steminzet, zijn schadelijk voor de structuur van de contactvlakken tussen beide stemplooien. Het veelvuldig en langdurig produceren van glottisslagen kan op termijn resulteren in ontstekingsverschijnselen of zelfs in letsels ter hoogte van de stemplooien. Stemplooinoduli worden vaak geassocieerd met glottisslagen en hyperfunctioneel stemgebruik. Een stemplooinodule is een verharding van de bovenste laag van de stemplooi en kan vergeleken worden met eeltvorming op handen en voeten, wat ook veroorzaakt wordt door onzacht contact en verhoogde wrijving.

Zachte of geaspireerde steminzet

Bij een zachte steminzet bewegen de stemplooien met beperkte energie, langzaam naar elkaar toe. Hierdoor is de stemplooisluiting bij het begin van de stemgeving nog onvolledig. Een deel van de uitgeademde lucht passeert de stemplooien zonder aan het trillen gebracht te worden. Een slap geruis gaat in dit geval aan de stem vooraf. Door het verlies van lucht wordt het stemgeven minder efficiënt en moet de persoon tijdens het praten meer bijademen. Een zachte steminzet komt voor bij personen die stemgeven met een te geringe spierspanning. Deze vorm van foutief stemgebruik noemt men doorgaans hypofunctioneel stemgebruik.

Vaste steminzet

Bij een vaste steminzet worden de stemplooien onmiddellijk naar elkaar toegebracht zonder met grote kracht tegen elkaar aan te botsen. De steminzet gaat niet gepaard met een glottisslag of met ruis en klinkt zuiver. De vaste steminzet is dan ook de meest aangewezen en minst schadelijke vorm.

2.

BELANG VAN HET AANLEREN VAN EEN VASTE STEMINZET

We maakten al eerder melding van het feit dat steminzet in de meeste gevallen een sterk vastgeroeste, reeds vroeg verworven gewoonte is. Zoals dat zo vaak het geval is bij gewoonten, is ook het wijzigen van steminzet geen eenvoudige taak. Laat u echter niet ontmoedigen: logopedisten ervaren dagelijks dat moeilijk ook gaat. Het eigen maken van een vaste steminzet is wel degelijk mogelijk. Wat u nodig hebt is een goede motivatie, een portie gedrevenheid en voldoende doorzettingsvermogen.

Beter voorkomen dan genezen

In het geval dat de stemplooien reeds symptomen van irritatie en ontsteking vertonen, is het doel van het aanleren van een vaste steminzet dubbel: het verbeteren van de stemplooiconditie en de stemkwaliteit enerzijds en het voorkomen van onomkeerbare stemplooiletsels anderzijds. Ook indien de stem en de stemplooien nog geen symptomen vertonen, is het ombuigen van een harde naar een vaste steminzet belangrijk met het oog op de toekomst. Preventie is in het bijzonder voor personen die (in de toekomst) een stembelastend beroep uitoefenen (onderwijzers, advocaten, acteurs, radiopresentatoren, ...). Personen die habitueel een zachte steminzet hebben, zullen door het gebruik van een vaste steminzet aan comfort en stemkwaliteit winnen.

Om herstel te bevorderen en nieuwe letsels te vermijden

Ook in het geval dat er zich reeds een stemplooiletsel gevormd heeft, is het aanleren van een vaste steminzet zinvol. Indien een omkeerbaar stemplooiletsel (bijvoorbeeld beginnende stemplooinoduli) werd vastgesteld, zorgt het gebruik van een vaste steminzet voor minder wrijving ter hoogte van het gevormde letsel. Dit werkt het genezingsproces in de hand. Bovendien wordt de kans op een nieuw, toekomstig letsel verkleind. In het geval dat het vastgestelde stemplooiletsel chirurgisch behandeld wordt, is het toch zinvol om reeds voor de operatie aan een correcte techniek te werken. Hierdoor vergroot de kans op succes en verkleint de kans op een nieuw, toekomstig letsel.

Inslijpen van een nieuwe gewoonte

Het aanleren en het dagelijks gebruiken van een vaste steminzet gaat niet van de ene op de andere dag. Uw logopedist leert u in eerste instantie een foutieve steminzet te onderscheiden van een correcte. Vervolgens wordt er stapsgewijs gewerkt naar een vaste steminzet in oefensituaties. Daarna komt het gebruiken van de nieuwe techniek in dagelijkse situaties aan bod. Dit oefenboekje stelt u in staat om zelf te oefenen. Tijdens de logopedische therapie worden u steeds nieuwe technieken en oefeningen aangeleerd en worden uw vorderingen geëvalueerd.

De voorgestelde volgorde van oefeningen in dit boekje is een leidraad en wil absoluut niet dwingend zijn. Ook dienen niet alle oefeningen door de behandelende logopedist in het therapiepakket opgenomen te worden.

Tip: Volg het oefenschema opgegeven door uw logopedist. Stappen overslaan heeft bij het afleren van een gewoonte en het eigen maken van een nieuwe techniek weinig zin! Veel succes!

3.

VAN HARDE NAAR VASTE STEMINZET

Stemhebbende klanken

Een steminzet komt voor telkens wanneer een pauze of ademhaling gevolgd wordt door een klinker of stemhebbende medeklinker. Hieronder geven we een overzicht van de klinkers, tweeklanken, de stemhebbende medeklinkers en de stemloze medeklinkers.

Klinkers en tweeklanken	Stemhebbende medeklinkers	Stemloze medeklinkers
a, aa, e, ee, o, oo, i, ie, u, uu, eu, ui, ei/ij, au/ou	b, d, v, z, g, r, l, w, j, h, m, n, ng	p, t, k, f, s

(Bron: Rietveld (2001))

Een harde steminzet komt het frequentst en het meest uitgesproken voor bij klinkers maar kan ook bij de stemhebbende medeklinkers voorkomen.

Leren waarnemen van een harde, een zachte en een vaste steminzet

Slechts weinig mensen staan in hun leven stil bij hun steminzet. Uit de praktijk blijkt dat een louter theoretische uitleg van de begrippen harde, zachte en vaste steminzet onvoldoende is om tot een succesvolle therapie te komen. Het zelf kunnen waarnemen van de verschillende vormen van steminzet, zorgt voor een betere invulling van de begrippen zacht, vast en hard en blijkt noodzakelijk te zijn voor het verder verloop van de therapie. Hieronder geven we een aantal mogelijkheden weer voor het bewust worden van en het kritisch leren luisteren naar steminzetten.

Luisteren naar audio-opnamen

- Audio-opnamen (bijv. met Audacity) zijn zeer effectief voor het leren onderscheiden van de verschillende vormen van steminzet. Soms beschikt de logopedist over een reeks opnamen met afwisselend harde, vaste en eventueel zachte steminzetten.
- Indien uw logopedist niet over eigen materiaal beschikt kan het boek 'Klink klaar' (Timmermans, 2004) een oplossing bieden. Het bevat in de bijlage een cd met daarop onder andere luistersamples voor het leren onderscheiden van de drie verschillende steminzetten.
- Zeer zinvol is het maken van een audio-opname van uw eigen spraak. De opname wordt samen met uw logopedist geanalyseerd. In het begin zal de logopedist u telkens aangeven waar u een harde en waar u een vaste steminzet gebruikt hebt. Geleidelijk aan zal u zelf in staat zijn het onderscheid te horen.
- **Tip**: Vraag aan uw logopedist of u een kopie van de geluidsopname mee naar huis mag nemen en neem de tijd om uw spraak rustig te beluisteren en te analyseren.

Actieve oefeningen: voelen en horen van de glottisslag

- Adem in en hou uw adem gedurende enkele seconden vast. Om uw adem te kunnen vasthouden worden uw stemplooien tegen elkaar geperst. Produceer nu een klinker (zie tabel bovenaan de pagina). U kan de glottisslag horen en voelen.
- Bij bovenstaande oefening kan u met behulp van een stethoscoop de harde steminzet beter horen.
- Door een klinker aan te blazen kan u een zachte steminzet waarnemen. Tuit uw lippen en blaas er zachtjes lucht door. Vorm nu een geronde klinker of tweeklank (o, oo, u, uu, eu, oe, ui). U mag geen spanning voelen ter hoogte van de keel.
- In plaats van te blazen kan u een klinker ook vooraf laten gaan door een sterk aangeblazen h. Bijvoorbeeld: hhhoo
- Adem in en produceer een aaneenschakeling van lange klinkers bijvoorbeeld: aa-oo-ee-uu-eu-oo-ee-...). Waarschijnlijk produceert u bij de eerste klinker een harde steminzet. Doordat u de klinkers als het ware aan elkaar kleeft, komt dit bij de volgende klinkers niet voor. Probeer het bijhorende gevoel en geluid goed waar te nemen.

Aanleren van de vaste steminzet

Oefening 1

- Tuit uw lippen en blaas ontspannen lucht naar buiten. Produceer aansluitend een geronde klinker of tweeklank (o, oo, u, uu, eu, oe, ui). Probeer langzaam zachter te blazen tot het blazen onhoorbaar wordt. De stem dient vrij te zijn van ruis en er mag geen glottisslag optreden. Hieronder vindt u een aantal oefenmogelijkheden.

< In de eerste kolom blaast u duidelijk hoorbaar (**O**).
In de tweede kolom blaast u zachter (O).
In de derde kolom maakt u enkel een denkbeeldige blaasbeweging (Ø). U begint stem te geven op het moment dat u uitademt.

O_o	O_o	Ø_o
O_oo	O_oo	Ø_oo
O_u	O_u	Ø_u
O_uu	O_uu	Ø_uu
O_oe	O_oe	Ø_oe
O_eu	O_eu	Ø_eu
O_ui	O_ui	Ø_ui
O_oom	O_oom	Ø_oom
O_uur	O_uur	Ø_uur
O_uil	O_uil	Ø_uil
O_uw	O_uw	Ø_uw
O_ook	O_ook	Ø_ook
O_oor	O_oor	Ø_oor
O_uit	O_uit	Ø_uit
O_oer	O_oer	Ø_oer
O_uiten	O_uiten	Ø_uiten
O_oei	O_oei	Ø_oei
O_om	O_om	Ø_om
O_oef	O_oef	Ø_oef

Tip: Als u een hand rond uw mond plaatst kan u voelen hoe hard u blaast.

Oefening 2

< Het maken van een dalende glijtoon kan bijdragen aan een vaste steminzet.
< Adem in.
< Begin de klinker op een hogere toonhoogte en glij langzaam naar de lagere tonen.
< Luister kritisch naar de steminzet.

AA   OO
    AA   OO
        AA   OO
            AA   OO
                AA   OO

OE
OE
OE
OE
OE

EE
EE
EE
EE
EE

AU
AU
AU
AU
AU

UI
UI
UI
UI
UI

EU
EU
EU
EU
EU

EI
EI
EI
EI
EI

Oefening 3

- Bij deze oefening gebruiken we woorden die in het midden een klinker of tweeklank hebben.
- Kolom 1: deel de klinker of tweeklank in twee en start het tweede deel met een duidelijk hoorbare H (zachte steminzet).
  Kolom 2: deel de klinker of tweeklank in twee en start het tweede deel met een nauwelijks hoorbare H (zachte steminzet).
  Kolom 3: start het tweede deel met een onhoorbare (denkbeeldige) H.
  Kolom 4: vorm een denkbeeldige H en zeg enkel het tweede deel van het woord (vaste steminzet).
- Het luid uitspreken van het woord in de vierde kolom is in het begin geen vereiste. Op luidheid wordt later nog gewerkt. Vermijd wel te fluisteren!

kou__Houd	kou__houd	kou__(h)oud	( ) oud
paa__Haal	paa__haal	paa__(h)aal	( ) aal
daa__Haar	daa__haar	daa__(h)aar	( ) aar
stoe__Hoer	stoe__hoer	stoe__(h)oer	( ) oer
vij__Hijs	vij__hijs	vij__(h)ijs	( ) ijs
bee__Heen	bee__heen	bee__(h)een	( ) een
bie__Hier	bie__hier	bie__(h)ier	( ) ier
zaa__Haal	zaa__haal	zaa__(h)aal	( ) aal

bi__His	bi__his	bi__(h)is	( ) is
duu__Huur	duu__huur	duu__(h)uur	( ) uur
bee__Heet	bee__heet	bee__(h)eet	( ) eet
loo__Hook	loo__hook	loo__(h)ook	( ) ook
baa__Haas	baa__haas	baa__(h)aas	( ) aas
die__Hiep	die__hiep	die__(h)iep	( ) iep
tee__Heen	tee__heen	tee__(h)een	( ) een
boe__Hoer	boe__hoer	boe__(h)oer	( ) oer
lee__Heent	lee__heent	lee__(h)eent	( ) eent
boo__Hoom	boo__hoom	boo__(h)oom	( ) oom
spee__Heelt	spee__heelt	spee__(h)eelt	( ) eelt
pa__Han	pa__han	pa__(h)an	( ) An
soe__Hoeps	soe__hoeps	soe__(h)oeps	( ) oeps
rei__Heik	rei__heik	rei__(h)eik	( ) eik
kaa__Haas	kaa__haas	kaa__(h)aas	( ) aas
boo__Hoor	boo__hoor	boo__(h)oor	( ) oor
ka__Har	ka__har	ka__(h)ar	( ) ar
da__Hal	da__hal	da__(h)al	( ) al
dij__Hijk	dij__hijk	dij__(h)ijk	( ) ijk
zie__Hiel	zie__hiel	zie__(h)iel	( ) iel
do__Hop	do__hop	do__(h)op	( ) op
di__Hik	di__hik	di__(h)ik	( ) ik
raa__Haap	raa__haap	raa__(h)aap	( ) aap
du__Huw	du__huw	du__(h)uw	( ) uw
zuu__Huur	zuu__huur	zuu__(h)uur	( ) uur
nie__Hiets	nie__hiets	nie__(h)iets	( ) iets
ko__Hom	ko__hom	ko__(h)om	( ) om

Oefening 4

< Bij deze oefening maken we gebruik van een zachte steminzet om zo te komen tot een vaste steminzet.

< Luister aandachtig naar het verschil tussen de zachte steminzet (woorden met h) en de vaste steminzet.

< Oefen op een rustig tempo en adem regelmatig bij.

hiel	iel	haal	aal
hal	al	hoer	oer
haan	aan	hop	op
hoen	oen	hoor	oor

houder	ouder	hark	ark
hoeps	oeps	haai	aai
huur	uur	heen	een
huid	uit	hossen	ossen
heelt	eelt	hof	of
haar	aar	hals	als
hecht	echt	heb	eb
horen	oren	heden	eden
haast	aast	heer	eer
heet	eet	hei	ei
hen	en	hui	ui
hijsen	eisen	heil	ijl
haard	aard	her	er
heter	eter	heuvel	euvel
hijs	ijs	hik	ik
hoef	oef	hoog	oog
huil	uil	heikel	eikel
huren	uren	haas	aas
hout	oud	hengst	engst
hier	Ier	haten	aten
heinde	einde	halt	alt

Oefening 5

- In deze oefening maken we gebruik van eenlettergrepige woorden die beginnen met een stemloze fricatief (s, f, sj). Bij stemloze klanken staan de stemplooien, net zoals bij de ademhaling, open. De overgang van een stemloze fricatief naar een stemhebbende klinker verloopt doorgaans echter gemakkelijker en zachter dan de overgang van ademhaling of pauze naar een klinker.
- Kolom 1: lees het woord met een duidelijk hoorbare f, s of sj.
  Kolom 2: vorm in gedachten een f, s of sj maar maak die niet hoorbaar. Lees vervolgens het woord.
- Het is belangrijk dat er geen glottisslag hoorbaar is bij de steminzet in de tweede kolom. Lukt dit niet vanaf de eerste keer, herneem dan het oefenitem.

faas	( ) aas	saai	( ) aai
feil	( ) ijl	sakker	( ) akker
fan	( ) An	samen	( ) amen
Fin	( ) in	sas	( ) as
fee	( ) ee	sax	( ) aks

fiets	( ) iets	sier	( ) ier
fez	( ) Es	sijs	( ) ijs
faal	( ) aal	sik	( ) ik
fik	( ) ik	sober	( ) ober
fis	( ) is	sof	( ) of
foei	( ) oei	soeps	( ) oeps
fooi	( ) ooi	sop	( ) op
foor	( ) oor	sukkel	( ) Ukkel
fop	( ) op	sjeik	( ) eik
fout	( ) oud	sjaal	( ) aal

Oefening 6. Onderbreken van klinkers en tweeklanken

< In deze oefening werken we met eenlettergrepige woorden die in het midden een klinker of tweeklank bevatten. Onderbreek telkens even de klinker of tweeklank op een zachte manier en vervolledig vervolgens het woord.

< Neem uw tijd, herneem indien nodig en adem tussen elk oefenitem voldoende bij.

zuu__uur	mui__uis
zou__out	buu__uur
boo__oor	doo__oos
lui__uis	baa__aan
zo__ot	poe__oes
ba__ak	di__ik
ze__et	laa__aan
kuu__uur	poe__oen
si__ik	kui__uis
du__uw	muu__uur
bui__uis	boo__oos
ru__uk	za__at
de__en	zeu__eug
kaa__aas	bee__eer
boo__oog	vij__ijs
raa__aap	ke__en
Li__ik	pi__in
vi__in	kru__uk
bij__ijl	ke__en
koo__ook	duu__uur
taa__aal	stoo__oor
lee__een	loo__ook

stoe__oer	baa__aal
la__as	ba__an
zi__in	boe__oer

Oefening 7

- Deze oefening is het vervolg op oefening 6. Lees telkens de eerste kolom zoals in oefening 6. In de tweede kolom probeer je het woord dat begint met een tweeklank of klinker met een vaste steminzet uit te spreken.

zuu__uur	uur	koe__oer	oer
zou__out	oud	ru__uk	uk
boo__oor	oor	ba__an	An
doe__oen	oen	kuu__uur	uur
si__ik	ik	loo__ook	ook
du__uw	uw	poe__oen	oen
de__en	en	baa__aal	aal
raa__aap	aap	zi__in	in
koo__ook	ook	kou__oud	oud
vi__in	in	stoo__oor	oor
taa__aal	aal	di__ik	ik
lee__een	een	laa__aan	aan
ke__en	en	buu__uur	uur
ka__at	at	kru__uk	uk
pi__in	in	boe__oer	oer
boe__oef	oef	poo__ook	ook
da__an	An	maa__aan	aan
staa__aal	aal	pee__eer	eer
Li__ik	ik	bou__out	oud
kaa__aal	aal	pa__an	An

Oefening 8

- Bij deze oefening beeldt u zich in dat de door u gevormde klank niet van binnen naar buiten stroomt maar van buiten naar binnen vloeit.
- Indien deze methode voor teveel spanningen zorgt in het keelgebied, laat u de oefening beter achterwegen.
- De '←' dienen als geheugensteuntje voor de mentale voorstelling.

← oo	← ecru
← oe	← uur

← ui	← eis
← uu	← iep
← eu	← Els
← ie	← aas
← ee	← uit
← aa	← edel
← ij	← eend
← oom	← An
← oen	← unie
← eet	← oud
← iets	← aarde
← eind	← oor
← aas	← oma
← ijl	← opa
← eend	← elf
← oude	← acht
← ijs	← iets
← uw	← iglo
← eer	← olm
← oor	← uil
← eerst	← eikel
← erg	← ajuin
← iets	← één
← als	← aan
← oog	← ook
← aap	← in
← aal	← eed
← iel	← Inge

Oefening 9

< Een andere techniek die regelmatig terugkomt in de literatuur is het 'kaakschudden'.

< Schud uw kaak ontspannen heen en weer.

< Zet na een korte tijd een langgerekte klinker (meestal de uu) op een lage toon in.

< Wanneer het kaakschudden ontspannen gebeurt, treedt er normaal gezien geen glottisslag op.

< Oefen een aantal keer met de uu en daarna ook met de overige klinkers en tweeklanken.

< Kolom 1: klank of woord voorafgegaan door 'kaakschudden'(↔)
Kolom 2: zelfde klank of woord zonder 'kaakschudden'. Probeer ook nu de harde steminzet te vermijden.

↔ uu	uu
↔ oe	oe
↔ ee	ee
↔ ei	ei
↔ ie	ie
↔ ui	ui
↔ au	au
↔ aa	aa
↔ oo	oo
↔ ei	ei
↔ i	i
↔ o	o
↔ u	u
↔ e	e
↔ a	a
↔ uur	uur
↔ ouders	ouders
↔ uil	uil
↔ aal	aal
↔ aarde	aarde

↔ uw	uw
↔ oen	oen
↔ eer	eer
↔ eerst	eerst
↔ oor	oor
↔ einde	einde
↔ erg	erg
↔ iets	iets
↔ oerwoud	oerwoud
↔ ijzer	ijzer
↔ als	als
↔ oog	oog
↔ aap	aap
↔ eeuw	eeuw
↔ één	één
↔ An	An
↔ Eva	Eva
↔ aas	aas
↔ eend	eend
↔ oom	oom

Vaste steminzet: van oefensituatie naar dagelijks gebruik

Oefening 10

< In deze oefening wordt er gewerkt met woorden die met een klinker of tweeklank beginnen maar waar de klemtoon niet op de eerste lettergreep valt. Hierdoor is een harde steminzet gemakkelijker te vermijden.

< Neem tussen twee woorden telkens een (adem)pauze.

overhandigen
essentie
aanvaarding
emotioneel
ondeugend
oase
uitmuntend
invasie

idee
agaat
iedereen
embolie
omgeven
afzonderlijk
ontbering
emancipatie

ontbinden
alvorens
omzeilen
eentonig
azijn
ovaal
Iran
occasioneel
indiaan
avonturier
onvermijdelijk
aanhalig
excuus
Europa
uitwendig
academie
illegaal
omringen
aanvaarden
eveneens
onduldbaar
acceptatie
alleen
enorm
uitwendig
aanvallend
omkeerbaar
achtduizend
absoluut
omarming
eliminatie
oktober
epistel
achteruitgaan
onweerlegbaar
emulsie
onwillig
acrobaat
imaginair
uitbundig
illusie
uitvoerig
identiek
uitzondering
adressenbestand
ironie
idee
elfduizend
onvolledig
omhoog
omlaag
ondankbaar
economisch
indien
epidemie
omsingelen
advertentie
officier
inflatie
energiebelasting
onhoudbaar
ideologie
achterstallig
omelet

Oefening 11

< Lees volgende woorden met een vaste steminzet.
< Deze lijst bevat ook woorden waar de klemtoon op de eerste lettergreep ligt.
< Adem na elk woord. Als u de woorden aan elkaar kleeft, oefent u niet op de steminzet.
< Begin telkens met weinig adem. Zo voorkom je een grote ademdruk.

Aal
echo
ei
Aap
iel
ecru
uur
ijs
echt
ik
eis
iep
els
aas
unie
oase
edel
olm
uit
elf
oud
oor
iets
oma
iglo
aarde
ober
icoon
oost
eend
uil
oker
erin
ogen
eerst
ijdel
oksel
ekster
inkom

ijver
abuis
achter
ernst
eigen
oester
aanval
impact
emotie
oeroud
ideaal
etiket
eiwit
ieder
adres
ofwel
omslag
infarct
omelet
eiland
Indisch
absurd
ijsberg
oorpijn
uiterste
ijstaart
omhoog
iemand
uilachtig
ochtend
uitkoop
uniform
iedereen
ijsklomp
eethuis
imitatie
Europa
obstakel
indirect

achttien
echtheid
eigenaar
inbrengen
omhelzing
edelsteen
omkleden
ijzerwinkel
aanvaller
industrie
oefenbal
uurwerk
inblikken
illustrator
eenmalig
economie
ouderwets
eindstreep
oudejaar
uiteraard
informeel
ijzerdraad
ijskoningin
uilskuiken
uitdunnen
achterbuurt
oortelefoon
oergezellig
omcirkelen
eucalyptus
aanvoerder
accepteren
eindexamen
insecteneter
ombladeren
aanstekelijk
uitflappen
oogstverlof
uitklapbaar

olijf
eikel
uiteenwijken
energiebeleid
abonnement
eindeloosheid
uitschuifblad
imperialisme
ochtendnevel
oliebrandstof
ineenkrimpen
observatiepost
effectenbeurs
eerstehulppost
aanlegkosten
oorlogsschade
uurwerkmaker
openhartigheid
eetgelegenheid
aanraakscherm
ogenblikkelijk
importverbod
opeenvolging
uithuwelijken
immigratiegolf
opgetogenheid
ezelinnenmelk
exportproduct
oogverblindend
oceaanstroming
ochtendkrieken

eerzaam
illegaal
uitkeringsrecht
inbeslagneming
euthanasiebeleid
omzetvergroting
uitgaanscentrum
overgangsregime
exportinkomsten
omhoogklimmen
aanloopperiode
aanvangssnelheid
operavoorstelling
uitkomstprobleem
inbraakbeveiliging
openhartchirurgie
onzelfstandigheid
aantrekkingskracht
achtergrondgeluid
uitgavenbeperking
opvoedingsideaal
advertentiebureau
evenwichtstoestand
ooggetuigenverslag
eigendomspapieren
onzekerheidsfactor
administratiekosten
openingsceremonie
exportmaatschappij
euthanasievraagstuk
aanknopingspunten

onzekerheid
uitvergroten
interactief
aansprakelijkstelling
uitkeringsgerechtigd
identiteitsdocument
aanvullingsregeling
uitkeringsontvanger
instrumentenmakers
aandelenoverdracht
abortusvraagstukken
aardoliemaatschappij
installatietechnieken
uitvoeringsprobleem
interieurverzorgsters
openingsplechtigheid
aanpassingsvermogen
interpretatieprobleem
informatieverwerking
openbaarvervoertarief
onderhandelingstafel
opruimingsuitverkoop
improvisatievermogen
expressiemogelijkheid
omgevingstemperatuur
ouderdomsverzekering
onafhankelijkheidsstrijd
eindverantwoordelijkheid
aandeelhouderscommissie
interpretatiemogelijkheden
uitbreidingswerkzaamheden

< Indien u eerder stil praat bij deze oefening, herneem dan de woorden van deze oefening maar drijf de luidheid geleidelijk aan op tot uw habituele luidheid.

< Het is belangrijk om overmatige spierspanning in het hoofd- en halsgebied te vermijden. Indien dit niet lukt, aarzel dan niet om deze oefening samen met uw logopedist te hernemen.

Oefening 12

< Toepassen van de vaste steminzet bij woordgroepen.

< Pas de vaste steminzet bij beide woorden toe.

oude auto
An en Els
elf olifanten
eerste ochtend
aangename avond
uitgebreid onderzoek
echte ijsberg
aardige achtertuin
acht apen
enorme eend
eiwit en eigeel
imitatie uurwerk
onmiddellijk omcirkelen
onaangename emoties
onjuist adres
aardige avond
Inge en Ine
opmerkelijke uitgaven
acht anjers
overladen auto

egels en everzwijnen
ogenblikkelijk openen
uitstel en afstel
onaanvaardbare opmerking
een eigen auto
een oude ekster
ijskoude aardappelen
uit armoede
overvloedig aanbod
ijskoude ijsballen
uit overtuiging
echte engels
aardbeien uitkiezen
uitzonderlijke uitspraak
oorverdovend achtergrondgeluid
interessante investering
altijd en overal
aarzelend aanbod
akelige avond
aangeklede olifant

Oefening 13

< In het Nederlands komt het vaak voor dat een woord eindigt op een klinker of tweeklank en het volgende woord begint met een klinker of tweeklank. Het is niet correct om deze klinkers met behulp van een tussenletter (j/w) aan elkaar te kleven. Tussen de twee woorden dient er een korte pauze genomen te worden. Hierdoor ontstaat er echter een risico op een harde steminzet bij het tweede woord.

< Lees de woordparen. Neem een korte pauze tussen de twee opeenvolgende woorden en vermijd een harde steminzet.

bij ons
bij oma
bij opa
bij oom Piet
bij u
bij ons
zou Els

na acht
wij alleen
wij allen
wij ook
wij allemaal
jij ook
jij alleen

zou u
zou Inge
zou Anna
doe iets
doe al
doe uit
doe aan
doe alsof
doe om
doe eerst
doe iets
doe in
nu in
nu om
nu echt
nu ook
nu al
nu elf
nu één
zo oud
zo even
zo één
zo echt
zo in
zo om
zo op
zo uit
na elf

jij in
zee-eend
zee-arend
zee-egel
zee-augurk
zee-ekster
twee engels
twee uilen
twee eenden
twee auto's
twee avonden
twee ijsjes
drie olifanten
drie egels
drie uurwerken
die avond
die akkers
die uilen
die oren
die apen
die ouders
zij oordeelt
jij aapt na
wij oefenen
zij opperen
hij observeert
wij aarzelen
Anna antwoordde

Oefening 14

< Toepassen van de vaste steminzet in korte zinnen.
< Elke zin begint met een klinker of tweeklank.
< Adem tussen elke zin.
< Let op! In zinnen komt een steminzet meermaals voor: aan het begin van de zin en telkens wanneer een stemhebbende klank volgt op een korte pauze of een inademing.

Els en An ontmoetten elkaar op reis.
Opa en oma eten graag aardbeien
Ik hou van aardbeien.

Oesters lust ik niet.
Ook opa en oma komen met de auto.
Anke zit onder de olm.

Ajuin en aardappelen zijn groenten.
Oker lijkt wat op oranje.
Overal zijn er olifanten en apen.
Ilse en Inge hebben altijd een idee.
Eerst even afwassen.
Ik heb pijn aan mijn enkel en elleboog.
Eva en An kochten elk een eend.
Elke avond eet ik olijven.
Aarzelend brak de ochtend aan.
Onmiddellijk omcirkelde hij de A.
Oude auto's zie je nog overal.
Appels en abrikozen zijn lekker.
Amper acht anjers kreeg ik.
Achteloos at hij een ijsje.
Op de achtergrond zie je een ekster.

Oom Arne at een oliebol.
Uitstel heeft geen enkele zin.
Inge is enorm ijdel.
Els zette haar ei in een eierdop.
Oma Eva stapte uit haar eigen auto.
Op het eiland aten we veel ijsjes.
Even over acht sta ik op.
In de auto aten we een appel.
Elf apen staken de weg over.
Acht auto's botsten tegen elkaar.
Uren hebben Anja en Els gewacht.
Onze overladen auto viel stil.
Oefenen en blijven oefenen.
Onmiddellijk opende hij de oester.
Eerst eten en daarna oefenen.

Oefening 15

< Toepassen van de vaste steminzet in langere zinnen.
< Leg pauzes en adem regelmatig bij. Vermijd een te grote ademdruk.

Oom Arne antwoordde onmiddellijk op Anna's vraag.
Els at van de aardbeien die Eva haar aanbood.
Om vier uur belde er iemand aan de deur om aardappelen te verkopen.
In mijn studententijd at ik elke dag uien, aardappelen en appelen.
In de zoo zag ik acht apen, elf olifanten en eenentwintig okapi's.
Aan zee aten we wel acht ijsjes, kilo's aardbeien en ook oesters.
In de Ardennen zagen Annemie en Olga everzwijnen, aardvarkens en edelherten.
Inge en Els bezochten de boerderij en genoten er van de ezels, eenden en varkens.
Urenlang maakte Anke een ritje op een Indische olifant.
Als u even wacht, zoek ik de uren van de bus, die naar van Ekeren naar Antwerpen rijdt, voor u op.
In augustus en oktober heb ik enkele weken vakantie.
Op de top van de berg zag ik meerdere edelherten.
Omstreeks acht uur brachten Albert, Alfred, An en Ine onverwachts een bezoek aan oom Karel en tante Annemie.
Ik verzoek u met aandrang om uw auto onmiddellijk elders te parkeren.
Aarzelend opende Adam het pakje dat hij kreeg van oma An.
Op weg naar Aalst aten we in de auto een lekkere appel.
Een tekst moet met een afwisselende en intelligente intonatie gebracht worden.

Ook Anna stond gisteren op het punt om met de bus naar Antwerpen te vertrekken.

Als je kijkt hoe een leeuw de antilope besluipt, begrijp je pas echt wat dat woord inhoudt.

Onze oude auto werd acht jaar geleden afgedankt en vervangen door een Audi.

Oefening 16

- Lees een stuk tekst uit de krant, een tijdschrift of een boek luidop.
- Leg voldoende pauzes in de zinnen, zo oefent u maximaal op het gebruik van een vaste steminzet.

Oefening 17

- Pas de vaste steminzet ook toe in spontane spraak.
- Zorg indien mogelijk voor feedback: het kritisch oor van uw logopedist of maak een opname.
- Oefen door dagelijks meermaals gedurende een 5-tal minuten luidop te praten.
- Probeer na verloop van tijd de vaste steminzet continu te gebruiken.
- **Tip:** In bijlage 1 vindt u een afbeelding die u eraan herinnert om met een vaste steminzet te spreken. Kleef de afbeelding op plaatsen waar u regelmatig praat (bureau, eettafel, keuken, ...).

Aandachtspunten

- Ongewenste spanningen in het keelgebied dienen vermeden te worden.
- De oefeningen dienen op een rustig tempo te gebeuren.
- Het is beter meermaals per dag gedurende een korte tijd te oefenen dan één keer per dag of per week gedurende lange tijd.

Aanwijzingen voor de logopedist

- Auditieve feedback speelt een belangrijke rol bij het aanleren van een vaste steminzet. Doe daarom zoveel mogelijk oefeningen voor en werk met geluidsopnames.
- Ook tactiele en visuele feedback kunnen bijdragen aan het vormen van een vaste steminzet.
- Indien een bepaalde methode voor teveel ongewenste spanningen in het keelgebied zorgt, kan u beter overschakelen op een andere methode.
- Oefeningen mogen maar tijdelijk het gevoel van discomfort geven. Na verloop van tijd moet de nieuwe manier van stemgeven comfortabel aanvoelen.
- Indien de vaste steminzet geautomatiseerd is, kan de therapie-intensiteit langzaam afgebouwd worden.

4.

VAN ZACHTE NAAR VASTE STEMINZET

Leren waarnemen van een zachte en een vaste steminzet

Slechts weinig mensen staan in hun leven stil bij hun steminzet. Uit de praktijk blijkt dat een louter theoretische uitleg van de begrippen harde, zachte en vaste steminzet onvoldoende is om tot een succesvolle therapie te komen. Het zelf kunnen waarnemen van de verschillende vormen van steminzet, zorgt voor een betere invulling van de begrippen en blijkt noodzakelijk te zijn voor het verder verloop van de therapie. Hieronder geven we een aantal mogelijkheden weer voor het bewust worden van en het kritisch leren luisteren naar steminzetten.

Luisteren naar audio-opnamen

< Audio-opnamen zijn zeer effectief voor het leren onderscheiden van de verschillende vormen van steminzet. Vaak beschikt de logopedist over een reeks opnamen met afwisselend harde en vaste steminzetten.

< Indien uw logopedist niet over eigen materiaal beschikt kan het boek Klink klaar (Timmermans, 2004) een oplossing bieden. Het bevat in de bijlage een cd met daarop onder andere luistersamples voor het leren onderscheiden van de drie steminzetten.

< Zeer zinvol is het maken van een audio-opname van uw eigen spraak. De opname wordt samen met uw logopedist geanalyseerd. In het begin zal de logopedist u telkens aangeven waar u een harde en waar u een vaste steminzet gebruikt hebt. Geleidelijk aan zal u zelf in staat zijn het onderscheid te horen.

< **Tip:** Vraag aan uw logopedist of u een kopie van de geluidsopname mee naar huis mag nemen. Trek een paar maal per dag een 5-tal minuten uit voor het beluisteren en analyseren van uw spraak.

Aanleren van een vaste steminzet

Oefening 1

< In deze oefening wordt gewerkt aan het contrast tussen de zachte en de vaste steminzet.

< Luister aandachtig naar het verschil tussen de zachte steminzet (woorden met h) en de vaste steminzet.

< De woorden in de tweede kolom mogen niet voorafgegaan worden door ruis.

< Probeer ook een harde steminzet te vermijden.

< Oefen op een rustig tempo en adem regelmatig bij.

< Maak een audio-opname.

hiel	iel	haal	aal
hal	al	hoer	oer
haan	aan	hop	op
hoen	oen	hoor	oor
houder	ouder	hark	ark
hoeps	oeps	haai	aai
huur	uur	heen	een
huid	uit	hossen	ossen
heelt	eelt	hof	of
haar	aar	hals	als
hecht	echt	heb	eb
horen	oren	heden	eden
haast	aast	heer	eer
heet	eet	hei	ei
hen	en	hui	ui
hijsen	eisen	heil	ijl
haard	aard	her	er
heter	eter	heuvel	euvel
hijs	ijs	hik	ik
hoef	oef	hoog	oog
huil	uil	heikel	eikel
huren	uren	haas	aas
hout	oud	hengst	engst
hier	Ier	haten	aten
heinde	einde	halt	alt

Vaste steminzet: van oefensituatie naar dagelijks gebruik

Oefening 2

< Lees de woorden van oefening 10 en 11 met een vaste steminzet.

< Uitademen en stemgeven dienen op hetzelfde moment te starten.

< **Tip**: Hou uw hand op korte afstand voor uw mond. U mag pas lucht voelen op het moment dat u ook stem geeft.

Oefening 3

< Lees de woordparen van oefening 12 met een vaste steminzet.

Oefening 4

< Lees de zinnen van oefening 14 en 15 met een vaste steminzet.
< Merk op dat u minder dient bij te ademen dan voor de therapie.

Oefening 5

< Lees een stuk tekst uit de krant, een tijdschrift of een boek luidop.
< Let op de vaste steminzet.
< Adem bij waar nodig maar probeer vlot door te lezen.

Oefening 6

< Pas de vaste steminzet toe in spontane spraak.
< Las aanvankelijk bewust gekozen oefenmomenten in maar gebruik de vaste steminzet na verloop van tijd continu.
< **Tip:** In bijlage 1 vindt u een geheugensteuntje. Kleef de afbeelding op plaatsen waar u regelmatig 'praat' (bureau, eettafel, keuken, ...).
< Veel succes!

Aandachtspunten

< Ongewenste spanningen in het keelgebied en een harde steminzet dienen vermeden te worden.
< Het is beter meermaals per dag gedurende een korte tijd te oefenen dan één keer per dag of per week gedurende lange tijd.

Aanwijzingen voor de logopedist

< Auditieve feedback speelt een belangrijke rol bij het aanleren van een vaste steminzet. Doe daarom zoveel mogelijk oefeningen voor en werk met geluidsopnames.
< Het overschakelen van zachte naar vaste steminzet kan soms resulteren in een harde steminzet. Glottisslagen kunnen tijdelijk getolereerd worden maar mogen niet te lang voorkomen.
< Oefeningen mogen maar tijdelijk het gevoel van discomfort geven. Na verloop van tijd moet de nieuwe manier van stemgeven comfortabel aanvoelen.
< Indien de vaste steminzet geautomatiseerd is, kan de therapie-intensiteit langzaam afgebouwd worden.

5.

REFERENTIES

Boone, D. (1991). *Is your voice telling on you.* San Diego: Singular Publishing Group Inc.

Eldar, A.M. (1989). *Spreken en zingen.* Maastricht: Van Gorcum.

Martin, S. & Lockhart, M. (2000). *Working with voice disorders.* Oxon: Winslow Press.

Mathieson, L. (2001). *The voice and it's disorders.* London: Whurr Publishers.

Rammage, L., Morrison, M. & Nichol, H. (2001). *Management of the voice and its disorders.* Vancouver: Singular.

Rietveld, A.C.M. & van Heuven, V.J. (2001). *Algemene fonetiek.* Bussum: Couthinho.

Sataloff, R. (2006). *Vocal Health Pedagogy. Advanced assessment and treatment.* Volume II. San Diego: Plural Publishing, Inc.

Stes, R. (1994). *Stemstoornissen. Stemmisbruik en verkeerd stemgebruik.* Leuven: Acco.

Timmermans, B. (2004). *Klink klaar.* Leuven: Davidsfonds.

BIJLAGE 1

GEHEUGENSTEUNTJE

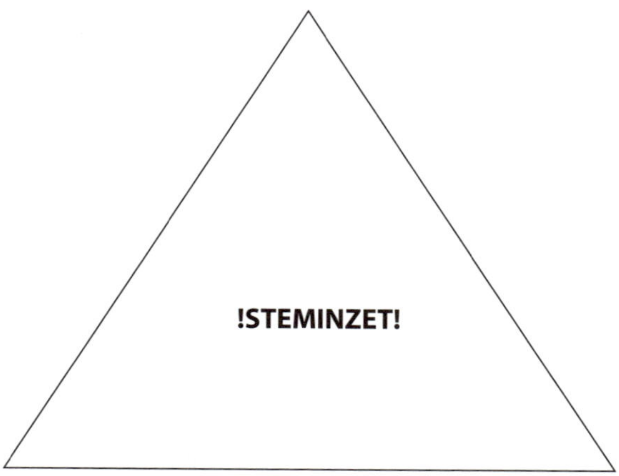

HOOFDSTUK 6

TRAINING VAN TOONHOOGTE EN LUIDHEID

Y. Maryn[6]

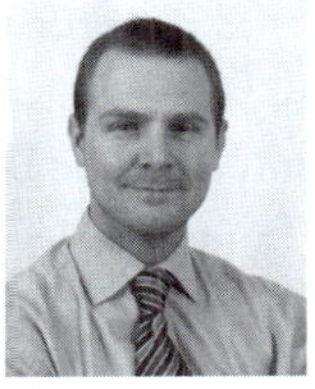

1. INLEIDING

Het trainen van toonhoogte en het trainen van intensiteit zijn ongetwijfeld één van de meest gebruikte technieken in de behandeling van stemstoornissen. Bovendien gaat het ook om twee eerder universele technieken omdat ze geïmplementeerd kunnen worden in de behandeling van zowel hypofunctionele als hyperfunctionele stemmen, van zowel organische als niet-organische stemstoornissen, van zowel zangstemstoornissen als spreekstemstoornissen, etc. Bovendien worden ze gebruikt ter opwarming van de stem en als voorbereiding op verdere oefeningen en vocale performantie (bijvoorbeeld zingen). De toepassing ervan is eerder kenmerkend in de behandeling van te hoge, te lage, te luide en te stille stemmen. Het is daar dan vooral bedoeld om een kwantitatief aspect van de stem (met name frequentie en/of intensiteit) te trainen. Maar toonhoogte- en intensiteitstraining kan ook aangewend worden in de therapie van een kwalitatief aspect van de

6. Youri Maryn is gegradueerde en licentiaat in de logopedie en audiologie. Hij is hoofdlogopedist in het AZ Sint-Jan te Brugge (Dienst voor Logopedie en Audiologie) en zijn klinisch werk omvat er vooral het onderzoeken en behandelen van patiënten met stemstoornissen. Hij is ook verbonden aan het Schisis & Craniofaciaal Centrum Brugge en onderzoekt en behandelt er patiënten met velofaryngeale en gerelateerde stoornissen.
Daarnaast doceert hij het opleidingsonderdeel 'Stemstoornissen' aan de Hogeschool Gent (afdeling Logopedie en Audiologie) en is hij als gastprofessor verbonden aan de Katholieke Hogeschool Brugge-Oostende.
Als onderzoeker heeft hij bijzondere interesse voor de akoestische metingen van stem en spraak en de behandeling van stemstoornissen.

stem. Voorbeelden hiervan zijn: het verbeteren van de stemplooi-adductie door middel van lager en/of luider foneren, het verhogen van een ontspannen fonatie door lager te foneren, het oefenen van de controle over de stemplooien door zo stil mogelijk te foneren, het trainen van de stembelastbaarheid door luider te spreken zonder fel te stijgen in spreektoonhoogte en bijgevolg proberen een lage stem te behouden, etc.

De bedoeling van deze tekst is eerst beknopt in te gaan op de fysiologie van toonhoogte, intensiteit en de modulatie ervan. Vervolgens wordt het gebruik van biofeedback toegelicht. De auteur is namelijk van mening dat het gebruik van biofeedback voor mensen met een stemprobleem bijzonder behulpzaam kan zijn in de training van deze twee toch eerder abstracte fenomenen. Tenslotte wordt er een verzameling van verschillende toonhoogte- en intensiteitsoefeningen gemaakt. Hoewel we pogen volledig te zijn in het aanbod, dienen we op te merken dat de hier aangeboden oefeningen niet limitatief zijn en dat therapeutische creativiteit en invulling gemakkelijk voor uitbreiding kunnen zorgen. Bovendien worden alle oefeningen, ter verduidelijking voor zowel therapeute als patiënt, schematisch geïllustreerd met een toonhoogte- of intensiteitscontour. Daarnaast worden ook enkele contouren op hun beurt geïllustreerd met een smalbandspectrogram. Op die manier kan biofeedback geïmplementeerd worden in de oefeningen.

2.

HOE REGELEN WE ONZE TOONHOOGTE?

Het begrip 'toonhoogte' verwijst eigenlijk naar de gepercipieerde frequentie waarmee de stemplooien trillen of open en toe gaan. Hoewel het correleert met fundamentele frequentie (F_0, een fysische maat), wordt het sterk beïnvloed door luidheid en timbre. Om het echter niet te moeilijk te maken, worden al deze begrippen in de volgende teksten als synoniemen gebruikt, allemaal verwijzende naar de frequentie waarmee de stemplooien trillen. In figuur 6.1 wordt één cyclus uit de stemplooivibratie met enkele laryngoscopische afbeeldingen geïllustreerd op een elektroglottografische curve.

De fundamentele frequentie van de trilling van de stemplooien wordt eigenlijk bepaald door een samenspel van twee factoren. Ten eerste is de trillende massa van de stemplooien een belangrijke factor en de volgende regel geldt hier: hoe zwaarder de stemplooien, hoe lager de toonhoogte. Dat is dan ook meteen de reden waarom mannen lager spreken dan vrouwen of waarom tijdens de puberteit de stem van de jongens meer daalt dan deze van de meisjes. Dat heeft allemaal met massaverschillen te maken. Ten tweede speelt de elasticiteit of rigiditeit of stijfheid van de stemplooien een belangrijke rol. Wanneer de stemplooien stijver of rigieder worden, dan stijgt de frequentie waarmee ze trillen. Wat deze elasticiteit betreft, kan er best een opsplitsing gemaakt worden

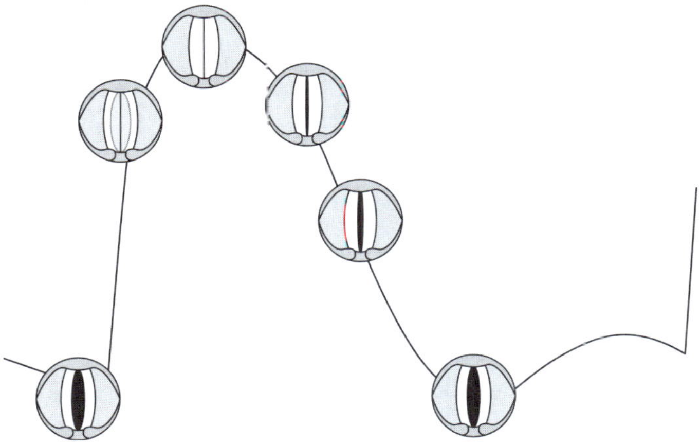

Figuur 6.1: Illustratie van een typisch elektroglottografische curve. Er is slechts één cyclus uit een stemplooitrilling afgebeeld en enkele cruciale momenten (zoals de open fase, de sluitingsfase, de gesloten fase en de openingsfase) worden geïllustreerd met een laryngoscopische foto. Belangrijk in deze figuur is het volgende: hoe hoger in de grafiek, hoe meer contact er is tussen de twee stemplooien.

tussen actief musculaire en passieve weefsels. De stijfheid van de passieve weefsels in de stemplooien wordt in hoofdzaak gereguleerd door de lengte. Als de stemplooien worden uitgerokken, worden die vocale weefsels rigieder. Als de stemplooien verkorten, worden de passieve weefsels slapper en daalt bijgevolg hun stijfheid. In het geval van spierweefsel is er een meer gecompliceerd verband. Een samengetrokken (en dus ook kortere) spier kan stijver zijn dan diezelfde maar niet-samengetrokken of zelfs uitgerokken spier. Zeker in samenwerking met een tegenwerkende spier kan de stijfheid in een gecontraheerde spier (en bijgevolg ook zijn trillingsfrequentie) fel stijgen. Omdat de stemplooien bestaan uit zowel passieve weefsels (slijmvlies, bindweefsel en elastisch weefsel) als actieve weefsels (de musculus thyroarythenoideus, TA) en tevens omdat er op dit systeem externe spieren bevestigd zijn (met de musculus cricothyroideus, CT, als belangrijkste in de context van toonhoogteveranderingen), zijn er grote verschillen in stijfheid mogelijk en is er dus ook een verfijnde F_0-controle. De volgende voorbeelden illustreren dit (Titze, 1994).

- Contractie TA – geen contractie CT: in de TA verhoogt de stijfheid onder invloed van zijn eigen samentrekking, maar omdat de stemplooien korter worden, wordt het stemplooioppervlak slapper en daalt daar de stijfheid. Aangezien het oppervlak dichter bij de stemspleet ligt dan de TA, wordt aangenomen dat de oppervlaktestijfheid domineert en dat F_0 kan dalen. Dus, hoe individueler de TA werkt, hoe lager we zullen spreken.
- Contractie TA – contractie CT: de stemplooien worden langer noch korter (men noemt dit ook een isometrische situatie) en er is dus geen verandering in stijfheid van het oppervlakte-

weefsel. Door de verhoogde stijfheid in de dieper gelegen TA kan er een lichte F_0-stijging optreden.

< Geen contractie TA – contractie CT: de stemplooien worden langer en de stijfheid in de stemplooiweefsels stijgt. De fundamentele frequentie zal ook stijgen. Kortom, hoe individueler de CT werkt, hoe hoger we zullen spreken.

Kortom, controle over toonhoogte is dus vooral een fijngevoelig spel tussen TA en CT, waarin CT de hoofdspeler is (Atkinson, 1978).

Tot slot dienen we nog te vermelden dat er naast deze spierwerking nog andere factoren een invloed uitoefenen op vocale toonhoogte. Zo is een goede vocale hydratatie en vochthuishouding van belang voor het initiëren van stemplooivibraties en voor voldoende mobiliteit van het oppervlakteweefsel. Er dient ook een goed chemisch evenwicht te zijn en toxische stoffen worden bijgevolg best gemeden. Leeftijd en ontwikkeling hebben ook een manifeste invloed op toonhoogte en de controle erover.

3. HOE REGELEN WE ONZE LUIDHEID?

We hebben allemaal al eens geroepen, luid gezongen, ... Waarschijnlijk is het sommigen al opgevallen dat dit dan gepaard gaat met een toegenomen inspanning ter hoogte van de longen en met een stijging van de toonhoogte. Bovendien hebben enkelen onder ons, na luid gesproken of geroepen te hebben, last ter hoogte van de stemplooien. Dit laatste wijst dan op het feit dat verhoogde intensiteit zorgt voor meer inspanning ter hoogte van de glottis. Er lijken dus een aantal verbanden te bestaan, die we bovendien proberen te kaderen binnen de behandeling/training van luidheid.

3.1 Luidheid – stemplooisluiting en -opening

Er is een duidelijk verband tussen de intensiteit ter hoogte van de stemplooien en twee verschillende dimensies van de manier waarop de stemplooien naar mekaar toe bewegen (of adduceren). Een eerste dimensie is de snelheid waarmee de stemplooien zich sluiten. Wanneer de stemplooien zich zeer snel sluiten (wanneer de opgaande lijn in figuur 6.1 zeer stijl is), is er een toegenomen intensiteit. Het omgekeerde geldt ook. Wanneer er een relatief trage stemplooisluiting is (wanneer de opgaande lijn in figuur 6.1 minder stijl is), neemt de intensiteit af. Dit kan gelinkt worden aan de rigiditeit van de stemplooien of de weerstand die ze uitoefenen tegen een uitwijking uit de evenwichtspositie (tijdens fonatie is dit adductie) en dus tegen vibratie. Een tweede dimensie is de grootte van de zijwaartse uitwijking van de stemplooien (of abductie), iedere keer dat er een luchtpuls door komt. Hoe groter de uitwijking van de stemplooien, hoe intenser/luider het stemsignaal (Titze, 1994).

3.2 Luidheid – druk vanuit de longen

Alvorens de stemplooien te doen trillen, moeten de longen een zekere druk opbouwen die voldoende is om de glottale weerstand te doorbreken en om dus een luchtpuls tussen de stemplooien te duwen. De druk die overwonnen dient te worden, wordt in het Engels wel eens 'phonation threshold pressure' genoemd. Daarnaast is er uiteraard nog de druk vanuit de longen. Het samenspel tussen deze twee drukken bepaalt ook in belangrijke mate de uiteindelijke luidheid. Zo zal de intensiteit toenemen ten gevolge van een stijging van de luchtdruk in de longen en/of een daling in de glottale weerstand, en omgekeerd. Kortom, er kan gesteld worden dat we veel luider foneren onder invloed van een toegenomen inspanning en druk vanuit de longen, en omgekeerd (Titze, 1994). Vanuit dit standpunt kunnen we, in de training van luidheid, behoorlijk wat verantwoordelijkheid aan de ademhaling toeschrijven. Een goede ademsteun en voldoende subglottale luchtdruk zonder overmatige spanning ter hoogte van de larynx kan zeer belangrijk zijn voor beroepssprekers en zangers. Het betrekken van ademhaling is dus een belangrijke stap in de training van luidheid. Voor concrete ideeën hieromtrent, verwijzen we de lezer naar hoofdstuk 2 in dit oefenboek.

3.3 Luidheid – toonhoogte

Eenzelfde verband als tussen glottale intensiteit en druk onder stemplooien is er ook tussen glottale intensiteit en fundamentele frequentie: veel verhoging van F_0 zorgt ter hoogte van de stemplooien namelijk voor een stijging van de intensiteit. Ook het omgekeerde is waar, door luider te spreken treedt er een stijging op in de habituele spreektoonhoogte (Titze, 1994; Buekers & Kingma, 1997). Vooral voor de beroepssprekers is dit een cruciale aangelegenheid. Indien men namelijk aanneemt dat (a) men hoger spreekt onder invloed van luider spreken, en (b) bijvoorbeeld leerkrachten luider spreken om duidelijk te zijn voor alle leerlingen (in een rumoerige klas met vaak slechte ruimte-akoestiek) gedurende enkele uren per dag, dan kan men meteen begrijpen dat dit zeer vermoeiend is voor het stemorgaan. Dit is zeker het geval voor stemmen die maar weinig stembelasting aankunnen. Uiteindelijk komt men zo in het straatje van chronisch forceren van de stem terecht, en het is niet gemakkelijk om daar uit te geraken. De volgende positieve maatregelen dringen zich in dergelijke gevallen op.

- Beperkt de vocale belasting door regelmatig pauzes in te lassen.

- Las stembelastbaarheidsoefeningen in en zorg ervoor dat de patiënt een lage of habituele spreektoonhoogte blijft aanhouden tijdens het luider foneren. Het principe van zweltonen (zie verder) kan hier goed van pas komen.
- Verhoog de vocale belastbaarheid door regelmatig oefeningen te doen die het stemorgaan ontspannen (resonantie, labiale constrictie, etc.).
- Laat het stemorgaan in optimale condities werken. Denk hier aan lokale hydratatie en vermijd stof en droge lucht (tapijten, gordijnen, krijtborden, etc.).

3.4 Invloed van het aanzetstuk

Tot nu toe hebben we ons beperkt tot de glottale intensiteit, met andere woorden de intensiteit van het geluid ter hoogte van de stemplooien. Er gebeurt echter nogal wat met die intensiteit of geluidsenergie wanneer ze de larynxtoegang, de keel, de mond en/of de neus passeert. Dit zogenaamde aanzetstuk werkt namelijk een beetje zoals een megafoon. Het grote verschil echter is dat een megafoon een actieve versterker is die energie aan het geluid toevoegt. Het aanzetstuk daarentegen is een passieve versterker die, in plaats van energie toe te voegen, de energie vanuit de larynx herverdeelt en kneedt naargelang van de te produceren klank. Het effect dat het aanzetstuk uitoefent op het glottale brongeluid en dit tijdens de productie van een [a.] en een [i.] wordt samengevat in figuur 6.2. De bovenste figuren tonen de verdeling van de geluidsenergie ter hoogte van de stemplooien. Het valt op dat beide figuren grofweg dezelfde zijn en dat er op glottaal niveau nauwelijks verschillen zijn tussen een [a.] en een [i.]. De figuren in het midden wijzen op de modulatie, de filtering of de aanpassing door het aanzetstuk, dat ervoor zorgt dat bepaalde frequenties (de zogenaamde formanten) meer energie krijgen toebedeeld dan andere frequenties (de zogenaamde antiresonanties die tussen de formanten liggen) uit het glottale brongeluid. Dit fenomeen heet resonantie. Hier is er wel een groot verschil tussen de twee klinkers, die elk hun eigen typische energiekarakteristieken hebben (in hoofdzaak afhankelijk van kaakhoek en plaats van tongheffing). Een [a.] heeft dus een andere intensiteitssamenstelling dan de [i.]. Het uiteindelijk hoorbare resultaat van deze herverdeling is duidelijk te zien in figuur 6.2. De twee spectra (die de optelsom zijn van de twee daarboven gelegen figuren) zijn niet meer dezelfde. Dit is logisch, want we horen ook twee verschillende klinkers.

Het belang van figuur 6.2 ligt in het feit dat articulatie en vooral een goede kaakhoek een belangrijke bijdrage leveren in de verhoging van de intensiteit van heel wat spraakklanken. Ook hier weer is het, voor mensen die veel hun stem nodig hebben, cruciaal om rekening mee te houden. Het is namelijk bijzonder jammer dat de geluidsenergie die ter hoogte van de stemplooien werd ontwikkeld, in de mond verdwijnt in plaats van in de klas, het auditorium of de concertzaal. Zorg er dus voor om een goede articulatie en in het bijzonder een goede productie van de open klinkers te hebben door de onderkaak voldoende te laten zakken tijdens [a], [æ], etc. Een megafoon is zo gemaakt dat het geluid langs de wijdste kant te ruimte wordt ingestuurd.

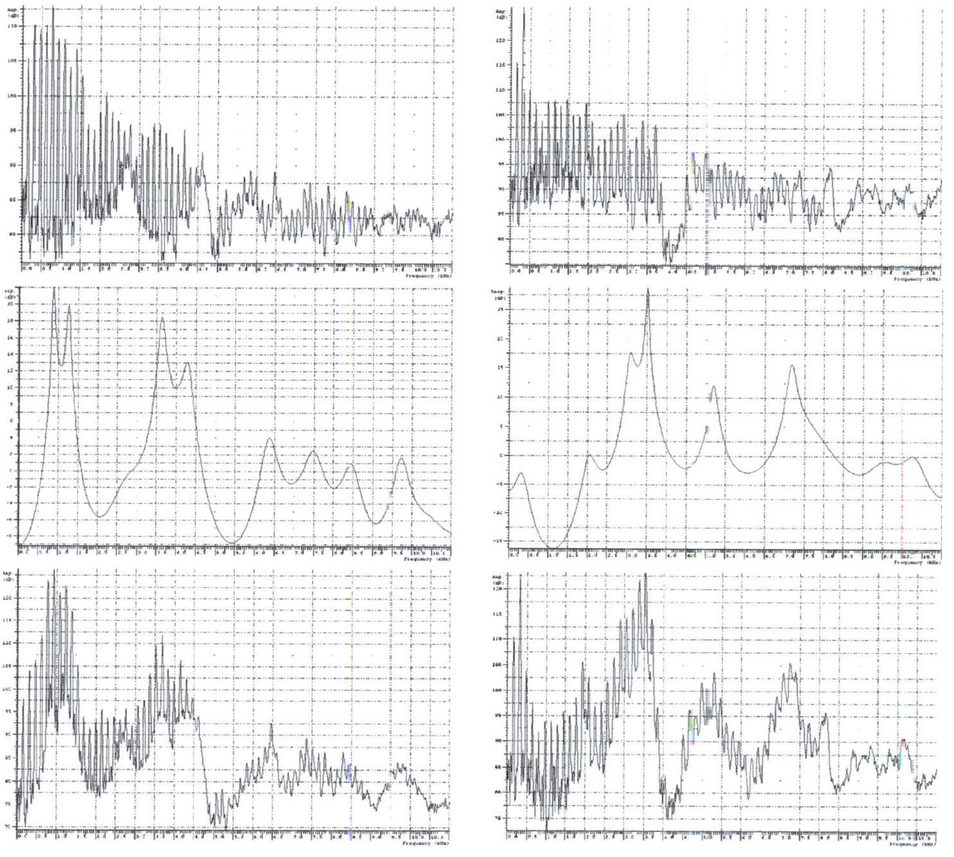

Figuur 6.2: Het spectrum van het glottale brongeluid (boven), de filterkarakterisieken van het aanzetstuk (midden) en het spectrum van het eigenlijke spraakgeluid (onder) tijdens de productie van een [a.] (links) en een [i.] (rechts).

4. BIOFEEDBACK IN DE TRAINING VAN TOONHOOGTE EN INTENSITEIT

Biofeedback is een pedagogische stembehandelingsstrategie (Mathieson, 2001). Samengevat betekent biofeedback: door op accurate wijze welbepaalde fysiologische activiteiten te meten en ze via elektronische signalen auditief, visueel, tactiel of kinesthetisch terug te koppelen, kan de patiënt zich onmiddellijk (real-time, met een minimale latentie) en continu bewust worden gemaakt van de grootte van deze activiteit (Maryn et al., 2006). Toegepast op toonhoogte- of intensiteitsoefeningen kan deze beschrijving als volgt worden ingevuld. De fysiologische activiteit is hier de stemplooitrilling, gekenmerkt door respectievelijk de periodeduur van de opeenvolgende cycli (bepalend voor toonhoogte) of de amplitude van de stemplooiuitwijking (bepalend voor intensiteit). Een accurate meting kan gebeuren door middel van een microfoon, die het akoestisch signaal vertaalt in een elektrisch signaal. Dit elektrisch signaal op zijn beurt kan dan door de computer (met zijn specifieke software en hardware) omgezet worden in een auditief (bijvoorbeeld een piepgeluid wanneer men een zekere intensiteitsdrempel overschrijdt), een kinesthetisch (een trilling van zodra er een stemhebbend signaal geproduceerd wordt) en/of een visueel (bijvoorbeeld een op- en neergaande curve overeenkomstig met een stijging en daling van de toonhoogte) signaal. Tegenwoordig bestaan er, zeker voor wat visuele biofeedback betreft, heel wat goede en gratis 'downloadable' computerprogramma's. We verwijzen hiervoor ook zeker naar hoofdstuk 2 in "Stemstoornissen, Een handboek voor de klinische praktijk". Omdat ze zeer toegankelijk zijn voor alle stemtherapeuten, zijn het uitsluitend dergelijke programma's die in de volgende teksten besproken en geïllustreerd zullen worden. Bovendien hebben deze downloadbare programma's het bijzondere voordeel dat men ook aan de patiënt kan vragen om ze thuis op de computer te installeren. Op die manier creëert men thuis een omgeving die sterk gelijkt op de therapeutische setting en kan de therapeute op die manier zeer gericht oefeningen meegeven en er zelfs een gewenst resultaat aan koppelen. Mogelijks houdt een dergelijke manier van werken meer transfer naar diverse spreeksituaties in.

De prestatie tijdens toonhoogte-oefeningen kan gemakkelijk geïllustreerd en teruggekoppeld worden met de drie volgende computerprogramma's.[7] Het eerste programma heet *WAVESURFER* (Sjölander & Beskow, 2005). Het biedt – naast vele andere mogelijkheden – de mogelijkheid om een enkelvoudige en continue toonhoogtecontour real-time te presenteren (door te kiezen voor een 'Pitch Contour' venster). Dat wil zeggen dat wanneer er bijvoorbeeld een opwaartse glijtoon gemaakt wordt, er ook een stijgende lijn is (zie figuur 6.3), en omgekeerd. Het tweede programma, *RTPITCH* (Huckvale, 2006), is uitsluitend bedoeld voor real-time voorstelling van toonhoogte tussen 0 en 300 Hz. Het derde programma heet *RTGRAM* (Huckvale, 2004). Het maakt deel uit van een ruimer gamma aan therapeutische, didactische en/of analytische tools van het Speech Filing System (SFS). Bij *RTGRAM* wordt er meer dan een enkelvoudige toonhoogtecontour getoond. De gebruiker krijgt namelijk een continu en real-time spectrogram te zien (zie figuur 6.4, tevens voor een advies inzake gebruiksconfiguratie). Het voordeel van *RTGRAM* is dat er naast de kwantitatieve toonhoogte-informatie (direct af te leiden uit de onderste lijn het van spectrogram die een weerspiegeling is van de zogenaamde grond- of funda-

7. Om niet teveel in detail te treden, niet exhaustief te zijn en bovendien omdat we er goede ervaringen mee hebben, beperken wij ons hier tot 3 programma's. Dat wil echter niet zeggen dat dit het enige aanbod is inzake real-time gecomputeriseerde toonhoogte- en intensiteitsbiofeedback. De lezer wordt sterk aangeraden andere programma's te zoeken en te gebruiken al naargelang de noodzaak en de specifieke vereisten.

mentele frequentie) ook kwalitatieve informatie wordt geboden zoals: ruis, subharmonische componenten, stembreuken, vocale densiteit, etc. Het nadeel hiervan is echter wel dat er mogelijks teveel informatie wordt aangeboden aan de patiënt. Dit is zeker niet het geval bij *WAVESURFER* of *RTPITCH*. Welk van de drie systemen uiteindelijk aangewend wordt, dient op individuele basis afgewogen te worden.

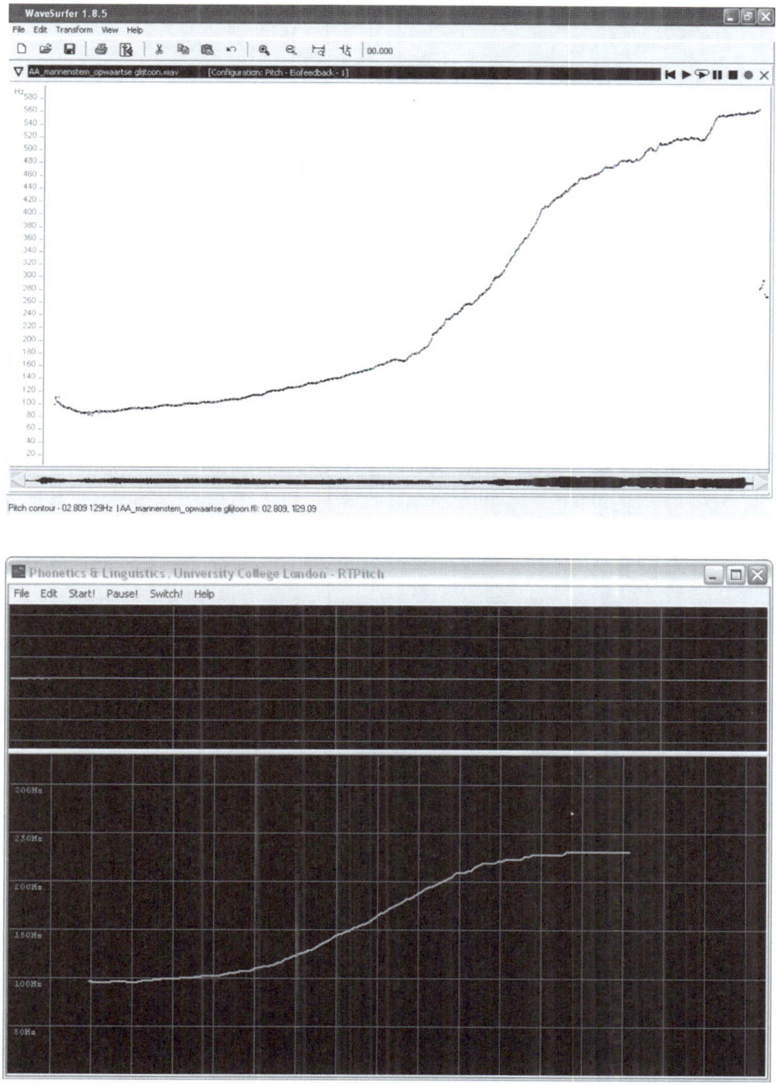

Figuur 6.3: Illustratie van een typische WAVESURFER (boven) en RTPITCH (onder) real-time toonhoogtecontour tijdens de productie van een opwaartse glijtoon.

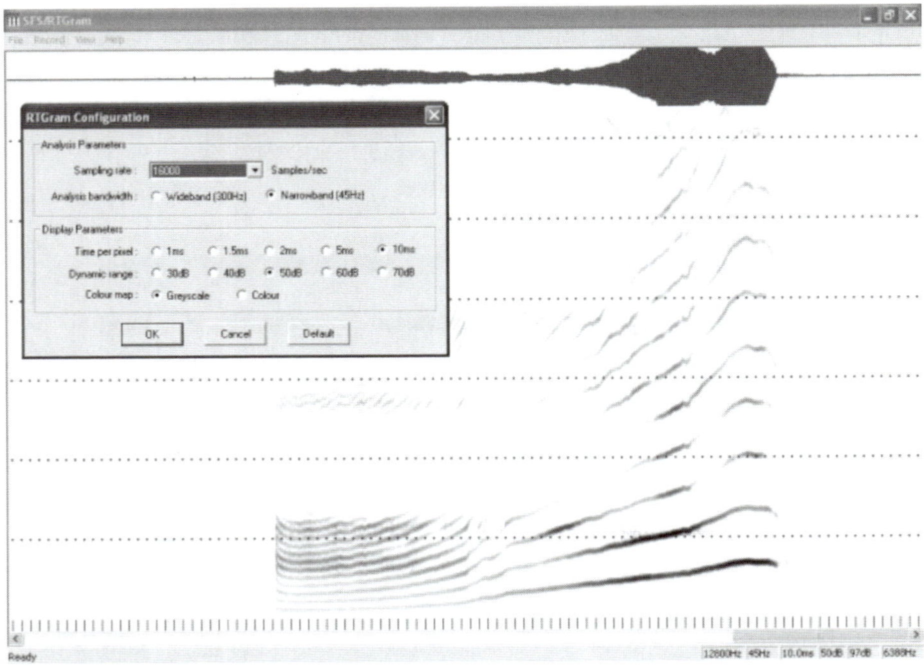

Figuur 6.4: Illustratie van een typisch RTGRAM real-time smalbandspectrogram tijdens de productie van een gelijkaardige glijtoon als in Figuur 6.3. De instellingen in het zogenaamde 'RTGram Configuration'-venster kunnen aangepast worden al naargelang de wensen van de gebruiker.

Op het vlak van luidheid daarentegen, is er niet meteen een afzonderlijk en niet-commercieel programma (zoals *WAVESURFER* of *RTPITCH* voor het terugkoppelen van toonhoogte) voorhanden dat zorgt voor een absolute biofeedback.[8] Door gebruik te maken van bijvoorbeeld een oscillogram of een spectrogram, kunnen we echter wel op een minder absolute en indirecte wijze aan luidheidstraining via biofeedback doen. Zo is er een rechtlijnig verband tussen de breedte van een oscillogram en de intensiteit van het stemgeluid en wijst een breed oscillogram (waarvan de onderkant en de bovenkant ver uit mekaar liggen) op een luider stemgeluid dan een smal oscillogram, en omgekeerd. In *WAVESURFER* kan er, door te kiezen voor een 'Waveform'-venster, aan real-time oscillografie gedaan worden, zoals geïllustreerd in figuur 6.5. Ook in het

8. Met 'absolute' biofeedback bedoelen we een grafiek waarin de betreffende modaliteit (in dit geval intensiteit of luidheid) op zeer directe wijze wordt voorgesteld in de tijd. Voor toonhoogte bijvoorbeeld, bestaat dit in de vorm van een real-time Hz-tijd-grafiek (zie figuur 6.3). Een gelijkaardige grafiek, maar dan voor intensiteit uitgedrukt in dB of in een andere eenheid, is volgens ons niet gratis via het internet (of anders) verkrijgbaar. Een voorbeeld van een commercieel programma waarin dit echter wel mogelijk is, is *REAL-TIME PITCH MODEL 5121* (Kay Elemetrics Corp., 2003). Hierin kunnen toonhoogte en luidheid gezamenlijk of afzonderlijk in real-time voorgesteld worden.

programma *RTSPECT* (Huckvale, 2003), tevens één van de SFS-tools, kan er met real-time oscillogrammen gewerkt worden, zoals aangetoond in figuur 6.6.

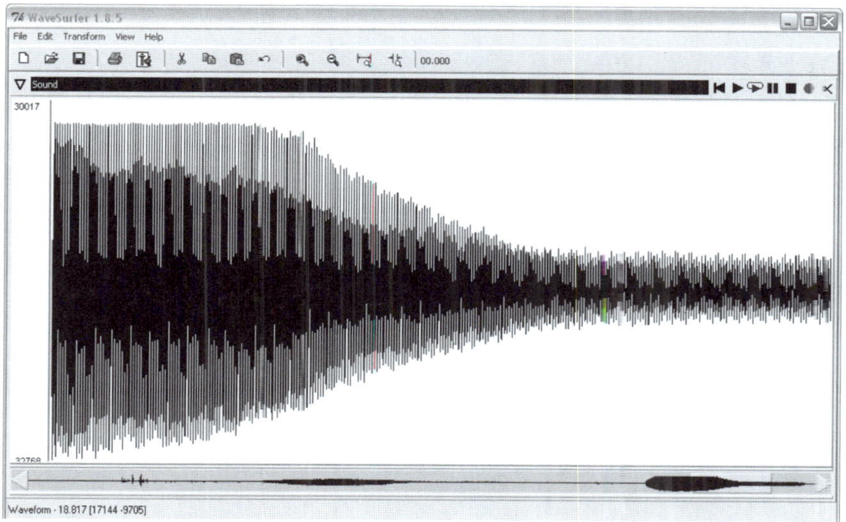

Figuur 6.5: Illustratie van een typisch WAVESURFER real-time oscillogram tijdens de productie van een decrescendo zweltoon. Het is duidelijk dat er aan de linkerkant met een luide stem begonnen wordt en er aan de rechterkant met een stille stem geëindigd wordt.

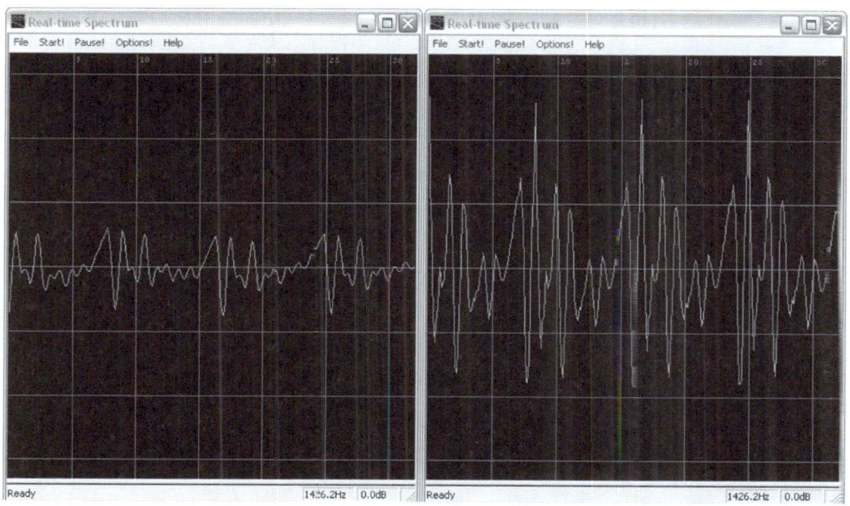

Figuur 6.6: Illustratie van twee typische RTSPECT real-time oscillogrammen tijdens de productie van een stil stemgeluid (links) en een luid stemgeluid (rechts).

Naast oscillografie kan men ook breedbandspectrografie aanwenden om biofeedback in luidheidstraining te betrekken. Hiervoor kan men (het 'Spectrogram'-venster van) *WAVESURFER* of *RTGRAM* gebruiken. Dit wordt geïllustreerd in figuur 6.7.

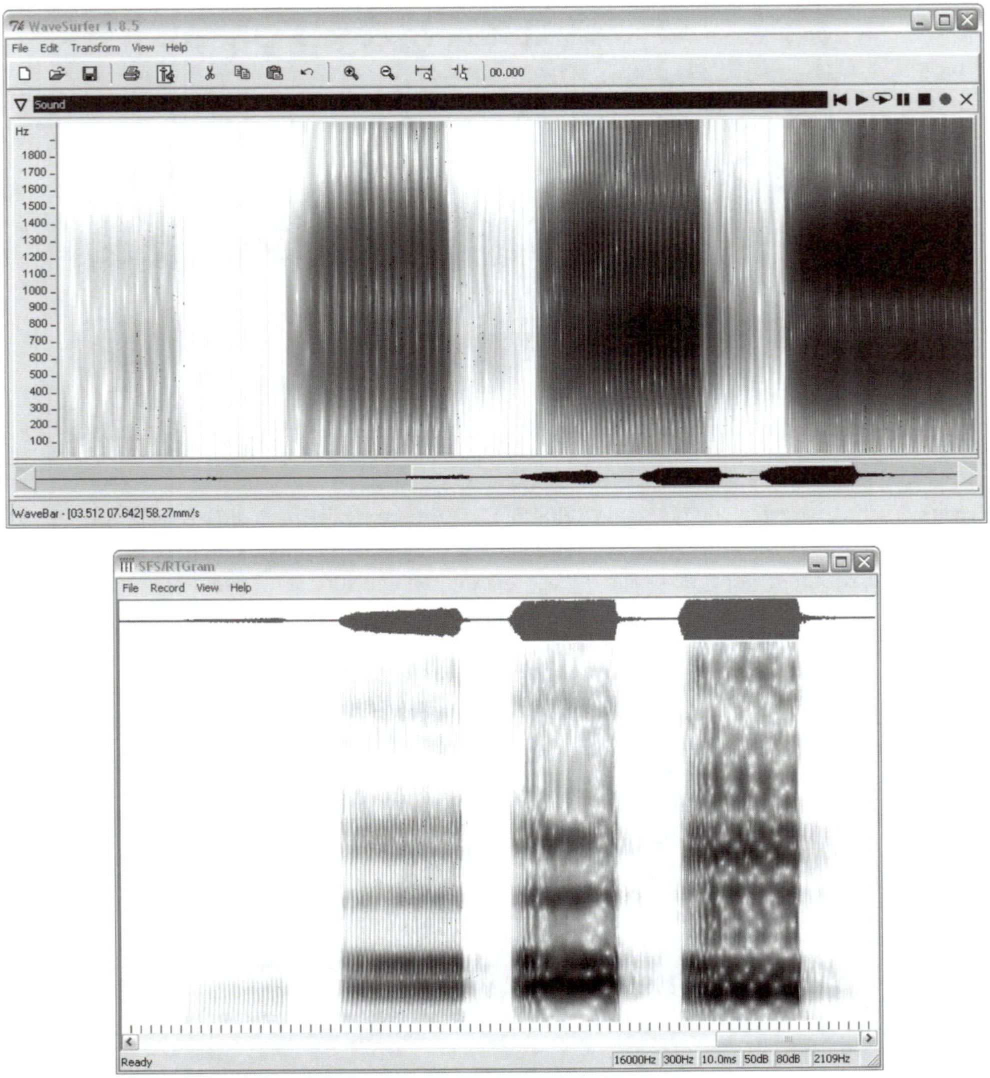

Figuur 6.7: Illustratie van typische WAVESURFER (boven) en RTGRAM (onder) real-time breedbandspectrogrammen tijdens de productie van steeds luidere vocalisaties. Op basis van de zwartingsgraad kunnen we duidelijk afleiden dat links minder luid werd gefoneerd dan rechts.

De volgende principes zijn zeker belangrijk in biofeedbacktherapie. Ten eerste moet het voor de patiënt een vergemakkelijking betekenen. Door te werken met grafieken zoals in deze tekst voorgesteld, kan men de patiënt snel overdonderen en zelfs ongerust maken. Het spreekt voor zich dat een degelijke uitleg de eigenlijke oefeningen dient vooraf te gaan. Tevens is het de bedoeling, zeker in de eerste sessies waar er met biofeedback wordt gewerkt, dat de patiënt zich focust op een enkel item in de grafieken. Voorbeelden hiervan zijn: alleen letten op de zwartingsgraad in het spectrogram en op niets anders; alleen letten op de hoogte van de toonhoogtecontour en niets anders (zoals de continuïteit van de contour); etc. Tenslotte wijzen we er op dat biofeedbacktherapie op zich geen doelstelling voorstelt, maar dat het louter een middel is om eerder abstracte of onbewuste fenomenen/activiteiten direct en realistisch terug te koppelen, teneinde de patiënt er bewuster van te maken en de controle over die activiteiten te verhogen.

5.

WAT INDIEN BIOFEEDBACK NIET MOGELIJK IS?

Biofeedback kan dus zeker een grote betekenis hebben in de training van toonhoogte en/of luidheid. Het is echter niet altijd mogelijk om aan biofeedback te doen. Hoe kan men dan de oefeningen, die verder in deze tekst staan, uitvoeren? Ten eerste dient men goed te beseffen dat een adequaat gehoor cruciaal is voor iedere vorm van oefening op vlak van stem en spraak. Wanneer men niet beschikt over de hierboven genoemde of andere biofeedbackmodaliteiten, zal doorgedreven gehoortraining zeker aan de orde zijn. De volgende oefeningen kunnen we in dit verband aanraden.

Men beschikt over een piano of een synthesizer (of een ander instrument om muziektonen te produceren):

< passief: ver uit mekaar liggende tonen discrimineren en ervan aanduiden welke de hoogste en welke de laagste is;
< passief: minder ver en zeer dicht bij elkaar liggende tonen discrimineren en ervan aanduiden welke de hoogste en laagste is (aanvankelijk met twee tonen, nadien het aantal tonen uitbreiden);
< passief: combinaties van twee tot tien toetsaanslagen natekenen op een blanco vel papier (dit hoeft zeker niet op een notenbalk te gebeuren);
< actief: toontreffen (binnen de tessituur);
< actief: ver uit mekaar liggende tonen nazingen;
< actief: minder ver en zeer dicht bij elkaar liggende tonen;

< actief: combinaties van toetsaanslagen nazingen (laat de patiënt zelf de correctheid van zijn nabootsing beoordelen en bespreek vervolgens zijn vermogen om zichzelf qua toontreffen en nazingen correct in te schatten);

< met gecomputeriseerde fonetografie, iets wat we natuurlijk uit het onderzoek van de vocale mogelijkheden kennen (zie hoofdstuk 2 in "Stemstoornissen, Een handboek voor de klinische praktijk" (2008), kunnen die oefeningen allemaal heel accuraat gebeuren (het gaat dan ook hier weer om visuele biofeedback).

Men beschikt niet over een piano of een synthesizer (of een ander instrument om muziektonen te produceren):

< de stem van de therapeut is hier het voorbeeld dat passief of actief verwerkt dient te worden door de patiënt;

< op zich kunnen dezelfde/gelijkaardige oefeningen als hierboven gegeven worden;

< maar het is zeer belangrijk dat de therapeut het goede voorbeeld kan geven en zelf de correctheid van het toontreffen/nazingen kan beoordelen;

< ook hier kan men de patiënt de correctheid van zijn eigen 'zang' laten beoordelen.

Ook op vlak luidheid kunnen er gelijkaardige oefeningen aan bod komen. Wie beschikt over een sonometer, kan dat bovendien zeker gebruiken om aan luidheidstraining te doen. Wanneer men merkt dat dit allemaal goed gaat en men dus kan besluiten dat er een behoorlijk goed muzikaal gehoor is, kan men met de eigenlijke toonhoogte- en luidheidsoefeningen verderwerken. Op zich kunnen dan de oefeningen zoals hieronder beschreven uitgebreid gedaan worden. Het zal hierbij vooral neerkomen op nabootsing, hetgeen inhoudt dat de therapeut de nodige toonhoogte- en luidheidscontouren accuraat en met oog voor de vocale mogelijkheden (en vooral beperkingen) van de patiënt voordoet. In de marge van dit alles kan het hulpzaam zijn om gebruik te maken van begeleidende lichaamsbewegingen (bijvoorbeeld: de arm opheffen tijdens opwaarste glissando's en omgekeerde, of uitgestrekte armen van mekaar wegdraaien tijdens crescendo) of analogieën (bijvoorbeeld: een hard optrekkende wagen als symbool voor een snel opwaarste glissando, een voorbijvlammende wagen als symbool voor een op- en neerwaartse zweltonen, etc.).

In principe kan men stellen dat biofeedback enkel en alleen een hulpmiddel is, waarzonder de training van toonhoogte en luidheid zeker niet in het gedrang mag komen. Zowel de therapeut als de patiënt moeten blijven horen en luisteren naar de stemkwaliteit tijdens deze trainingen. Bovendien moeten we ervan uitgaan dat we van de patiënt niet kunnen verlangen dat hij continu met één of ander biofeedbacktoestel rondloopt, teneinde op een goede toonhoogte en/of luidheid te spreken. Oefenen zonder biofeedback zal dus hoedanook een grote stap in therapieproces zijn.

6.

HIËRARCHIE IN STEMTHERAPIE

Alvorens de eigenlijke toonhoogte- en luidheidsoefeningen aan te reiken, wijzen we op Mathieson's (2001) algemene hiërarchie in de logopedische behandeling van stemstoornissen. Deze hiërarchische organisatie, weergegeven in figuur 6.8, stelt volgens ons terecht dat men eerst moet trachten om een goede/betere stemkwaliteit te krijgen en deze normale/verbeterde stemkwaliteit vervolgens te stabiliseren en consolideren (in verschillende spreek- en zangsituaties). Het heeft inderdaad weinig zin om eerst bijvoorbeeld de vocale intensiteit te doen toenemen wanneer er nog geen goede stemkwaliteit is. We wijzen er echter op dat het één het ander niet uitsluit en dat bijvoorbeeld een poging om luider te spreken soms kan helpen om een betere stemkwaliteit te verkrijgen. Deze oefening gebeurt dan niet ten behoeve van een toename van de vocale intensiteit maar wel ten behoeve van een verbetering van de stemkwaliteit. Eens er een bevredigende stemkwaliteit is, kunnen er toonhoogte-oefeningen en luidheidsoefeningen aan bod komen. Een laatste fase in de behandeling van stemstoornissen en vocale performantie, indien nodig, is het verbeteren van de vocale belastbaarheid. Ook hier geldt dat men eerst controle dient te hebben over toonhoogte en luidheid alvorens patiënten uit te dagen op vlak van vocale belastbaarheid. Voor oefeningen op vlak van stemkwaliteit (bijvoorbeeld in het kader van stemplooi-adductie) en belastbaarheid verwijzen we naar andere hoofdstukken horende bij het handboek.

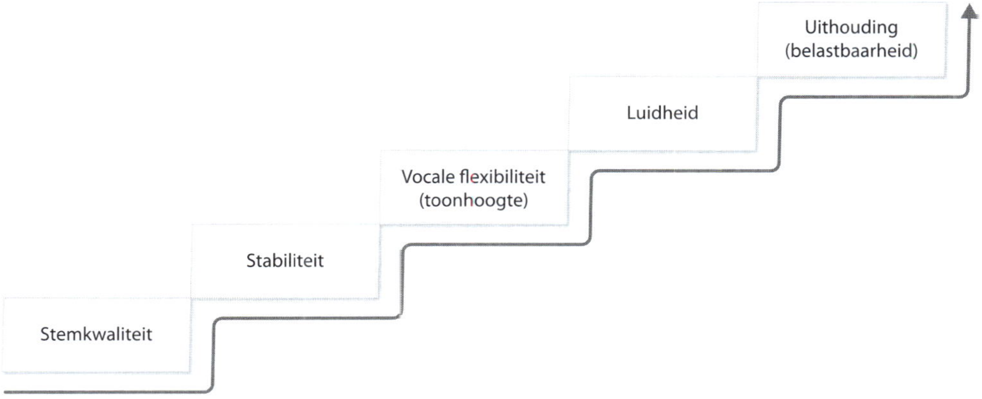

Figuur 6.8: Illustratie van Mathieson's (2001) oefeningenhiërarchie in het veranderen van stem en het behandelen van stemstoornissen.

7. TOONHOOGTE-OEFENINGEN

7.1 Wisseltonen

Fysiologie/principe

Het gebruik van wisseltonen (in het Engels: warble-tones) werd beschreven door onder andere Boone & McFarlane (1994). Tijdens de productie van wisseltonen wordt er diadochokinetisch op en neer gefoneerd. De mate waarin van laag naar hoog en omgekeerd wordt gegaan, kan verschillen. In de bijgaande figuren 6.9 en 6.10 worden enkele wisseltonen geïllustreerd. De therapeutische idee achter deze oefening is dat, door patiënten continu in toonhoogte (en ook een beetje in intensiteit) te laten wisselen, de (pre-)fonatorische instelling wordt verstoord. Bij heel wat dysfone patiënten wordt deze instelling gekenmerkt door een excessieve laryngale spierspanning. Door het snel fluctueren in toonhoogte zou deze spanning doorbroken worden en kan de slechte (overspannen) fonatiewijze gewijzigd worden in een meer natuurlijke fonatiewijze (Boone & McFarlane, 1994). Omdat wisseltonen dus een impact zouden hebben op de werking van de stemplooien en dus ook de stemkwaliteit, gaat het dus niet louter om een oefening ter verbetering van de toonhoogte. Eigen ervaring met deze techniek leert dat het erg geschikt is om de stem op te warmen en om een stemtherapeutische sessie ermee te beginnen. Bovendien lijkt het een geschikte methode te zijn om de stem te ontdekken, aan te voelen en te leren controleren.

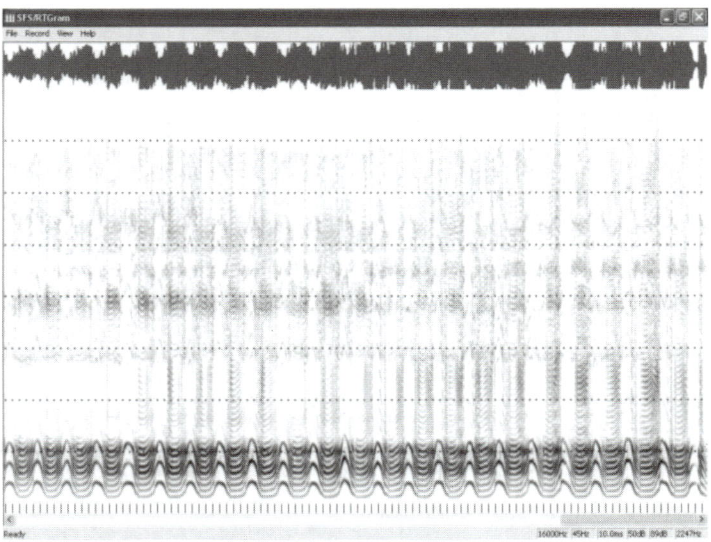

Figuur 6.9: Illustratie van een wisseltoon door middel van RTGRAM.

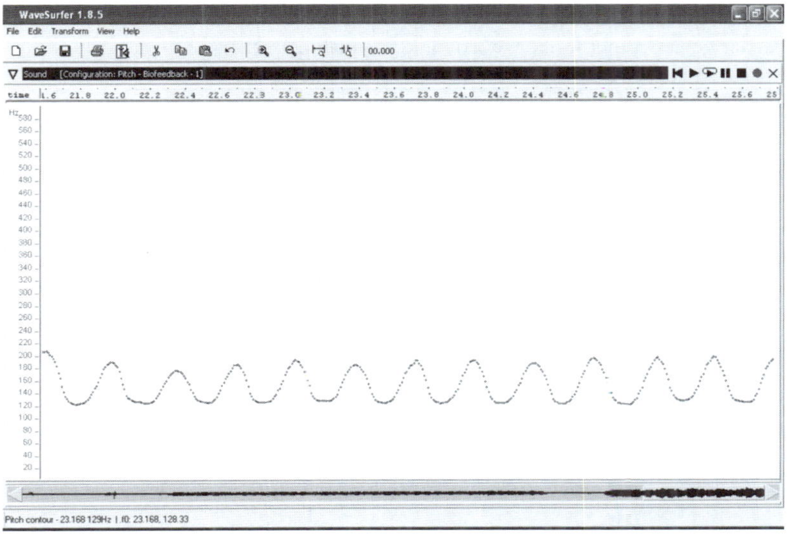

Figuur 6.10: Illustratie van een wisseltoon door middel van WAVESURFER.

Oefengang

< De therapeut doet één of meerdere wisseltonen voor en de patiënt luistert aandachtig en volgt de F_0-contour goed mee op het computerscherm. Het kan hier gaan om een aangehouden [m], [w] of vocaal.

< De patiënt doet de wisseltonen na: de therapeut houdt ondertussen het computerscherm met de toonhoogte-contour of het spectrogram goed in de gaten. Een verbeterde stemkwaliteit kan zich als volgt aandienen: meer boventonen, minder subharmonische componenten, geen diplofonie, geen afone momenten, etc.

< De patiënt doet deze wisseltonen na: eerst met [m] en [n], nadien met de verschillende vocalen. Wanneer geoefend wordt met vocalen, wordt er – in functie van het vermijden van harde steminzetten – best begonnen met een nasaal of semivocaal ([w], [j] of [l]).

< De patiënt doet deze wisseltonen na: eerst met kleine fluctuaties, om dan vervolgens – wanneer de kleine fluctuaties voldoende vaardig geproduceerd worden – de fluctuaties en het bereik tussen laag en hoog steeds te vermeerderen. Probeer er weliswaar op toe te zien dat er niet wordt gefoneerd op de grenzen van het huidig stembereik van de patiënt.

< Wanneer er een betere stemkwaliteit is, maakt de patiënt de wisseltonen korter en koppelt er onmiddellijk een steeds langer wordende niet-fluctuerende vaste klank aan vast. Dit kan er bijvoorbeeld als volgt aan toegaan: 5 seconden wisseltoon op [a] gevolgd door 1 seconde gewone fonatie op [a]; 4 seconden wisseltoon op [m] gevolgd door 2 seconden gewone fonatie op [m]; 3 seconden wisseltoon op [o] gevolgd door 3 seconden gewone fonatie op [o]; etc.

- De patiënt begint meteen met een vaste klank en houdt deze gedurende enkele seconden aan.

Er wordt verder gewerkt met korte woorden, korte uitingen, etc.

Variaties

- In functie van het verbeteren van de falsetstem, kan deze techniek ook in het hogere stembereik toegepast worden.
- Zoals bij het jodelen, zou men het toonhoogtebereik bij de wisseltonen zodanig groot kunnen maken dat de laagste tonen in borststem en de hoogste tonen in kopstem worden geproduceerd.

De techniek met wisseltonen kan ook op vocalen en halfvocalen toegepast worden tijdens automatische reeksen en het lezen van woorden en teksten, om op die manier als tussenstation te gelden in de transfer naar het spontane spreken.

7.2 Pulsatiestem, pulsatieregister

Fysiologie/principe

Het gebruik van de pulsatiestem (in het Engels: glottal fry, vocal fry, vocal creak of pulse register) werd beschreven door onder andere Boone & McFarlane (1994). Deze techniek wordt aangeraden in de behandeling van hyperfunctioneel uitgelokte stemplooiletsels (zoals noduli en oedeem), spasmodische dysfonie en ventriculaire dysfonie. Omwille van het sterk relaxerend effect van deze techniek, kan dit in heel wat behandelingen behulpzaam zijn. Om diezelfde reden kan men het ook gebruiken als opwarming en ter afsluiting van een stemtherapeutische sessie.

Tijdens het pulseren zouden de stemplooien zacht zijn en ontspannen en met veel volume trillen. Mucosale laesies zouden in de vocale massa verdwijnen en er zou bijgevolg een betere stemplooi-adductie bewerkstelligd worden.

In figuur 6.11 wordt een real-time smalband-spectrogram tijdens het pulseren geïllustreerd. Kenmerkend hierin is het verdwijnen van de anders zo typische horizontale banden en de aanwezigheid van verticale strepen. Dit is logisch. Pulseren gebeurt namelijk op een zeer lage frequentie en iedere afzonderlijke stempuls wordt zichtbaar door een verticale striatie (gescheiden door een witte zone ten gevolge van een lange gesloten stemfase).

Naast het oefenen van (controle over) toonhoogte, kan pulsatiestem dus ook aangewend worden in het behandelen van stemkwaliteit.

Oefengang

- De therapeut geeft eerst en vooral een goede uitleg over pulsatiestem. Bovendien wijst hij op het typisch beeld dat verschijnt tijdens real-time spectrografie.

< De therapeut pulseert vervolgens gedurende enkele seconden op een [a.].

< De patiënt doet dit na en gebruikt zijn pulsatiestem tijdens verschillende aangehouden klinkers. Indien het niet meteen lukt, kunnen de volgende handelingen misschien helpen.
  - Laat de patiënt halverwege de uitademing een zachte [a.] zo lang mogelijk aanhouden totdat het uitdooft. Wanneer het lukt verschijnen er afzonderlijke stempulsen met verticale strepen in het spectrogram.
  - Men kan ook proberen te pulseren tijdens inademing. Sommige mensen kunnen het dan beter. Vervolgens kan dit uitgebreid worden naar continu pulseren tijdens zowel inhalatie als exhalatie.

  De patiënt gaat zacht van de pulsatiestem naar de normale stem.

Variaties

< Het gebruik van de pulsatiestem kan gecombineerd worden met op- en neerwaartse glijtonen. Er kan zelfs gegleden worden tussen pulsatiestem en falsetstem (uiteraard via de tussenregisters).

< Dergelijke overgangen kunnen gemaakt worden tijdens de productie van korte woorden met een intiale klinker, korte zinnen en langere zinnen.

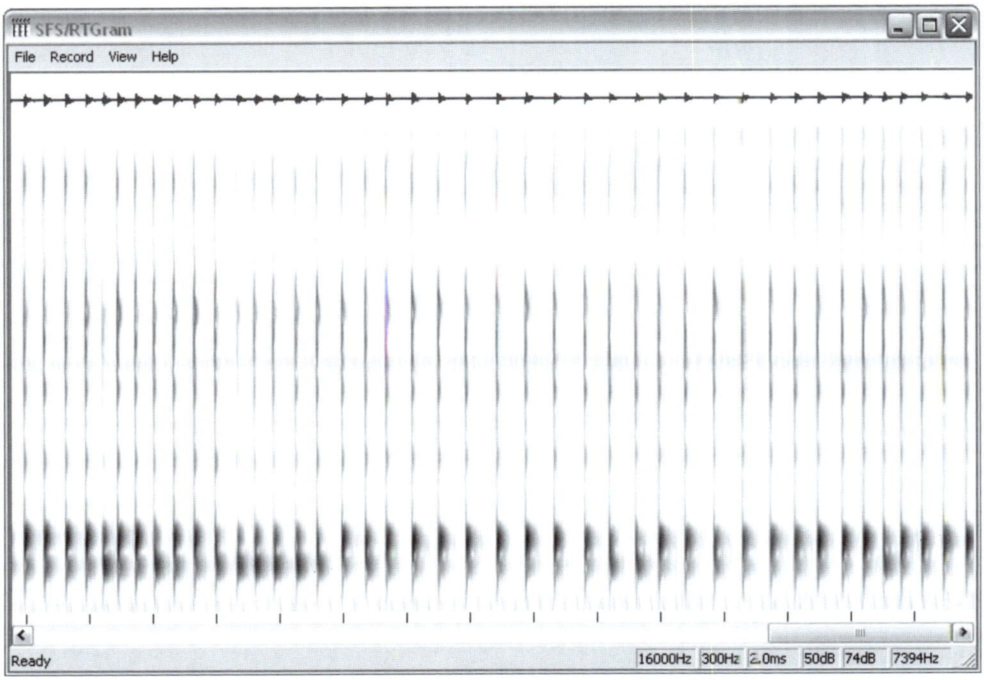

Figuur 6.11: Illustratie van een pulsatiestem door middel van RTGRAM.

7.3 Opwaartse glijtonen, neerwaartse glijtonen en allerlei toonhoogtecontouren

Fysiologie/principe

Het gebruik van glijtonen (glissando) en allerlei toonhoogtecontouren werd beschreven door veel auteurs (Boone & McFarlane, 1994; Stemple et al., 2000; Mathieson, 2001). Naast het oefenen van de (controle over) toonhoogte en de toonhoogtemogelijkheden, zorgen deze oefeningen ook voor het oprekken (stretching) en het contraheren van de stemplooien. Ze zouden dus ook een invloed hebben op de (soepelheid van de) slijmvliezen en vocale spieren. In deze optiek gelden ze ook als goede opwarmings- en afkoelingsoefeningen in therapeutische sessies.

Hou tijdens deze oefeningen rekening met de limieten van het stembereik en zorg ervoor dat er niet geoefend wordt op of buiten deze limieten. Dit zou namelijk voor het forceren van de stem kunnen zorgen.

Oefengang

- De therapeut doet eerst enkele opwaartse of neerwaartse glijtonen voor (zie figuren 6.12 en 6.13). Het is belangrijk dat er rekening gehouden wordt met het frequentiebereik van de patiënt. Aangezien het meestal niet de bedoeling is om de spanning ter hoogte van de stemplooien fel op te drijven, moet men oppassen voor het te hoog, te laag en geforceerd foneren.
- Er kan best begonnen worden met glijtonen met een klein bereik. Dit bereik kan stelselmatig uitgebreid worden.
- Bovendien is het ook beter om te beginnen met opwaartse glijtonen. Hoog in het stembereik beginnen, kan namelijk hyperadductie in de hand werken ten gevolge van de verhoogde spanning die nodig is voor het produceren van hogere tonen (Mathieson, 2001). Alvorens over te

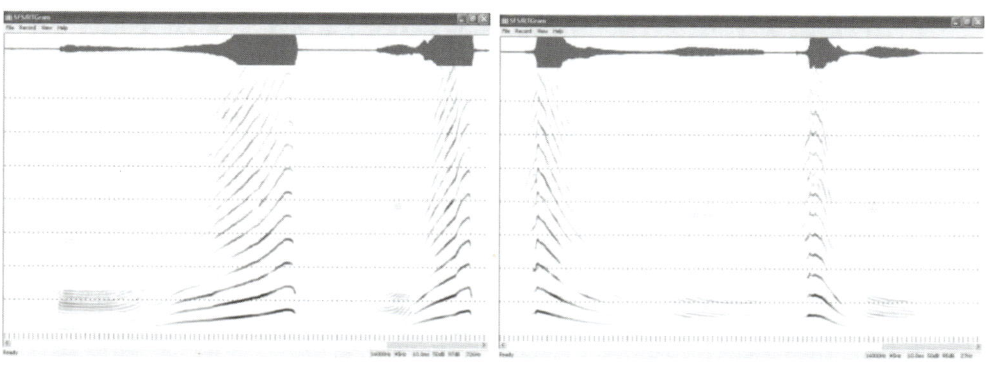

Figuur 6.12: Illustratie van op- en neerwaartse glijtonen door middel van RTGRAM.

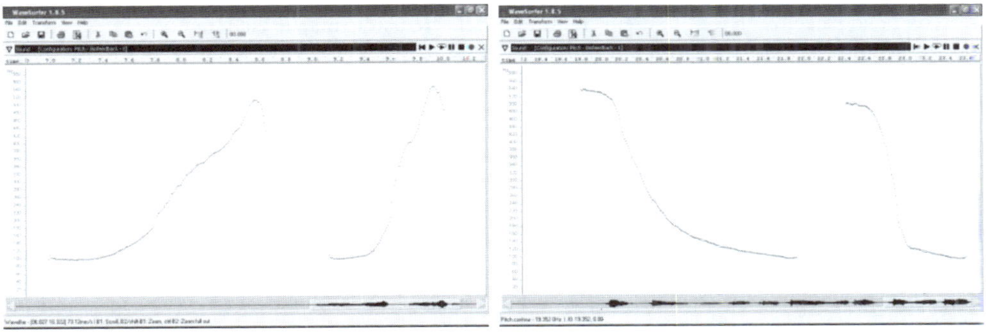

Figuur 6.13: Illustratie van op- en neerwaartse glijtonen door middel van WAVESURFER.

gaan op het produceren van neerwaartse glijtonen, kan men misschien eerst een bergvormig patroon maken.

< De patiënt doet de glijtonen en contouren na. Aanvankelijk kan er gewerkt worden met [m.]. Vervolgens kan er gewerkt worden met vocalen en diftongen. Ook nu weer is het misschien belangrijk om dan de fonatie in te zetten met een nasaal of semivocaal (om schadelijke stemin-zetten zoveel mogelijk te vermijden).

Let tijdens deze oefeningen zeker op toonhoogtebreuken, beperkingen in toonhoogtebereik en stemkwaliteit. Forceren van stem dient absoluut vermeden te worden.

Variaties

< Afhankelijk van de mogelijkheden van de patiënt en de doelstelling, kan het toonhoogtebereik waartussen er gegleden dient te worden sterk verschillen. Bij iemand met bijvoorbeeld een hyperfunctionele dysfonie kan misschien best begonnen worden met lage glijtonen.

< Wisselen tussen verschillende registers (pulsatieregister, borstregister en falsetregister) met zo onhoorbaar mogelijke registerovergangen vergt zeer veel controle over larynx en stem-plooien en kan bijgevolg toegepast worden in een gevorderd therapiestadium.

Toonhoogtecontouren

Het aantal verschillende toonhoogtecontouren is omzeggens oneindig. Het komt er grotendeels op neer dat de creativiteit van de therapeut zorgt voor voldoende variatie en dat er rekening wordt gehouden met de moeilijkheidsgraad en de talenten/mogelijkheden van de patiënt. Hieronder geven we slechts enkele toonhoogtecontouren die gebruikt kunnen worden in stemtherapie, ter uitbreiding van de toonhoogtemogelijkheden, ter opwarming of afkoeling van de stemplooien en larynx, ter bestrijding van bijvoorbeeld monotonie of ter ontdekking van de eigen stemmogelijkheden (bij bijvoorbeeld een jongen met een mutationele stemstoornis die zich niet bewust is van een lage stem). De toonhoogtecontouren kunnen variëren op vlak van:

< aantal glijtonen/contouren, bijvoorbeeld:

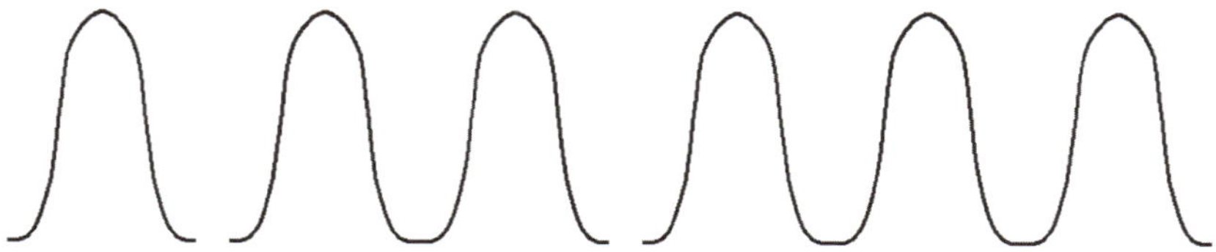

< duur van de glijtonen/contouren, bijvoorbeeld:

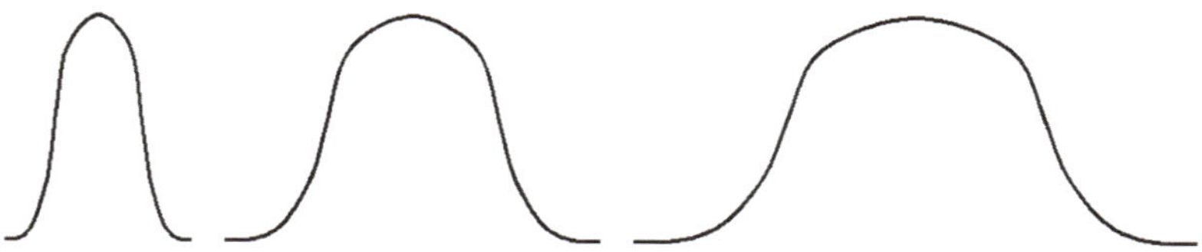

< spreiding van de frequentie van de glijtonen/contouren, bijvoorbeeld:

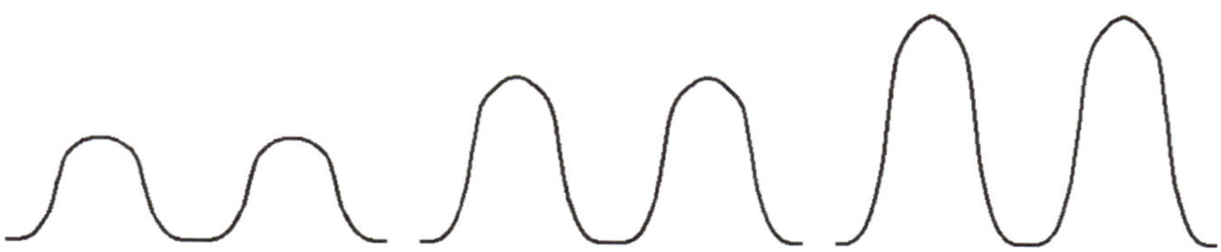

< fase waarin er begonnen wordt met de glijtonen/contouren, bijvoorbeeld:

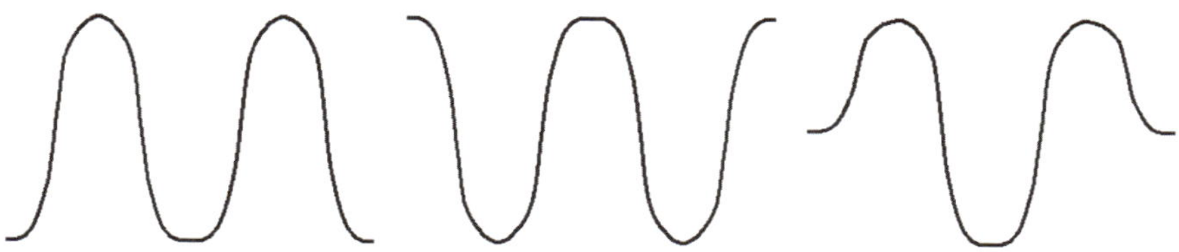

< het al dan niet terugkeren naar de beginfrequentie tussen verschillende glijtonen/contouren in, bijvoorbeeld:

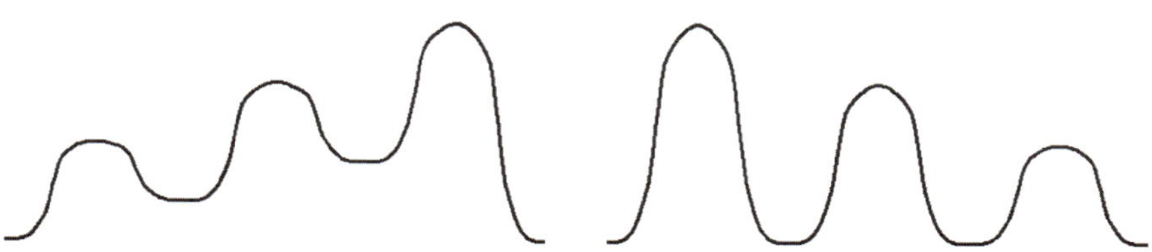

< een combinatie van deze variatiemogelijkheden, met als voorbeelden:

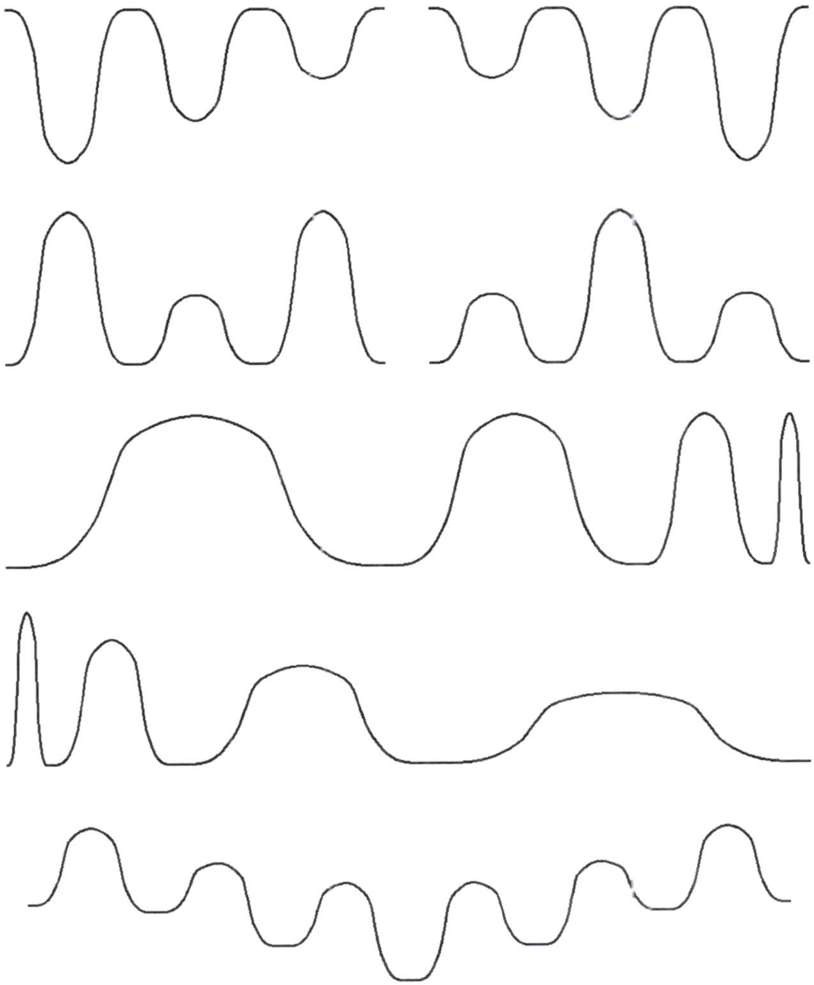

7.4 Aanpassing van de habituele spreektoonhoogte

Wat is een goede habituele spreektoonhoogte?

Alvorens de habituele spreektoonhoogte (SF_0) aan te passen, is het belangrijk om deze te bepalen en vervolgens na te gaan in hoeverre ze afwijkt van de normale habituele spreektoonhoogte voor een persoon met een zekere leeftijd en geslacht.

Eerst en vooral, de SF_0 kan bepaald worden door de persoon te laten tellen, bijvoorbeeld tot tien of van twintig tot dertig. Een dergelijke taak heeft het voordeel dat er niet echt emoties mee gepaard gaan, dat het redelijk onbeklemtoond blijft en dus zorgt voor een neutrale geluidsproductie (Titze, 1994). Daarnaast kan men de persoon een tekst laten voorlezen of laten spontaan spreken. Echter, omdat er amper verschil is in SF_0-metingen tussen deze twee taken, kan men het best kiezen voor het lezen van een tekst (omdat het meer gestandaardiseerd kan verlopen en dus beter te vergelijken valt van patiënt tot patiënt en van sessie tot sessie) (Baken & Orlikoff, 2000). Zeker wanneer sommigen patiënten moeilijk kunnen lezen of wanneer anderen moeilijk tot spontane uitingen kunnen komen, kan men dankbaar gebruik maken van automatische reeksen, die men bovendien gestandaardiseerd kan inschakelen in het onderzoeksprotocol. Eens SF_0 is bepaald, kan men gaan kijken in hoeverre deze overeenkomt met de verwachte norm. De volgende regels kunnen hierin gehanteerd worden.

< Een neutrale SF_0 ligt typisch vier tot vijf semitonen boven de laagste toon in het fonetogram (Titze, 1994).

< De gemiddelde SF_0 voor de verschillende stemtypes worden hieronder gegeven volgens Titze (1994) (tussen de haakjes vermelden we nog de grenzen van de zangstem):
  - bas: 98.0 Hz (82.4 Hz- 329.6 Hz);
  - bariton: 123.5 Hz (98.0 Hz-392.0 Hz);
  - tenor: 164.8 Hz (130.8 Hz-523.3 Hz);
  - alt:174.6 Hz (146.8 Hz-587.3 Hz);
  - mezzosopraan: 196.0 Hz (164.8 Hz-880.0 Hz);
  - sopraan: 246.9 Hz (196.0 Hz- 1174.7).

< Hillenbrand (1995) geeft de volgende richtwaarden voor gemiddelde SF_0 tijdens een aangehouden [a]:
  - mannen: 123 Hz;
  - vrouwen: 215 Hz.

Voor meer normatieve data voor de verschillende leeftijdsgroepen verwijzen we de lezer naar Baken & Orlikoff (2000, pp. 168-185).

Fysiologie/principe

Wanneer iemand een slechte habituele spreektoonhoogte heeft – te hoog zoals bij mutationele stemstoornissen, te laag zoals bij androfonie, monotonie bij slechthorenden, dysartrici of genderdysfonie – kan men met de hierboven vermelde oefeningen de toonhoogtemogelijkheden exploreren. Men kan er ook mee op zoek gaan naar een meer gepaste of gemakkelijke toonhoogte (hetgeen vaak abrupt kan zorgen voor een betere stemkwaliteit met bijvoorbeeld minder stembreuken).

Oefengang

< Ten eerste dient de patiënt bewust te worden gemaakt van zijn/haar (afwijkende) habituele spreektoonhoogte. Zo kan men gebruik maken van een opname van de betreffende stem en

deze vergelijken met normale stemsamples. Het kan hier ook helpen om zich te baseren op metingen van de habituele spreektoonhoogte en het spreektoonhoogtebereik. Deze kunnen namelijk vergeleken worden met normwaarden. Wanneer de meetwaarden afwijken van de normwaarden, dan heeft de therapeut meteen harde argumenten om hier iets aan te doen, kan de patiënt gewezen worden op deze realiteit en kunnen er meteen streefdoelen worden vooropgesteld. Tevens bieden de toonhoogtemetingen een direct aanknopingspunt in de biofeedbacktherapie.

< Naast deze bewustwording, kan men de patiënt ook wijzen op de gedachten en meningen die vaak gekoppeld worden aan een afwijking inzake toonhoogte. Traditioneel worden mannen met een te hoge stem als fragiel, vrouwelijk, onzeker, etc. aanzien. Vrouwen met te lage stem worden dan weer als dominant, mannelijk, streng, etc. aanschouwd. Door hierover met de patiënt te discussiëren en te vragen of dit overeenstemt met hun persoonlijkheid of de sociale identiteit die ze wensen achter te laten, worden er cognitieve argumenten gegeven die oefening en consolidatie van resultaten onderbouwen.

< Vervolgens kunnen er allerlei toonhoogte-oefeningen gedaan worden om een aanvaardbare toonhoogte te vinden. Vordering kan gemaakt worden door eerst grove en wijde toonhoogtecontouren en daarna steeds fijnere contouren te maken. Zo zou men uiteindelijk kunnen komen tot wisseltonen (of iets gelijkaardigs) rond de gewenste toonhoogte. Vervolgens kan er aan uitbreiding richting spontane spraak gedaan worden door dergelijke oefengangen toe te passen in alle of specifieke vocalen van monosyllabische woorden, multisyllabische woorden, korte zinnen, langere zinnen, verhalen en tenslotte spontaan spreken.

< Een bruikbare techniek in een gevorderd stadium in toonhoogtetraining is de zogenaamde 'chant talk'. Deze techniek werd uitgebreid beschreven door Boone & McFarlane (1994) en hoewel ze niet in deze context staat beschreven, lijkt het ons zinvol om 'chant talk' toe te passen om van vocalen en aangehouden vocalisaties (op nasalen en semivocalen) naar woorden en zinnen over te gaan. Deze techniek, in zang gekend als legato, kenmerkt zich traditioneel door: aaneengeregen lettergrepen en woorden zonder accentuatie, gestegen toonhoogte en gerekte klinkers. Het doet denken aan Gregoriaanse gezangen en zou zorgen voor laryngale ontspanning. Wij stellen voor om deze techniek te combineren met lichte toonhoogtewisselingen op alle of bepaalde vocalen in woorden en zinnen (zoals vaak gedaan wordt in religieuze zangstukken; tevens een idee die de meeste patiënten wel kennen en die bijgevolg kan zorgen voor een betere uitoefening van de techniek). De volgende items zijn belangrijk bij 'chant talk'.
  - Wijs de patiënt op het feit dat deze techniek slechts kortstondig en als overgangsoefening gebruikt zal worden.
  - Imitatie van een opname van dergelijke gezangen of van de modellerende therapeute is vaak noodzakelijk voor een adequate uitoefening.
  - Begin met langere stukken aan 'chant talk' en bouw deze stukken stelselmatig af. Implementeer ondertussen steeds langere stukken normale spraak tijdens het lezen van teksten.

< Bijkomend kan men ook werken met imitatie van een toon (keyboard, piano) of een stem (stemopname, therapeute, etc.). Ook hier kan er een moeilijkheidsgraad verweven worden door uitbreiding inzake duur, variabiliteit, etc.

Regelmatig opnames maken kan interessant zijn om de spreektoonhoogte en het spreektoonhoogtebereik samen met de patiënt te analyseren en te bespreken.

8. LUIDHEIDSOEFENINGEN

8.1 Zweltonen en allerlei luidheidscontouren

Fysiologie/principe

Het principe van zweltonen is in wezen niet moeilijk. Bij crescendo gaat men geleidelijk van stil naar luid en bij decrescendo doet men het omgekeerde. In de figuren 6.14 en 6.15 staan links de grafieken tijdens crescendo en rechts de grafieken tijdens decrescendo. De ware moeilijkheid echter tijdens dergelijke oefeningen is het constant houden van de fundamentele frequentie. In de grafieken hieronder wordt dit goed geïllustreerd. In de smalbandspectrogrammen (*RTGRAM*) ziet men duidelijk dat de fundamentele frequentie (vertegenwoordigd door de onderste horizontale lijn, de grondtoon) omzeggens recht horizontaal blijft (figuur 6.14). In de toonhoogtecontour boven het oscillogram (*WAVESURFER*) valt er inderdaad nauwelijks variabiliteit in toonhoogte op te merken (figuur 6.15). In deze voorbeelden wordt er dus een hoge graad van vocale controle weergegeven, vertaald in onafhankelijkheid tussen toonhoogte en intensiteit. Deze controle is vaak aanwezig bij een geoefende zanger(es) en vaak afwezig bij een ongeoefende spreker/zanger(es). Kortom, door met zweltonen te oefenen, poogt men enerzijds de controle over het stemapparaat te verhogen en anderzijds ook te experimenteren met luidheid (en ademhaling, vocale spanning, toonhoogte en subglottische druk) en dus louter luidheid te trainen.

Oefengang

< Begin met een goede uitleg over zweltonen (variëren in luidheid terwijl de toonhoogte constant wordt gehouden). Bij kinderen (en zelfs bij volwassenen) kan men hier het voorbeeld van een mug geven.[9] Wanneer er met biofeedback wordt gewerkt, dient men duidelijk te wijzen op de te observeren aspecten: breedte van het oscillogram (hoe luider de stem, hoe breder het

9. De manier waarop een mug ons 's nachts lastig valt, kan doen denken aan een zweltoon. Naarmate de mug dichterbij komt, zal ze voor ons luider worden. Als ze weer weg vliegt, zal ze weer stiller worden. De frequentie van dat geluid echter wordt bepaald door de snelheid waarmee haar vleugeltjes slaan en we kunnen aannemen dat dit in een gewone kamer niet erg varieert. Kortom, een mug wordt luider of stiller maar verandert nauwelijks in toonhoogte.

oscillogram), toonhoogtecontour (de toonhoogtelijn mag niet of maar zo weinig mogelijk veranderen tijdens de zweltonen), aantal boventonen (hoe luider de stem, hoe meer boventonen), etc.

- Ook hier is, net als bij toonhoogtetraining, het zeer belangrijk om als therapeute de juiste modellen/voorbeelden aan te reiken zonder dat de patiënt zich dient te forceren bij de imitatie.
- De volgende oefengang kan als voorbeeld gelden om met zweltonen te werken.
  - Begin met het geven van korte en zachte buikstootjes tijdens een aangehouden vocaal of nasaal. Deze stootjes zullen hoogstwaarschijnlijk gepaard gaan met een intensiteitsstijging (mogelijks ook een toonhoogtestijging). Op die manier weet de patiënt meteen wat er bedoeld wordt. Wijs er zoveel mogelijk op de toonhoogte onveranderd te houden.

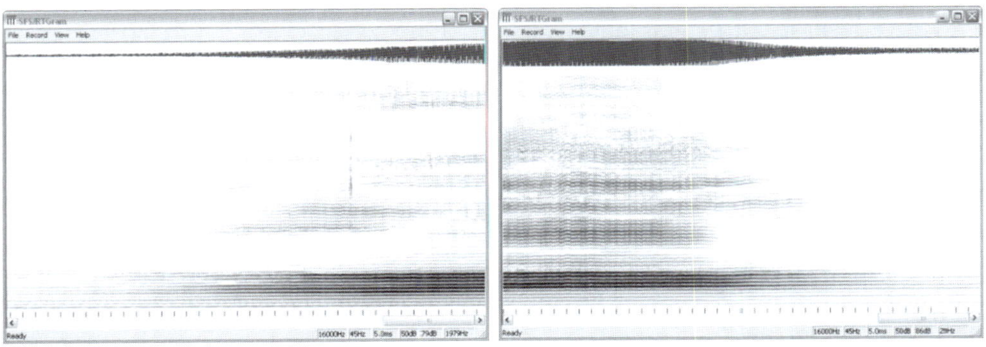

Figuur 6.14: Illustratie van op- en neerwaartse zweltonen door middel van RTGRAM (oscillogram bovenaan, spectrogram onderaan).

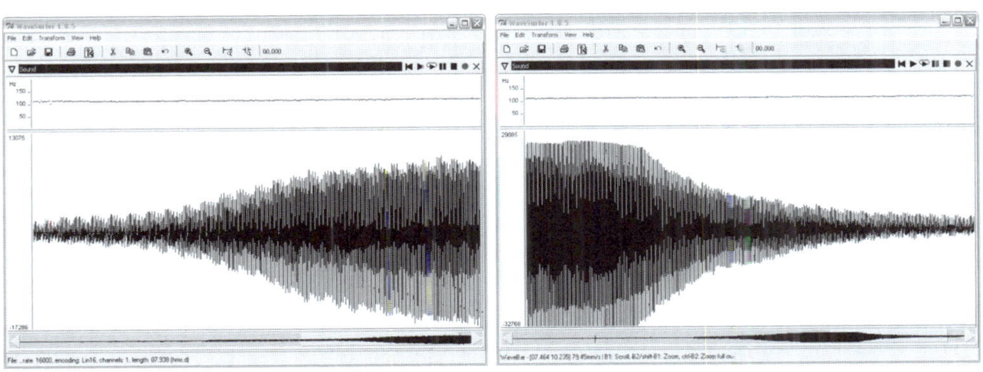

Figuur 6.15: Illustratie van op- en neerwaartse zweltonen door middel van WAVESURFER (toonhoogtecontour bovenaan, oscillogram onderaan).

- Breid de beperkte intensiteitswisselingen stelselmatig uit door steeds een beetje luider of stiller te foneren.
- Breid ook het aantal opeenvolgende crescendo's en decrescendo's uit.
- Maak allerlei luidheidscontouren met variatie in duur van stijgingen/dalingen (vergelijkbaar met de contouren uit de toonhoogtetraining). Vergewis u hier wel van dat dit al bijzonder moeilijk is.

Pas deze oefeningen ook toe op de vocalen in éénlettergrepige woorden, meerlettergrepige woorden en zinnen.

8.2 Aanpassing van de habituele spreekluidheid

Wat is een goede habituele spreekluidheid?

Dit is zeker geen gemakkelijke vraag om op te antwoorden, omdat luidheid nog meer dan toonhoogte afhangt van de ijking van het meetinstrument en wordt uitgedrukt in allerlei maten. Daarnaast is luidheid zeer gevoelig voor ontzettend veel factoren zoals groepsgrootte waarvoor men spreekt, afstand tot het publiek, persoonlijkheid van de spreker, afstand tot de microfoon, akoestische eigenschappen van de ruimte waarin de meting gebeurt, etc. Bovendien kan er een groot verschil zijn tussen de luidheid tijdens aangehouden vocalisatie en tijdens doorlopende spraak. Wanneer we er echter vanuit gaan dat de meting gebeurt in een daartoe geschikte ruimte en met gecalibreerde meetapparatuur, kunnen we de volgende normatieve waarden voor habituele spreekluidheid aangeven.

< Tijdens comfortabele doorlopende spraak spreekt men gemiddeld op 70 dB_{SPL} (Baken & Orlikoff, 2000).

< Natuurlijk produceren we niet alle klanken even luid en is er dus een spreiding in deze habituele spreekluidheid. Dit gaat van 61.5 dB_{SPL} tot 80 dB_{SPL} voor jonge mannen en van 60.4 dB_{SPL} tot 77.2 dB_{SPL} voor jonge vrouwen (Gelfer & Young, 1997).

Tijdens aangehouden vocalen wijzen verschillende studies op redelijk verschillende data inzake luidheid (Baken & Orlikoff, 2000). Hoewel het niet om eenduidige data gaat, vermelden we toch het bereik tussen 75 dB_{SPL} en 85 dB_{SPL} als voorzichtige richtlijn.

Fysiologie/principe

Wanneer iemand een slechte habituele spreekluidheid heeft – te luid zoals bij slechthorenden of te stil zoals bij bepaalde dysartrievormen – kan men met de hierboven vermelde oefeningen de luidheidsmogelijkheden aftasten. Men kan tevens op zoek gaan naar een meer gepaste of gemakkelijke spreekluidheid (hetgeen mogelijks een gunstige invloed zal hebben op de algemene stem- en spraakkwaliteit).

Onder meer Boone & McFarlane (1994) geven enkele interessante adviezen inzake aanpassing van de habituele spreekluidheid. Grotendeels is dit vergelijkbaar met de modulatie van de habituele spreekluidheid (eerst ontdekken en vervolgens te leren controleren), maar het is onze ervaring dat luidheidsaanpassing minder eenvoudig is dan toonhoogteaanpassing.

Oefengang

< Het is belangrijk om, alvorens luidheid aan te passen, een idee te hebben van verschillende vocale luidheden tussen zeer stil en zeer luid. Er kan hierbij gedacht worden aan de volgende gradaties inzake vocale intensiteit:
- fluisteren;
- stil spreken, zoals men bijvoorbeeld doet wanneer men een slapende niet wakker wenst te maken of alsof men niet wil dat omstaanders horen wat men zegt[10];
- normaal spreken, zoals men bijvoorbeeld doet in een stille ruimte tegen vrienden of familie;
- luid spreken, zoals men bijvoorbeeld doet wanneer men een grote ruimte dient te overbruggen;
- roepen, zoals men bijvoorbeeld doet wanneer men iemand in veel omgevingslawaai wenst te informeren;
- schreeuwen, zoals men bijvoorbeeld doet wanneer men iemand wenst te behoeden voor een groot gevaar.

< Vervolgens kunnen deze fonatiestijlen en vooral hun (al dan niet nadelige of voordelige) effecten met de patiënt besproken worden. Bovendien dient men ook de eigen stem te becommentariëren. Een goed uitgangspunt hiervoor kan een opname zijn van een gesprek tussen therapeute/derde en patiënt. Het spreekt voor zich dat men dan vooral aandacht schenkt aan de verschillen. Dit alles zou bijdragen tot een beter bewustzijn inzake de eigen vocale intensiteit en de mogelijke afwijkingen hierin.

< Net zoals bij toonhoogtetraining kan het nuttig zijn om ook de eigen vocale intensiteit cognitief te connoteren. Vragen die in deze context aan de patiënt kunnen gesteld worden, zijn: 'Wat zegt een luide stem ons over een persoon?' of 'Aan welke karaktertrekken denkt men wanneer men iemand met een stille stem hoort spreken?'. In functie van een vermindering in luidheid kunnen we ons best richten op de negatieve interpretaties waar luide stemmen voor zorgen, namelijk indrukken van overmatige zelfzekerheid, dominantie, kwaadheid, intimiderend, etc. Wanneer we echter een luidere stemgeving wensen te bekomen, dienen we het te

10. Dit staat ook bekend als 'confidential voice' en zou een adequate techniek zijn in de behandeling van hyperfunctionele stemstoornissen. Daarnaast is de techniek zeker ook aan te raden wanneer stemrust vereist is (bijvoorbeeld bij acute larynxletsels en na fonochirurgie) en voor de reductie van excessieve luidheid in conversaties (Colton & Casper, 1990; Pannbacker, 1998; Verdolini et al., 1998; Mathieson, 2001). Deze confidentiële stem wordt gekenmerkt door een stille, gemakkelijke en soms zelfs licht ruizige stem. Een dergelijke manier van foneren bewerkstelligt een kleine amplitude van de laterale stemplooibewegingen en bovendien is er geen (hard) contact tussen de stemplooien tijdens adductie.

hebben over de negatieve indrukken die stille stemmen kunnen induceren, met name angstigheid, verlegenheid, introvertie, etc.

< Te luide stemmen: voor een daling in vocale intensiteit, is het belangrijk om te oefenen op stillere luidheden. Moeilijkheidsopbouw in de oefeningen kan als volgt bewerkstelligd worden (zoals meestal):
  - vocalen;
  - vocaal-consonant-reeksen (bijvoorbeeld: aja – ajaja – ajajaja – ...);
  - woorden (met 1, 2, 3, ... lettergrepen);
  - korte zinnen;
  - lange zinnen (met verschillende prosodie: vragend, informatief, bevelend, etc.);
  - teksten.

  Continue monitoring van de intensiteit ter verhoging van de controle lijkt hierbij zeker aangewezen en we verwijzen hiervoor naar de tekst over biofeedback hierboven. Daarnaast kan het soms helpen dat de therapeute voorbeelden aanreikt die dan door de patiënt geïmiteerd worden.

< Te stille stemmen: voor een stijging in vocale luidheid, is het uiteraard belangrijk om te oefenen op luidere intensiteiten. Dezelfde moeilijkheidsopbouw als voor een daling van de intensiteit kan ook hier toegepast worden. Aangezien voldoende inspiratie en vooral subglottische druk zeer belangrijk zijn voor het creëren van voldoende intensiteit, vallen de volgende items zeker aan te raden alvorens de vocalen, woorden, zinnen, ... te produceren:
  - adem voldoende diep in, zodat de longen goed gevuld zijn;
  - via een kort of lang valsalva-maneuver (denk maar aan 'persen, waardoor men wel eens een rood hoofd krijgt') wordt er een forse stemplooi-adductie gerealiseerd met een felle luchtdrukstijging net onder de stemplooien tot gevolg;
  - accentueer het begin en het einde (om uitdoving van intensiteit te vermijden) van een uiting/zin;
  - maak gebruik van een buikstootje aan het begin van een uiting.

  Afhankelijk van stemstoornis (functioneel versus neurogeen) dient men hier voorzichtig te zijn met harde steminzetten. Indien men deze wenst te vermijden, kiest men best voor uitingen die beginnen met semivocalen of zelfs stemloze fricatieven. Indien men ze wenst uit te lokken, begint men best met vocalen.

Heel belangrijk in deze therapie is het verhogen van het vocale bewustzijn en de controle. Naast de reeds aangereikte ideeën om dit te realiseren, wijzen we nog op het inschakelen van zelfbeoordeling. Zorg ervoor dat de patiënt na iedere (groep van) productie(s) zichzelf beoordeelt en tracht hier zelfs een puntensysteem aan vast te koppelen. Het gebruiken van een duidelijke richtlijn tijdens biofeedback vergemakkelijkt een dichotome beoordeling (bijvoorbeeld een oscillografische uitwijking boven of onder een lijn op het scherm kan geïnterpreteerd worden als een goede of slechte productie respectievelijk).

9. ALGEMENE OPMERKINGEN

De hierboven geschetste inzichten en oefeningen kunnen uiteraard met andere oefeningen gecombineerd worden. Op die manier wordt het aantal oefeningen vermenigvuldigd en kan er een zo kwalitatief mogelijke stem nagestreefd worden. Er kan in dit verband gedacht worden aan bijvoorbeeld: de geeuw-zucht-methode (Boone & McFarlane, 1994), inspiratoire fonatie (Boone & McFarlane, 1994), de labiale constrictie-techniek (Behlau & Izdebski, 1998), zoemen en nasale resonantie-oefeningen (Mathieson, 2001) en de kauw-methode (Froeschels, 1948). Daarnaast wensen we nog te wijzen op het belang om forceren van de stem, ongemak en laryngale stress zo veel mogelijk te vermijden. Wanneer zich duidelijke hints voordoen die wijzen op vocaal forceren (zoals het trekken van grimassen, het duidelijk zichtbaar zijn van spierspanningen in de hals, het overmatig meebewegen van het hoofd, afname in stemkwaliteit, etc.), dient de therapie teruggeschroefd te worden naar een meer haalbaar en minder belastend niveau. Probeer zo weinig mogelijk om de vocale grenzen tegen te komen. Geleidelijk werken en opbouwend inspanningen leveren zijn hier zeker aangewezen.

10. REFERENTIES

Atkinson, J.E. (1978). Correlation analysis of the physiological factors controlling fundamental voice frequency. *Journal of the Acoustical Society of America, 63*, 211-222.

Baken, R.J. & Orlikoff, R.F. (2000). *Clinical measurement of speech and voice.* San Diego: Singular Publishing Group.

Behlau, M. & Izdebski, K. (1998). The labial constriction technique for ventricular phonation treatment. Voordracht gepresenteerd op 24ste IALP congres, Amsterdam, Nederland.

Boone, D.R. & McFarlane, S.C. (1994). *The voice and voice therapy.* Englewood Cliffs: Prentice-Hall.

Buekers, R. & Kingma, H. (1997). Impact of phonation intensity upon pitch during speaking: a quantitative study in normal subjects. *Logopedics Phoniatrics Vocology, 22*, 71-77.

Colton, R.H. & Casper, J.K. (1990). Understanding voice problems: a physiological perspective for diagnosis and treatment. Philadelphia: Williams & Wilkins.

Hillenbrand, J., Getty, L.A., Clark, M.J. & Wheeler, K. (1995). Acoustic characteristics of American English vowels. *Journal of the Acoustical Society of America, 97*, 3099-3111.

Froeschels, E. (1948). *Twentieth century voice correction*. New York: Philosophical Library.

Gelfer, M.P. & Young, S.R. (1997). Comparisons of intensity measures and their stability in male and female speakers. *Journal of Voice, 11*, 178-186.

Huckvale, M. (2004). RTGRAM (version 1.1): Windows tool for real-time speech spectrogram display. University College London, Department of Phonetics and Linguistics, downloaden van http://www.phon.ucl.ac.uk/resource/RTGRAM/.

Huckvale, M. (2006). RTSPECT (version 2.4): Windows tool for real-time waveforms and spectra. University College London, Department of Phonetics and Linguistics, downloaden van http://www.phon.ucl.ac.uk/resource/RTSPECT/.

Huckvale, M. (2006). RTPITCH (version 1.2): Windows tool for real-time pitch track. University College London, Department of Phonetics and Linguistics, downloaden van http://www.phon.ucl.ac.uk/resource/RTPITCH/.

Kay Elemetrics Corp. (2003). *Real-time pitch model 5121: software instruction manual*. Lincoln Park: Kay Elemetrics Corporation.

Maryn, Y., De Bodt, M.S. & Van Cauwenberge, P. (2006). Effects of biofeedback in phonatory disorders and phonatory performance: A systematic literature review. *Applied Psychophysiology and Biofeedback, 31*, 65-83.

Mathieson, L. (2001). *Greene and Mathieson's The voice & its disorders* (6de ed.). London: Whurr Publishers.

Verdolini, K., DeVore, K., McCoy, S. & Ostrem, J. (1998). *National Center for Voice and Speech's guide to vocology*. Denver: National Center for Voice and Speech.

Pannbacker, M. (1998). Voice treatment techniques: a review and recommendations for outcome studies. *American Journal of Speech-Language Pathology, 7*, 49-64.

Sjölander, K. & Beskow, J. (2005). Wavesurfer, version 1.8.5. Center of Speech Technology, KTH Stockholm, downloaden van http://www.speech.kth.se/wavesurfer/.

Stemple, J.C., Glaze, L.E. & Gerdeman Klaben, B. (2000). *Clinical voice pathology, theory and management* (3de ed.). San Diego: Singular Publishing Group.

Titze, I.R. (1994). *Principles of voice production*. Englewood Cliffs: Prentice-Hall.

HOOFDSTUK 7

RESONANTIE

Kristiane Van Lierde[11]

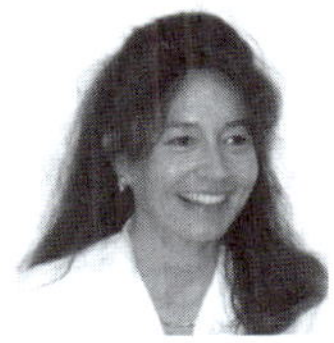

1. RESONANTIE NATUURKUNDIG BEKEKEN

Het begrip resonantie is afkomstig van het Latijnse woord "resonare" en betekent weerklinken. Resonantie is het natuurkundig fenomeen dat voorkomt bij trillingen.

Een trillend voorwerp zal bij een ander voorwerp resonantie teweegbrengen, als dit voorwerp met de trillingen gaat meetrillen, sterker dan men op grond van de aanstoting zou verwachten (de trilling vindt weerklank). Resonantie kan optreden bij vrijwel elk bestaand object. Bij objecten met een kleine interne demping, bijvoorbeeld een object van metaal of glas, is resonantie sterker dan bij een object met een grote interne demping (zoals hout).

Resonantie treedt op bij bepaalde frequenties, namelijk bij de eigen frequenties of natuurlijke frequenties. Dit zijn frequenties waarbij in het object een staande golf kan optreden. Het zijn ook de frequenties die spontaan ontstaan als het object door een korte tik wordt aangeslagen. Als een kerkklok bijvoorbeeld wordt aangeslagen door de klepel, gaat hij trillen in zijn eigen frequenties, en juist ook bij die frequenties veel geluid uitstralen. Door de aanslag gaat de klok bij alle

11. Kristiane van Lierde is docent aan de opleiding logopedie en audiologie van de Universiteit Gent en wetenschappelijk medewerker op de dienst NKO.-heelkunde & Hoofd- en halschirurgie, en logopediste aan het centrum voor craniofaciale afwijkingen van het Universitair Ziekenhuis Gent. Haar wetenschappelijke interessegebieden zijn voornamelijk resonantie en stem.

frequenties trillen, maar alleen de eigen frequenties blijven lang hoorbaar, de trillingen bij de andere frequenties sterven snel uit. Een formant is een *resonantie* (significante en smalle piek) op een bepaalde frequentie. Een klank kan op één *frequentie* een formant bevatten, maar ook op meerdere. Formanten leveren een belangrijke bijdrage aan de *klankkleur*.

2. WAT BETEKENT RESONANTIE VOOR DE STEMKWALITEIT?

Onderstaand wordt dieper ingegaan op de betekenis van de resonantieruimten en de rol van de beweegbare delen voor de stemkwaliteit. De korte theoretische informatie wordt telkens aangevuld met een aantal oefeningen. Deze oefeningen worden gebruikt in de klassieke logopedische praktijk. Wetenschappelijke evidentie over de effectiviteit van deze oefeningen op resonantie en stemkwaliteit is heden erg gering en vormt zeker een voedingsbodem voor nieuw wetenschappelijk onderzoek.

De holten van mond, keel en neus dienen als klankkast voor het geluid dat de stemplooien voortbrengen. Het stemgeluid dat door de stemplooien wordt geproduceerd, wordt namelijk versterkt door het meetrillen van de lucht in deze resonantieholten. We onderscheiden drie resonatieruimten de keelholte, de mondholte en de neusholte.

2.1 De resonantieruimten

2.1.1 De keelholte/farynx

Het is de ruimte net boven de stemplooien. Het vergroten van deze ruimte door ontspanning en een lage positie van het strottenhoofd leidt tot een vol, ontspannen, warm stemgeluid met een goede draagkracht of doordringbaarheid. Op figuur 7.1 wordt de keelholte of farynx duidelijk opgesplitst in drie regio's: de laryngofarynx; de orofarynx en de nasofarynx

2.1.2 De mondholte

Hierin worden de spraakklanken gevormd door de stand van de tong, de kaken, de lippen en het zachte verhemelte (palatum molle). Het zachte verhemelte zorgt voor een scheiding tussen twee resonantieruimten namelijk de mond-en de neusholte. Een grotere mondholte zorgt voor een betere orale resonantie, een grote draagkracht van de stem en een sterke oriëntatie van de spraak (specifiek de articulatie) naar voor. Op onderstaande figuur is de mondholte met de tong duidelijk afgebeeld

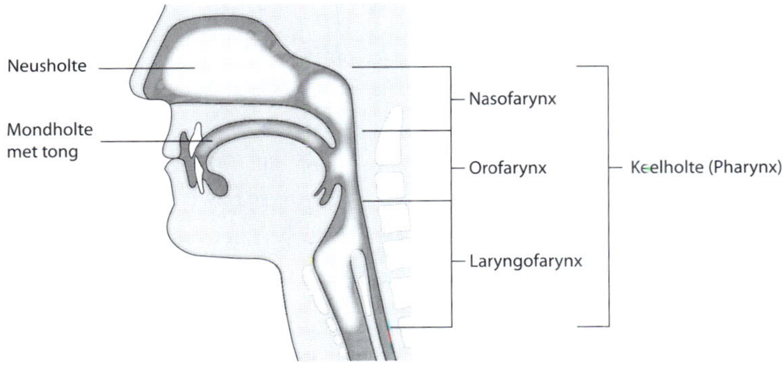

Figuur 7.1: De resonantieruimten op een dwarse doorsnede van het hoofd.
Keelholte = farynx (bestaande uit drie regio's: de laryngofarynx, de orofarynx, de nasofarynx)
Mondholte met tong = oral cavity, tongue
Neusholte = nasal cavity

2.1.3 De neusholte

Naast functie als filter, opwarmer, bevochtiger en reukorgaan, speelt de neus een grote rol als resonantieruimte. Deze resonator kan niet willekeurig van vorm gewijzigd worden. Onwillekeurig kan wel de nasale resonantie beïnvloed worden door bv. zwelling van het neusslijmvlies, neusobstructie of een septumdeviatie. Indien te weinig neusresonans in de spraak aanwezig is, spreekt men van een hyponasale spraak. Dit is bijvoorbeeld het geval bij een neusverkoudheid. Bij een teveel aan neusresonans, bijvoorbeeld bij een aandoening van het velofaryngeaal mechanisme, zal sprake zijn van een hypernasale spraak.

Bij de klassieke resonantie-oefeningen wordt de klemtoon gelegd op het gebruik van de neusholte als klankkast. De nasale klanken /m/ /n/, /nj/ en /ng/ worden in oefeningen gebruikt gecombineerd met lange en korte klinkers. Vooral het ontspannen van het palatum molle wordt hierbij gestimuleerd. De klassieke resonantie-oefeningen worden achteraan dit hoofdstuk beschreven.

Door het meetrillen van de lucht in deze bovenvermelde resonantieruimten krijgt de stem een mooie authentieke klank. Dat noemen we het timbre. Dit timbre wordt bepaald door de bouw en het volume van de holten waarin het stemgeluid trilt of resoneert. Aangezien de bouw van deze resonantieholten bij iedereen verschillend is, zal ook het timbre van persoon tot persoon verschillend. Een stem met veel resonans klinkt aangenaam, voller en ronder. Ook bij muziekinstrumenten bestaat een resonantieholte, de klankkast. Muziekinstrumenten hebben in tegenstelling tot de mens een vaste resonantieholte. Bij de mens kunnen deze resonantieholten wijzigen qua vorm en verhouding door beweging van de lippen, de tong, de kaak en het palatum molle. Dat maakt dat je stem een verschillende kleuring zal krijgen. Elke volume-aanpassing van de resonantieruimten leidt tot timbre-effecten.

Resonantie vraagt ruimte en die hebben we in de keel-, de mond- en de neusholte. Hoe meer ruimte voor het stemgeluid hoe meer resonantie. Ook door de beweeglijkheid van bepaalde delen van de resonantieruimten te verhogen kan de klankkleur van het stemgeluid gevarieerd worden. De logopedist kan dus het timbre van de stem laten veranderen door de beweegbare onderdelen van deze resonantieruimten bij de patiënt te wijzigen. Onderstaand worden de beweegbare delen van de resonantieruimten besproken en wordt telkens een aantal oefeningen per bewegend deel aangeboden.

2.2 De beweegbare delen van de resonantieruimten

2.2.1 Het strottenhoofd (larynx)

Het strottenhoofd is beweeglijk in op-en neerwaartse richting. Dit heeft gevolgen voor de grootte van de keelholte, waardoor de klankkwaliteit kan beïnvloed worden. Bij bepaalde functionele stemstoornissen (de zogenaamde Muscle Tension Dysphonia, MTD) is er teveel spanning aanwezig op o.a. de suprahyoidale en thyrohyoidale spieren waardoor het strottenhoofd te hoog gepositioneerd is. De stem klinkt dan vrij geknepen en gespannen.

2.2.1.1 Oefeningen om de resonantie te verbeteren door veranderingen van de laryngeale positie

Het verlagen van de ligging van de larynx door digitale manipulatie kan het timbre van het stemgeluid reeds doen wijzigen.

Er zijn drie laryngeale maneuvers (Nelson & Bless, 1998) die de positie van de larynx kunnen wijzigen namelijk het push-back manoeuvre, het pull-down en de laryngeale repositie.

< Het push-back maneuver:
  Bij het push-back maneuver wordt druk (in achterwaartse richting) op het hyoïd uitgeoefend. Ondertussen wordt gevraagd aan de patiënt om te vocaliseren (aanvankelijk betekenisloze syllaben).

- Het pull-down maneuver:
  Het tweede maneuver is het pull-down maneuver met als doel de laryngeale elevatie te neutraliseren en neerwaartse druk uit te oefenen op de bovenrand van het thyroidkraakbeen. Vooral dit maneuver is belangrijk bij een te hoge ligging van de larynx. Ook bij dit maneuver wordt gevraagd te vocaliseren.
- De laryngeale herpositionering:
  Het derde maneuver is de laryngeale herpositionering waarbij een mediale compressie en een neerwaartse tractie op de larynx wordt uitgeoefend. Bij al deze maneuvers wordt gevraagd te vocaliseren. Eens een verbetering van de resonantie optreedt wordt gevraagd aan de patiënt dit stemgeluid veel te herhalen. Ondertussen blijft de therapeut het laryngeaal maneuver toepassen. De patiënt luistert naar het nieuwe stemgeluid en tracht dit stemgeluid te voelen.

2.2.2 De keelwand (farynxwand)

Bij hypertonie van de posterieure farynxwand (waaronder de m. cricofaryngeus) bekomt men een constrictie van de keelholte. Indien deze spanning te groot wordt, klinkt het geproduceerde geluid geknepen en kelig. De patiënt klaagt dan ook van een fysieke spanning in de keel en/of een prikkelgevoel of toesnoerend gevoel. Het ontspannen van de keel met het creëren van een open wijde keel geeft aanleiding tot een goede resonatorische functie van de keelholte als resonator.

2.2.2.1 Oefeningen om de resonantie te verbeteren door veranderingen van de spanning van de faryngeale spieren

- Door manuele kanteling van de larynx volgens de techniek van Liebermann et al (1998) kan spanning van deze m. cricofaryngeus geheel of gedeeltelijk verdwijnen. Niet alleen het stemtimbre wijzigt maar de patiënt ervaart een wijdere, open farynx.
- De drinkoefening van Pahn (Pahn & Pahn, 2000) kan gebruikt worden. De volgende suggestie wordt gecreëerd: drink diepe teugen lucht uit komvormig gehouden handen met wijd open mond. Voel hierbij de ruimte en ontspanning in de keelholte.
- De geeuwoefening van Pahn (Pahn & Pahn, 2000) kan gebruikt worden. Aan de patiënt wordt het volgende gevraagd: laat de onderkaak iets zakken en maak het begin van een geeuw. Een lichte spanning ter hoogte van het palatum molle wordt ervaren en de larynx gaat zakken (voelbaar als de hand op de larynx wordt gelegd). Op deze manier ontstaat een ruim gevoel in de keelholte. Hou dit even aan en probeer het doorzetten van de geeuw te vermijden omdat daarbij een opwaartse beweging van het strottenhoofd plaats zal vinden.
- Een andere oefening die kan gebruikt worden is de facilitatietechniek "tongprotrusie" van Boone en McFarlane (2000). Deze techniek kan gebruikt worden bij valse stemplooispraak, Muscle Tension Dysphonia, een posterieure tonghouding in rust en bij teveel spanning van de

farynxspieren (voornamelijk de m. constrictor faryngeus). De stem klinkt dan geknepen en gespannen. Dezelfde oefening kan ook gebruikt worden bij de topic "tong" en "tonghouding" (cfr onderstaand). De techniek van tongprotrusie kan eventueel gebruikt worden in combinatie met de "glottal fry" en "yawn-sigh" technieken van Boone en McFarlane (2000). De doelstelling van deze techniek is het relaxeren van de faryngeale spieren en verbeteren van de resonantie door tongprotrusie. De tongbasis wordt als het ware uit de keelweg getrokken, waardoor de keelingang ruimer ervaren wordt. Volgende procedure kan gebruikt worden:

1. De patiënt wordt gevraagd om de mond te openen en de tong uit te steken en vervolgens een /i/ te produceren. De tong mag niet te ver uitgestoken worden zodat de mondbodem spieren zich niet teveel spannen. De onderkaak is ontspannen open en ook de tong is ontspannen uit de mond gebracht.
2. De patiënt wordt gevraagd om deze oefening te herhalen maar nu met alternerend een hoge en lage toonhoogte. Ondertussen luistert de therapeut bij welke toonhoogte de beste stemkwaliteit geproduceerd wordt. Vervolgens wordt de toonhoogte met de beste stemkwaliteit aangehouden.
3. De patiënt wordt gevraagd om op deze toonhoogte met de beste stemkwaliteit een "mimimimimi" te produceren. Nog steeds wordt gevraagd de onderkaak te ontspannen en de tong ontspannen uit de mond te laten hangen.
4. Er wordt gevraagd aan de patiënt om de tong geleidelijk aan in de mond te laten glijden
5. Dezelfde oefening wordt herhaald met het gebruik van de habituele toonhoogte of een toonhoogte welke de habituele toonhoogte dichter zal benaderen. De patiënt kan in zijn oude gewoonte hervallen. De vorige stappen worden dan hernomen.
6. Wanneer de juiste tonghouding en toonhoogte bereikt zijn kunnen korte, lange woorden, korte en lange zinnen toegevoegd worden

2.2.3 Het palatum molle

Het palatum molle is een onderdeel van het velofaryngeaal mechanisme, welke een afsluiting kan bewerkstelligen tussen mond- en keelholte zoals weergegeven in figuur 7.2. Voor goede resonantie is een bepaalde vorm en spanning van het palatum molle noodzakelijk.

Het optrekken van het palatum molle tijdens de productie van orale klanken (links). De akoestische energie wordt doorheen de mondholte geleid.

Het passief blijven van het palatum molle tijdens de productie van de nasalen (rechts). De akoestische energie wordt doorheen de neusholte geleid. Deze fysiologische positie van het palatum molle wordt gebruikt bij de klassieke resonantie-oefeningen.

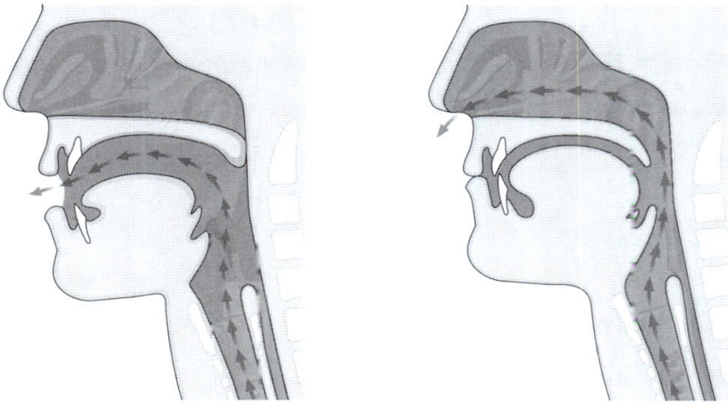

Figuur 7.2: Werking van het palatum molle.

De logopedist kan de functie van dit palatum molle trainen tijdens verbale en non-verbale functies. Non-verbale functies zijn ademen, gorgelen, geeuwen, zuigen, bolle wangen maken en blazen. Oefeningen voor het trainen van non-verbale functies hebben geen effect op de verbale functies. Non-verbale functies hebben immers een andere fysiologisch mechanisme (andere palatale heffing en beweging van de laterale farynxwanden) dan verbale functies. Het oefenen met verbaal materiaal is dus steeds noodzakelijk indien het wijzigen van de resonantie tijdens de spraak de hoofddoelstelling is van de therapie. Onderstaand worden een aantal oefeningen aangereikt om het palatum molle en de laterale farynxwanden te oefenen tijdens verbale en non-verbale functies. Het zijn de zogenaamde verhemelte-oefeningen.

2.2.3.1 Oefeningen om de resonantie te verbeteren door training van het palatum molle

- Inademen door de neus en vervolgens de lucht door een nauwe lipopening uitblazen en ondertussen een /oe/ foneren met goede lipronding. Er mag geen (of heel weinig) lucht uit de neus ontsnappen tijdens de fonatie van de /oe/. De eventuele nasale luchtontsnapping kan gevisualiseerd worden door bv. een spiegeltje onder de neus te houden. Ook kan eventuele nasale luchtontsnapping gevoeld worden. Deze oefening kan ook gebeuren met ander vocalen zoals de /aa/ /ee/ /uu/ /ie/ /ei/ /au/ /a/ /o/ /e/ /i/ /u/ enz.
- Hou de lippen gesloten en articuleer afwisselend de /b/ en /m/. Er mag geen nasale luchtontsnapping zijn tijdens de articulatie van de /b/. Tijdens de articulatie van de /m/ moet er extreme nasale luchtontsnapping zijn.
- Produceer een /aa/ met grote verticale kaakopening. Plaats de tongpunt tegen de onderste tanden en observeer het palatum molle. Er mag een nasale luchtontsnapping zijn.

< Geeuwoefening: laat de onderkaak iets zakken en maak het begin van een geeuw terwijl een /aa/ gefoneerd wordt. Een lichte spanning thv het palatum molle wordt ervaren en de larynx gaat zakken (voelbaar als de hand op de larynx wordt gelegd).

De oefeningen op syllabe-, zins- en tekstniveau worden later in deze bundel uitvoerig besproken.

2.2.4 De tong en tongpositie

De tong is een spiermassa die in bijna alle richtingen kan bewogen worden. De tong is van groot belang in de variatie van de mondresonantie. De positie van de tong in de mondholte heeft een directe invloed op de stemkwaliteit en de resonantie. Door de juiste positie van de tong kan de mondholte zijn natuurlijke functie vervullen namelijk de laryngaal geproduceerde grondtoon filteren. De tongpositie is een belangrijke component van een normale stem. Zo zal een neerwaartse beweging van de tong een vergroting van deze resonantieruimte tot gevolg hebben. De tong mag ook niet teveel naar voor en niet teveel naar achter in de mondholte liggen. Sommige patiënten hebben een posterieure tonghouding (teveel naar achter) waardoor een kelig klinkende posterieure resonantie (ook wel cul-de-sac resonantie) ontstaat. Anderen hebben een anterieure tonghouding (teveel naar voor in de mondholte) waardoor de stem onvolwassen klinkt. Men spreekt dan ook van "baby-talk stem" of een "child-like speech". Dit laatste komt voornamelijk voor bij vrouwen.

2.2.4.1 Oefeningen om de resonantie te verbeteren door veranderingen van de tonghouding en tongbeweging

Boone en Mc Farlane (2000) bieden een aantal facilitatietechnieken aan welke de tongpositie wijzigen en zodoende de resonantie beïnvloeden. Een wijziging van de tongpositie kan reeds een grote verbetering betekenen voor de kwaliteit van de resonantie. Deze technieken zijn: "wijzigen van tongpositie" (altering tongue position) en tongprotrusie (tongueprotrusion). Onderstaand worden de procedures van beide technieken kort besproken.

< Wijzigen van de tongpositie: oefeningen voor een anterieure tonghouding tijdens de spraak.

Een inadequate orale resonantie kan veroorzaakt worden door een overdreven posterieure tonghouding in rust en voornamelijk tijdens de spraak. De doelstelling van deze techniek is het wijzigen van de tonpositie met name het meer naar voor brengen van de tong in rust en tijdens de spraak.

Volgende procedure kan gebruikt worden:

1. Informatie geven over de faryngeale tongpositie en het resulterend effect op de resonantie. Eventueel met behulp van een dwarsdoorsnede.

2. Tips voor een correcte lichaams- en vooral schouderhouding. Een controle van een neutrale positie van de kin (niet teveel tegen de borst gedrukt of teveel naar voren) wordt gesuggereerd.
3. Het verschil tussen een voorwaartse tonghouding en een achterwaartse tonghouding wordt duidelijk gemaakt door het verschil in tongpositie tussen een /t/ en een /k/ te duiden. Dit kan best voor de spiegel gebeuren.
4. Start met het fluisteren van een alveolaire consonanten zoals bijv. de /t/. Bij deze consonant wordt gevraagd een ritmische reeks van /ta//ta//ta/...te fluisteren ongeveer 10 per uitademing. Daarna wordt overgegaan naar andere consonanten zoals de /d/, /s/, /z/, /n/, /l/... Deze oefening heeft als doelstelling de voorwaartse positie van de tong te beklemtonen. De tong dient duidelijk contact te maken met de bovenste alveole. In bepaalde omstandigheden mag zelfs de tong tussen de tanden gebracht worden. Ook de voorklinkers kunnen bij deze oefening gebruikt worden.
5. Vervolgens wordt dezelfde oefening herhaald met stemproductie. De voorwaartse positie van de tong blijft telkens benadrukt. De correcte “anterieure” vorm van resonantie wordt herhaaldelijk geoefend en vergeleken met de vroegere “posterieure” resonantie (eventueel door gebruik te maken van opnames).

- Een andere oefening die kan gebruikt worden is de facilitatietechniek van Boone en McFarlane (2000) namelijk de tongprotrusie. Dit is een oefening voor een meer anterieure tonghouding in rust en tijdens de spraak. Deze oefening werd beschreven onder de topic 2.2.2. de keelwand. Deze oefening kan gebruik worden bij valse stemplooispraak, Muscle Tension Dysphonia, hypertonie van de farynxspieren en bij een posterieure tonghouding in rust.
- Wijzigen van de tongpositie: oefeningen voor een posterieure tonghouding tijdens de spraak.

Een inadequate orale resonantie kan veroorzaakt worden door een overdreven anterieure tonghouding in rust en voornamelijk tijdens de spraak. Hierdoor ontstaat een “child-like speech”. De doelstelling van deze techniek is het wijzigen van de tongpositie met name het meer naar achter brengen van de tong in rust en tijdens de spraak.

Volgende procedure kan gebruikt worden:

1. Informatie geven over de anterieure tongpositie en het resulterend effect op de resonantie. Eventueel met behulp van een dwarsdoorsnede. Het is belangrijk dat de patiënt de tong niet gaat vervormen.
2. Wanneer de patiënt achterklinkers zoals de /a/, /o/ of /u/ luid uitspreekt, neemt de tong automatisch een goede positie aan. Deze klinkers worden eerst geoefend op geïsoleerd niveau gedurende een vijftal seconden.
3. Vervolgens wordt op zins- en tekstniveau met achterklinkers en medeklinkers zoals /k/ en /g/ verder geoefend.
4. Wanneer de correcte tonghouding gestabiliseerd is kan als contrast gevraagd worden om de vroegere “meer anterieure tonghouding” te imiteren. De patiënt kan dan gevraagd wor-

den om een opgegeven woord eerst met een posterieure en vervolgens een anterieure tonghouding te articuleren. De patiënt kan dan het verschil horen en voelen.

2.2.5 De onderkaak (mandibula)

De op- en neerwaartse beweging van de onderkaak zorgt respectievelijk voor een verkleining of vergroting van de mondholte. Hoe groter de neerwaartse beweging van de onderkaak hoe groter de orale resonantie, hoe groter de draagkracht van de stem. Ook spierspanning van de wangen en de mondbodem kan een invloed hebben op de resonantie. Personen met bruxisme (tandenknarsen) overdag en/of 's nachts bezitten een te hoge spanning in de wangspieren. Het dragen van een opbeetplaat (orthodontist/tandarts) en het toepassen van relaxatie-oefeningen voor de wangspieren kunnen de tensie thv de wangspieren en zodoende de orale resonantie wijzigen. Ook een ontspannen mondbodem zorgt voor een optimale resonantie.

2.2.5.1 Oefeningen om de resonantie te verbeteren door veranderingen van de houding van de onderkaak en spanning van de kaakspieren

- Digitale manipulatie (Liebermann et al., 1998; Nelson, 1998) van de suprahyoidale spieren en de spieren van de mondbodem bij een te grote spierspanning. Liebermann et al. (1998) suggereten om het contrast spanning en ontspanning ter hoogte van de mondbodem op te wekken en de patiënt het gevoel van ontspanning te laten ervaren door volgende oefening. Terwijl de patiënt in ruglig ligt houdt de logopedist (staat aan het hoofdeinde) de vingers op de mondbodem. Met de vingers wordt een lichte druk op de mondbodem gegeven. De patiënt wordt gevraagd om de tong zo hard mogelijk tegen de mondbodem te duwen tegen de druk van vingers van de therapeut. Deze neerwaartse druk van de tong tegen de mondbodem wordt een tijdje aangehouden om vervolgens de tong terug neutraal in de mondholte te brengen in ontspannen houding. De patiënt wordt gestimuleerd om het gevoel van relaxatie t.h.v. de mondbodem ten volle te ervaren. Tevens wordt gesuggereerd om dit ontspannen gevoel zoveel mogelijk op te wekken in rust.
- Ook kaakoefeningen kunnen gebruikt worden om het bewustzijn van de verticale beweging van de onderkaak te stimuleren tijdens spraak. Een meer verticale beweging van de onderkaak vergroot de orale resonantie. Deze oefeningen kunnen voor de spiegel geoefend worden.
  - Laat de onderkaak losjes zakken zonder echt de spieren te gebruiken (passieve ontspanning). De tong blijft op de mondbodem liggen en de lippen blijven ontspannen (liggen losjes op elkaar). Nadien wordt de kaak opnieuw gesloten. Dit wordt enkele malen herhaald. Nadien kan dit in een sneller tempo geoefend worden.

- De vorige oefening wordt hernomen met toevoeging van de lettergrepen /pa//ba//ma// na//na/ja//wa/. Het accent ligt op de ontspanning en verticale beweging van de onderkaak en niet op een duidelijke articulatie.
- De kiezen worden stevig met een bepaalde spanning op elkaar geplaatst zodanig dat de kauwspieren opgespannen worden. Vervolgens wordt de onderkaak ontspannen. De spanning in de kauwspieren is nu volledig verdwenen. Herhaal dit enkele malen.

2.2.6 De lippen

De lippen beschikken over een grote beweeglijkheid. Enerzijds is dit noodzakelijk voor de vorming van de spraakklanken maar anderzijds kan de mondholte als resonantieruimte vergroot worden door de beweging van de lippen. Het voorwaarts stulpen van de lippen bijvoorbeeld vergroot de mondholte als resonantieruimte.

De vaardigheid van de lipstulping kan getraind worden door onderstaande oefeningen.

2.2.6.1 Oefeningen om de resonantie te verbeteren door veranderingen van de lipbewegingen

< De kiezen worden los op elkaar geplaatst en de lippen worden iets geopend. Er wordt afwisselend een brede lach en een spits toetje gemaakt. Deze oefening wordt enkele malen herhaald, nadien ook met gesloten lippen.

< De lippen licht stulpen en een cirkelvormige beweging maken en ondertussen een /oe/ foneren zonder nasale luchtontsnapping.

< Ga snel over van de ene naar de andere articulatiestand met extreme beweging van de lippen terwijl onderstaande klankreeksen geproduceerd worden.

- Oe-ie-oe-ie-oe-ie
- Aa-ie-aa-ie-aa-ie
- Uu-oe-uu-oe-uu
- Aa-ie-oe-aa-ie-oe

3. WANNEER ZIJN RESONANTIE-OEFENINGEN AANGEWEZEN?

Resonantie-oefeningen hebben tot doel de stem meer draagkracht, meer doordringendheid te geven door het optimaal te benutten van de resonantieruimten.

Klassiek wordt ook aangenomen dat de stemplooien tijdens het uitvoeren van resonantie-oefeningen een efficiënte sluiting vertonen. In hoeverre dit berust op wetenschappelijke evidentie is onderwerp voor verder wetenschappelijk onderzoek.

Samenvattend bieden resonantie-oefeningen dus een volledige stemsluiting en een maximale resonantie (versterking van het basisgeluid) doorheen de resonantieruimten.

Deze resonantie-oefeningen kunnen dus gebruikt worden bij personen met een glottisinsufficiëntie (onvoldoende stemplooisluiting) en/of onvoldoende draagkracht van de stem. Personen met een goede resonantie van de stem bezitten een aangename draagkrachtige volle stem. Dus deze oefeningen worden ook aanbevolen aan elite vocal performers (toneelspelers, zangers, acteurs, ...), professionele stemgebruikers (logopedisten, leraars, ...) of aan sociaal-actieve personen.

4. RESONANTIE-OEFENINGEN

4.1 Informatie geven (counseling)

Een patiënt kan slechts doelbewust resonantie gaan wijzigen wanneer er een duidelijk inzicht is in de stoornis of beperking. Het is van het grootste belang dat een patiënt weet wat hij verkeerd doet en wat door middel van resonantie-oefeningen zou moeten veranderen. De eigenlijke resonantie-oefeningen zullen door dit inzicht ook vlotter verlopen. Het geven van uitleg, eventueel aangevuld met een auditief voorbeeld, is het startpunt om de eigenlijke resonantie-oefeningen aan te vangen. De stijl waarop de stemtherapeut zijn/haar advies formuleert is erg belangrijk. Bij patiënten met resonantiestoornissen is het beter om bijvoorbeeld te zeggen: "de resonantieruimten kunnen het stemgeluid nog beter laten klinken" en niet "u gebruikt uw resonantieruimten niet zoals u ze zou moeten gebruiken". In het eerste geval wordt de oorzaak op de resonantieruimten geponeerd, in het tweede geval op de patiënt zelf.

4.2 Auditieve training/hoortraining

Slechts een gering aantal patiënten is zich bewust van het eigen laryngeaal gebeuren en de eigen resonantiemogelijkheden. Het tekort aan eigen resonantiefeedback levert vaak problemen op tijdens de eigenlijke oefeningen. Bij de resonantieoefeningen is het de bedoeling van de patiënt een kritische luisteraar te maken. Dit vraagt vaak enige oefening. Het leren auditief discrimineren van verschillende resonantiekarakteristieken is noodzakelijk. Tevens dient auditief het onderscheid gemaakt te worden tussen toonhoogteproblemen, volumeproblemen en resonantieproblemen.

Volgende disciminatievaardigheden kunnen getraind worden:

Nasale resonantie versus orale resonantie

Kelige resonantie (tonghouding te ver naar achter) versus "childlike speech"/babytalk (tonghouding te veel naar voor)

Stem met volle resonantie en goede draagkracht (meestal aangename stem) versus stem zonder of met weinig resonantie met geringe draagkracht (meestal onaangename ijle stem)

4.3 De eigenlijke resonantie-oefeningen

4.3.1 Het blazend zoemen

Hou de lippen losjes bij elkaar zonder te ronden of te spreiden, vermijd elke spanning! Niet persen met de adem. Laat de lucht zachtjes door de lippen ontsnappen terwijl je foneert op een neutrale klank zoals de /u/ /eu/ of /o/

4.3.2 Klankniveau

Orale klanken

Ga van het blazend zoemen over op de klanken /v/ en /z/ zonder spanning op te bouwen op de specifieke articulatieplaats. Neem heel los contact tussen lippen en tanden bij de articulatie van de /v/ en de /z/.

De klank lang aanhouden en later kan een vocaal naar keuze toegevoegd worden.
Vraag de patiënt de sensaties in het hoofd en aangezicht goed te beschrijven.

Vvveee	Zzzee
Vvvaaa	Zzzaa
Vvvieieie	Zzieie
enz	

Nasale klanken geïsoleerd

De nasale klanken /m/, /n/ en /ng/ en /nj/ lenen zich uitermate goed voor nasale resonantie-oefeningen. Produceer gedurende 5 tot 10 seconden een zoemend geluid op de klank /m//n//ng/ of /nj/. De lippen sluiten zachtjes en in geen geval mogen de kaken of de tanden op elkaar klemmen. Als je dit goed doet voel je trillingen in het voorhoofd en rond neus en bovenlip. Voel je die sensatie niet vanzelf, dan kun je ook met de vingers op die plaatsen de trilling waarnemen. Eventueel kan de hand op het voorhoofd, de bovenkaak en de ruimte tussen mond en lippen gelegd worden. Sommige patiënten vinden het moeilijk de /ng/ aangehouden te foneren. Een referentie naar het woord 'ring' kan zinvol zijn. Enkel de /ng/ wordt dan gefoneerd terwijl de patiënt intern het woord foneert.

Varieer van neutraal over luider en stiller en hoger en lager. Oefen verschillende intonatie-stijlen.

Mmmmm	nnnnn	ngng
Mmmmm	nnnnn	ngng
Mmmmm	nnnnn	ngng
Mmmmmmmmmmm	nnnnnnnnnn	ngngngngngngnngngng

Met variaties in intonatie

Op klankniveau kan gevarieerd worden door het variëren van de intonatie. Volgende intonatiepatronen kunnen gebruikt worden op de nasalen /m/,/n/ en /ng/:

Mmmmmm? met vragende intonatie
Mmmmmm! met exclamatieve intonatie
Mmmmmm. met affirmatieve intonatie
Mmmmmm met "nadenkende" intonatie

Met variaties in toonhoogte

Op klankniveau kan tevens gevarieerd worden in toonhoogte. Het is belangrijk bij deze oefeningen om een toonhoogte te produceren welke nog comfortabel aanvoelt en aangenaam is om te horen. Het is bijv. beter om op een minder hoge toonhoogte te foneren welke aangenaam en vol klinkt dan een erg hoge toonhoogte te produceren welke onaangenaam klinkt en met veel spanning geproduceerd wordt.
Volgende toonhoogtepatronen kunnen gebruikt worden op de nasalen /m/, /n/ en /ng/:

Mmmm starten op habituele toonhoogte en de toonhoogte laten stijgen
Mmmm starten op hoge toonhoogte en de toonhoogte laten dalen tot de habituele spreektoonhoogte
Mmmm starten op habituele toonhoogte en de toonhoogte laten dalen

Mmmm starten op lage toonhoogte en de toonhoogte laten stijgen tot de habituele spreektoonhoogte
Mmmm starten op habituele toonhoogte en de toonhoogte laten stijgen om vervolgens te laten dalen
Mmmm starten op habituele toonhoogte en de toonhoogte laten dalen om vervolgens te laten stijgen
Mmmm starten op hoge toonhoogte (zo hoog mogelijk) en de toonhoogte laten dalen (zo laag mogelijk)
Mmmm starten op lage toonhoogte (zo laag mogelijk)en de toonhoogte laten stijgen (zo hoog mogelijk)

Contrastoefeningen

Bij deze oefeningen is het de bedoeling om de patiënt een goede resonantie van een minder goede resonantie te leren discrimineren om vervolgens ook een goede en een minder goede resonantie zelf te produceren door de beweegbare structuren van de resonantieruimten te wijzigen. Volgende contrasten kunnen geoefend worden:

* Nasale resonantie versus orale resonantie
* Kelige/posterieure resonantie versus anterieure resonantie
* Volle resonantie versus geringe resonantie

4.3.3 Nasale en orale klanken op syllabeniveau

Op syllabeniveau kunnen drie hiërarchische niveaus onderscheiden worden:
Eerste niveau:
Het produceren van de syllaben met uitgesproken beklemtoonde (overdreven) resonantie
Tweede niveau:
Het produceren van de syllaben met minder uitgesproken resonantie, maar met meer resonantie dan de habituele spraak
Derde niveau:
Het lezen van de syllaben met discrete beklemtoning van de nasalen.
De therapeut biedt steeds deze drie niveaus auditief aan.

maa	mee	mie	moo	muu	moe	mij	mui	mou
mam	memee	mimie	momoo	mumuu	moemo	mijm	muim	moumou
mana	mene	mini	mono	munu	moenoe	mijnij	muinui	mounou
nana	nene	nini	nono	nunu	noenoe	nijnij	nuinui	nounou
mome	miemoo	muimee	muimoo	muumaa	moma	mimi	nanee	nonee

4.3.4 Nasale en orale klanken op woordniveau

Op woordniveau kunnen drie hiërarchische niveaus onderscheiden worden:
Eerste niveau:

Het produceren van de woorden met uitgesproken beklemtoonde (overdreven) resonantie

Tweede niveau:

Het produceren van de woorden met minder uitgesproken resonantie, maar met meer resonantie dan de habituele spraak

Derde niveau:

Het lezen van de woorden met discrete beklemtoning van de nasalen.

De therapeut biedt steeds deze drie niveaus auditief aan.

manen	menen	moenen	namen	nemen	noemen
banen	Benen	Boenen	naden	noden	nuiden
vangen	vingen	vongen	zalen	zullen	zuilen
danen	denen	doenen	lazen	luizen	lozen
zemen	zomen	Zoemen	belle	ballen	builen
lanen	lonen	loenen	zullen	zuilen	zielen
maden	muiden	midden	lemen	lammen	luimen
Baden	beden	boden	zinnen	zonnen	zongen

mummie	lonten	hondentemmer	zink
mammie	mengen	maanmannetjes	kind
mannen	kunnen	mannenmoed	bink
nonnie	nonnen	meemaken	vink
mummelen	tenten	tang	link
moment	tanden	menen	mank
meenemen	kleumen	manier	bank
mijmeren	gommen	pomp	zonk

Venen-vennen	kenen-kennen	fanen-fannen	manen-mannen
Vanen-vannen	kanen-kannen	fenen-fennen	menen-mennen
Vonen-vonnen	konen-konnen	fonen-fonnen	monen-monnen
Zenen-zennen	vanen-vannen	ganen-gannen	nanen-nannen
Zonen-zonnen	venen-vennen	genen-gennen	nenen-nennen
Zanen-zannen	vonen-vonnen	gonen-gonnen	nonen-nonnen
Lanen-lannen	panen-pannen	hanen-hannen	ranen-rannen
Lenen-lennen	penen-pennen	henen-hennen	renen-rennen
Lonen-lonnen	ponen-ponnen	honen-honnen	ronen-ronnen

Banen-bannen	danen-dannen	janen-jannen	sanen-sannen
Benen-bennen	denen-dennen	jenen-jennen	senen-sennen
Bonnen-bonnen	donen-donnen	jonen-jonnen	sonen-sonnen

4.3.5 Zinsniveau

Ook op zinsniveau kunnen de drie bovenvermelde hiërarchische niveaus gehanteerd worden.

Korte zinnen:
Mensen in tuinen met bloemen
Morgen kan Ann met smaak mooie dingen maken
Toon tekent niets in het bijzonder
Een tentoonstelling van moderne muzelmaanse kunst
Een kan melk kan mama niet missen
Daan kan nog maar amper staan
Inwoners van Constantinopel
De centrale bond van ambtenaren
Een eenzame wandelaar in de duinen
In zeventienhonderd negen en zeventig
We meenden onze vriend te zien
Mama neemt de mand mee
Maandag komt Maaike koken
Toontje tekent niemand na
Mooie handen maken mooie dingen
Denk nu niet na
Mieke nam bananen mee
Landgenoten in vreemde continenten
Uitmonding van de Dender in Dendermonde
Nieuwe abonnementen worden niet meer aangenomen
Lange winterwandelingen maken
Negen en negentig nieuwe leden namen deel
Mooie meiden maken het mooie weer
Maak meer malse mangopudding
Mogen deze mooie meisjes morgen mee?
Maar natuurlijk zijn deze meiden niet aangekomen?
"Man Man Man" riep de brandweerman
Moet Marieke vanavond naar de molen?

Langere zinnen:
Tentoonstellingen met mooie innemende kunstvoorwerpen zijn zelden
Metende mannen in nauwe uniformen ontsieren de tuin
Bange jonge eendjes zwemmen rond in de donkere plassen op het plein
De communicatietechnologie kent een enorme bloei in Japan
Moeten deze jonge snaken niet naar de training deze namiddag?
Het bombardement overstemde de melodie van Mozart
Waarom zijn lange mooie mannen met baarden minder mobiel?
Mooi en meedogenloos is een modefenomeen

4.3.6 Tekstniveau

Teksten lezen uit het favoriete boek, tijdschrift of krant van de patiënt is heel aangenaam voor de patiënt. De patiënt kan de tekst voorbereiden waarbij de nasalen met een fluostift aangeduid worden. Aan de patiënt kan gevraagd worden om spontaan een woord of zin te herhalen wanneer hij/zij vindt dat de resonantiekarakteristieken onvoldoende tot uiting komen. De tekst kan tevens op de drie hierarchische niveaus gelezen worden. Het inlassen van een vooraf bepaald pauzemoment met het beantwoorden van feedbackvragen kan de aandacht van de patiënt richten.
Vragen kunnen zijn:
< Heeft u bij elke gelezen zin voldoende aandacht geschonken aan de resonantie?
< Is de resonantie anders bij het begin t.a.v. het einde van de leestekst?
< Heeft u goed naar uw stem geluisterd?
< Welke score op 10 zou u uzelf geven?
Onderstaand worden eveneens een aantal teksten aangeboden:

Tekst 1
Soep (Jef Aerts)
De avond is niet zomaar
de soep is niet zomaar
de lepels zijn niet zomaar
lepels
lepeltje lepeltje
op het aanrecht

straks verdwijnt het, zegt ze
je moet vooral niet blazen

de aanraking is niet zomaar
de hand is niet zomaar
de vingers zijn niet zomaar
vingers

naast andere vingers
op de tafel gelegd.

Tekst 2
Die ochtend in de krantenwinkel (**Druppels**)
Die ochtend in de krantenwinkel
Wissel ik het laatste nieuws
Van de morgen voor een euro
Die ochtend in de krantenwinkel
Wikkel ik een foto van jou
In het bedrukt papier hier

Met mijn hand verkrampt om de krant
Waar een broodschrijver de pols voelt
Van de spraakmakers van gisteren
Dansen kapitalen voor mijn ogen
Anders dan jij diep vannacht
In een ritme dat ik niet bevat

In een paleis houdt een vorst
Het been protocollair stijf
In een woestijn ontploft een mens
En de stukken raken mij niet
Zoals jouw lenige onderrug mijn hand
Voor jouw borsten gegoten

Die ochtend geef ik mij
Over aan de orde van de dag
En vergeet ik hij en jij en nog 's hij
Die ochtend versmelten feitjes
Van gisteren met dromen van de nacht
In een vuilnisbak aan de krantenwinkel

Tekst 3
Het Kleine Plein (Sophia de Mello Breyner Andresen)
Mijn leven was het kleine plein geworden
In die herfst, toen de dood jou met zorg voorbereidde
Ik klampte mij vast aan het plein, omdat jij hield
Van de kleine nostalgische menselijkheid van de winkeltjes
Waar de winkeliers linnen banen en doeken op- en uitrolden
Ik probeerde jou te zijn, omdat jij zou gaan sterven

En zo werd het leven daar niet meer van mijzelf
Ik probeerde te glimlachen zoals jij had geglimlacht
Tegen de krantenman en de tabaksverkoper
En tegen de vrouw zonder benen die viooltjes verkocht

Ik vroeg de vrouw zonder benen om voor jou te bidden
Op alle altaren in de kerken op de hoek van dat plein brandde ik kaarsen
En als ik dan mijn ogen opendeed las ik, gegrift op je gezicht, de roep der eeuwigheid
Ik smeekte de straten, de plekken, de mensen
Die getuige waren geweest van jouw gezicht
Om je naam te roepen en zo het web te breken
Waarmee de dood je aan het omwikkelen was.

Tekst 4
Omzien in elkaar (Karel Eykman)

Ze keek niet om
nee, ze keek niet om.
Wapperde met vingers boven haar schouder
maar omkijken was er niet bij.

Ze keek niet om:
Datje dat kan datje dat durft
niet om te kijken, alles achterlaten.
Deur in het slot, tuinhek dicht
straat uit, hoek om, station gepasseerd.
Maar omkijken, ho maar.

Dat noem ik klasse.
Ik had nog omgekeken of ze omkeek.
Zij niet hoor, niks hoor, zij keek niet op of om.
Bang dat het weer opnieuw zou beginnen
dat kijken naar elkaar?

Toe laten we elkaar weer terugzien
daarna zien we wel verder
daarna zal ik je terugkijken

Het liefst deze week nog
als dat schikt.

Tekst 5

Stroom (Ine)

Dat ik alle woorden al eens eerder had gezegd
en met minstens evenveel liefde.
Dat ik anderen had liefgehad en misschien liever.
Dat ik in herhaling viel, telkens opnieuw
dezelfde soort vrouwen koos.
Dat ik misschien maar es moest nadenken of
ik mezelf niet in zoveel liefde verloor.

Je zei het terloops en tussen de zinnen door.

Je woorden bleven stromen. Van alles een beetje.
Tot ik langzaam een vinger op je lippen,
je van woorden ontnam.

En jij, eindelijk, de tranen liet komen.

Tekst 6

Bijna Twaalf (Riek De Leeuw)

Een jongen volgens zijn vader
Zijn moeder maakt zijn brood nog klaar
Dat is fijn maar niet echt nodig
Hij is al zoveel verder dan zij denken
Je vrienden zijn je vrienden niet
Op school zijn het de meisjes
Die je vrienden tot vreemden maken
En ook op straat en op het plein
De wereld zo groot
Wordt groter met de dag
Minder simpel met het uur
De lessen zwaar en geen leraar
Die het je precies vertellen kan
Je vindt geen troost meer op de plekken
Waar troost vroeger voor het grijpen lag
Bij de beren bij de brandweer
In de bak met chips voor de televisie
Het is zwaar vandaag de dag elfjaar te zijn

Geef de kat een schop
Gooi je speelgoed uit het raam

Zet een pet scheef op je kop
En brul fonetisch mee met eminem
En kijk niet om je kijkt vooruit
Vooruitzien hoort bij groter worden
Achter je die kleffe kindertijd
Je bent al zoveel ouder
Niemand meer die jou begrijpt
In hun lied weerklonk de liefde
Nu bonje groot je kleine broertje
Draait nu jouw cd's
Die soms het vuur nog op doen laaien
Uit een tijd die voorgoed voorbij is
Behalve aten toe als niemand kijkt
Dan is het zwaar vandaag de dag elfjaar te zijn

Tekst 7
Eend: het recept (Lut de Block)
Neem vier personen met vleselijke lusten en
vier malse magrets de canard. Zet de eersten
op sherry, une suze, pastis, bloody mary. Laat
chambreren, breng op smaak met iets pittigs:
amuse-gueule, olijf, een radijsje of twee.

Concentreer op de eend. Neem het mes,
de filets en laat een duimdikke vetlaag intact.
Hanteer het zoutvat alsof het wierook bevat.
Kwispel pontificaal maar zorg dat je lippen
niet kloven. Nu moet er de eend aan geloven.

Leg op de rooster, het paarsnaakte vlees op
het staal, de vetlaag beschermend naar boven.
Ze hunkert naar oven, knispert van zeezout
en hitte, sijpelt zich gaar in haar vet. Gun haar
dertien dieproze minuten en laat even bekomen.

Snij aan en dien op met voornoemde personen.
Arroseer dit voltallige gezelschap met wijn.
Geen entre deux mers, geen bordeaux.
Daal in je kelder en in het verleden en
laat het een uitgelezen, volle bourgogne zijn.

4.3.7 Contrastoefeningen

Oefen onderstaande woorden paarsgewijs en laat de nasale klanken goed lang doorklinken om het contrast tussen de paren sterker te maken. Maak de patiënt ook attent op de resonanties die hij kan voelen in het aangezicht.

nat	dat	naar	daar
nek	dek	naald	daalt
nok	dok	nijd	tijd
nood	dood	noen	doen
nak	dak	nooit	dooit
naud	daud	neer	deer
niet	dier	meer	peer
nam	dam	maal	kaal
nis	dis	nog	doch
nauw	dauw	nol	dol

bang	bak	hing	hik
meng	bek	jong	jok
ping	pik	tang	tak
pong	pok	ding	dik
kwang	kwak	kring	krik
lang	lak	ving	vik
long	lok	lang	lak
hang	hak	zang	zak
neus	deur	nar	dar
nooit	dooit	noor	door

muis	buis	moer	boer
mal	bal	moos	boos
mes	bes	mel	bel
mag	Bach	mus	bus
mis	bis	moel	boel
muil	buil	maas	baas
mol	bol	mouw	bouw
mos	bos	mast	bast
maar	baar	mest	best
negen	degen	naaf	daaf

Oronasale tekst
Papa en Marloes staan op het station.
Ze wachten op de trein.
Eerst hebben ze een kaartje gekocht.
Er stond een hele lange rij, dus dat duurde wel even.
Nu wachten ze tot de trein eraan komt.
Het is al vijf over drie, dus het duurt nog vier minuten.
Er staan nog veel meer mensen te wachten.
Marloes kijkt naar links, in de verte ziet ze de trein al aankomen.

Orale tekst
Het is zaterdag.
Els heeft vrij.
Ze loopt door de stad.
Het is prachtig weer, de lucht is blauw.
Op straat ziet ze Bart op de fiets.
Hij wacht voor het rode licht.
Als Bart haar ziet, zwaait hij.
Els loopt weer verder.
Bij de bakker koopt ze brood, bij de slager koopt ze vlees.
Als het vijf uur is gaat ze terug, zodat ze op tijd weer thuis is.

Nasale tekst
Vanmorgen ging meneer van Dam naar de groenteman.
Namelijk om een ons mandarijnen te kopen.
Aan zijn arm nam hij een mand mee om de mandarijnen in te doen.
Na een minuut of tien stond meneer van Dam in de winkel.
En hij nam een ons mandarijnen mee en ook maar meteen negen bananen en een mooie ananas.
Met zijn mand aan zijn arm ging hij toen snel naar huis.

4.3.8 Integratie-oefeningen

< een gelezen tekst navertellen
< vertellen over hobby
< een imitatietelefoongesprek voeren
< belevenissen uit het weekend

Dezelfde feedbackvragen zoals op tekstniveau kunnen gehanteerd worden.

5. Praktisch advies

- Werken aan resonantie geeft je stem een volle en ronde klank in plaats van een ijle klank. Ook de draagkracht van de stem wordt beter.
- Resonantie-oefeningen scheppen vaak een inwendige en uitwendige ontspanning. Het "gevoel" in de keelholte wordt wijder.
- Tracht goed te luisteren naar de resonantie van de eigen en andere stemmen. Probeer het verschil te horen tussen een volle en ijle stem.
- Resonantie kan ook gevoeld worden door de hand op het voorhoofd, de bovenkaak en de bovenlip te leggen. Maak een soort maskertje met je hand rond de verschillende resonantieruimten.
- Ontspannen kunnen oefenen is heel belangrijk. Tracht de oefensessie met de logopedist te plannen op een rustgevend moment.
- Ook thuis wordt best op regelmatige basis geoefend. Eventueel kunnen de oefeningen opgenomen worden zodanig dat u nadien de oefening kunt beluisteren en beoordelen.
- Resonantie-oefeningen zijn niet mogelijk bij neusverkoudheden met neusverstopping.
- Laat uw stem rusten in het geval van keelpijn.
- Ook bij stemvermoeidheid of na lang stemgeven is het niet aan te raden om resonantie-oefeningen te doen.
- Resonantie-oefeningen kunnen ook gebruikt worden als opwarmingsoefeningen voor de stem bijv. net voor het lesgeven, net voor een voordracht geven. In de auto kan reeds getraind worden (eventueel aan de hand van een opgenomen logopedische therapie op CD)
- Het is vaak een leuk moment wanneer andere gezinsleden samen met jou de resonantie-oefeningen kunnen doen. U kan dan de rol van logopedist(e) op u nemen. Probeer hierbij zo goed mogelijk de resonantie-oefeningen voor te doen.
- Probeer een goede resonantie met een minder goede resonantie na te doen. Vraag feedback aan de gezinsleden door te vragen welke stem de beste was

5.
REFERENTIES

Boone, DR & McFarlane (2000). *The voice and voice therapy.* Boston: Allyn & Bacon (6th ed).

Cooijmans, H. (1976). *Uw spraak verraadt u.* Sittard: Alberts.

Hekster, E. (1975). *Spreken moet je doen.* Groningen: Wolters-Noordhoff.

Liebermann, J., Kooijamn, P. & Oudes, M. (1998). Manual therapy at hypertonic dysphonia. *Logopedie Foniatrie,* 12:234-237.

Nelson, R. & Bless (1998). Manual circumlaryngeal techniques in the assessment and treatment of voice disorders. *Current opinion in otolaryngology & head and neck surgery,* 151-155.

Pahn, J. & Pahn, E. (2000). *De nasaleermethode.* Lisse: Swets & Zeitlinger.

Veldkamp, K. (1973). *De techniek van het spreken.* Groningen: Wolters-Noordhoff.

Van de Weijer, J. & Slis, I. (1991). Nasaliteitsmeting met de nasometer. *Logopedie en Foniatrie,* 63, 97-101.

HOOFDSTUK 8

STEMPLAATSING EN STEMFOCUS

B. Timmermans[12]

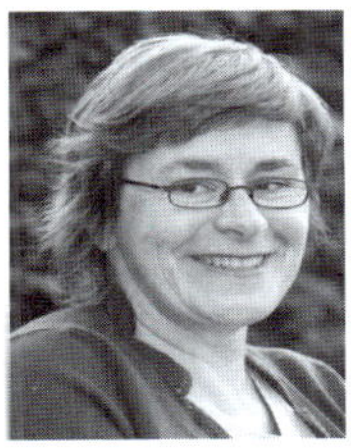

INLEIDING

Stemplaatsing en stemfocus zijn twee begrippen uit de stempedagogie. De term *stempedagogie* betekent letterlijk *de stem opvoeden*. In de stempedagogie worden weinig medisch-wetenschappelijke termen gehanteerd. Men gaat voort op empirische vaststellingen en pedagogisch-artistieke uitgangspunten.. Er wordt ondermeer een beroep gedaan op het voorstellingsvermogen van de cliënt/patiënt. Uiteraard zijn en blijven onderzoeksgegevens primordiaal om de aanpak, de *pedagogie* te onderbouwen en te verbeteren.

De basis van de werkwijze die hier beschreven wordt is gebaseerd op principes van gekende stemtherapeutische benaderingen. De methode van Horst Coblenzer & Franz Muhar (2002) en Arthur Lessac (1997), de ideeën van Kristine Linklater (1975) en Cicely Berry (1973), het inzicht dat Francois Le Huche & André Allali (1989) gaven, en de eigen ervaringen zijn de basis van deze werkwijze.

12. Dr. Bernadette Timmermans is logopediste en docente stem van het Departement Rits en Toegepaste Taalkunde van de Erasmushogeschool Brussel, leden van de Universitaire Associatie Brussel – EhB, VUB.
Daarnaast is zij onderzoeker aan de Universiteit Antwerpen waar zij promoveerde tot Doctor in de Medische Wetenschappen met een onderzoek rond de effectiviteit van stemtherapie bij professionele stemgebruikers. Zij is auteur van o.m. "Klink Klaar", een uitspraak- en intonatiegids voor het Nederlands (uitg. Davidsfonds, Leuven, 2004).

Er zijn vier fasen in de zoektocht naar de juiste stemfocus, de juiste stemplaats. In een eerste fase leer je de cliënt luisteren naar zijn eigen stem en naar de stem van anderen. In deze fase zal je cliënt het probleem (h)erkennen. In de tweede fase ga je op zoek naar het juiste kanaal om de stem goed vooraan te leren plaatsen. Bij de ene betekent dit dat je eerder visuele prikkels aanreikt, bij de andere auditieve of kinesthetische. De zoektocht is op zich al een oefening en reikt meteen ook een oplossing aan, het is dus een deel van je therapie, van je training. In de oefenfase ga je de stem trainen. Net als in de sport zoek je naar hindernissen en werk je met contrasten. Soms werken afleiders ook erg goed, zeker als je cliënt te veel op zijn stem drukt. In de transferfase tenslotte, wordt de therapie afgesloten en zoek je naar strategieën om de stem altijd juist te plaatsen.

Wat is stemplaats en wat is stemfocus?

Het begrip *stemplaats* is niet letterlijk op te vatten. De plaats van de stem bevindt zich immers in het strottenhoofd, daar waar het stemgeluid gegenereerd wordt. Het moet duidelijk zijn dat we net niet willen dat alle energie naar het strottenhoofd gaat, dat zou impliceren dat mogelijks ook alle spanning op het strottenhoofd gelegd wordt en dat is uiteraard niet goed. We willen dat de stem net van het strottenhoofd "weggetrokken" wordt, naar de mond, om daar vol en sonoor naar buiten te komen.

In dit verband spreken we over 'in het masker leren spreken' (Timmermans, 2004). Het is een techniek om de stem voorwaarts te plaatsen, weg van het strottenhoofd. De term verwijst naar het oude Griekenland, waar de acteurs een masker droegen als ze toneel speelden (Habermann, 1996). De uitsluitend mannelijke acteurs speelden verschillende rollen, ook vrouwelijke rollen. Bij elke rol droegen ze een bijbehorend masker. In het masker, op de plaats van de mond, zat een vrij grote opening (Figuur 8.1). Door die (mond)opening moesten de acteurs hun spreken richten, naar voor, in het masker dus. Maar niet alleen de stem moet in het masker gericht worden, ook de articulatie moet goed vooraan zitten. Als je achteraan articuleert bijvoorbeeld, dan bestaat de kans dat je de stem mee naar achteren trekt. Dus de essentiële voorwaarden voor een goede articulatie, met een correcte kaakval en lippenronding, zijn eveneens primordiaal. Het voorwaarts projecteren van de stem en de articulatie 'in het masker', naar buiten toe, naar de luisteraars en kijkers toe, is erg belangrijk.

Om deze techniek aan te leren hoef je geen masker op te zetten. Je moet wel je eigen 'masker' vinden en gebruiken. Het masker loopt van je neus in een driehoek uit naar je mondhoeken en kin. In de mond loopt het masker vanaf het k-punt van het gehemelte (het k-punt is de plek waar de /k/ gemaakt wordt) naar voor, tot de lippen (figuur 8.2).

Stemfocus zegt iets over de focus, de plaats of persoon waar je de stem naar richt. De stemfocus is meestal naar voor gericht, naar je luisteraar voor je. Maar je kan je ook tot iemand richten die achter je staat, of tot iemand die je zelf niet hoort en ziet. Hoe het communicatieproces ook verloopt, de spreker richt zijn boodschap naar de luisteraar. De luisteraar ontvangt en stuurt eventueel een boodschap terug. Spreker en luisteraar hebben een intentie: de spreker wil gehoord worden en de luisteraar wil ontvangen, wil verstaan (Coblenzer & Muhar, 2002). Waar je luisteraar ook zit of staat, het is belangrijk dat de spreker zijn boodschap goed tot zijn luisteraar richt en daar heel bewust mee omgaat. De projectie, het intentioneel spreken is belangrijk: écht tot iemand spreken, een denkbeeldige lijn trekken van spreker naar luisteraar. Bij het zoeken naar de juiste stemplaats en/of stemfocus, is een goede houding onmisbaar. Leer je cliënt dat een open houding met een rechte rug en een gegronde status een noodzakelijke basis zijn voor goed en gericht stemgebruik, net zoals een goede articulatie dat ook is. Een open houding verwijst naar de positie van de schou-

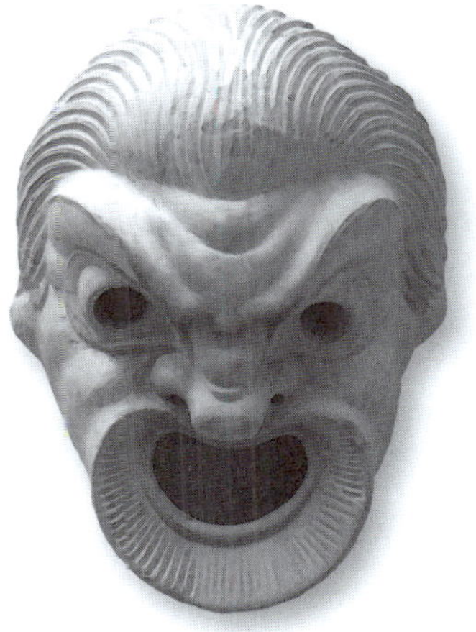

Figuur 8.1: Theatermasker.

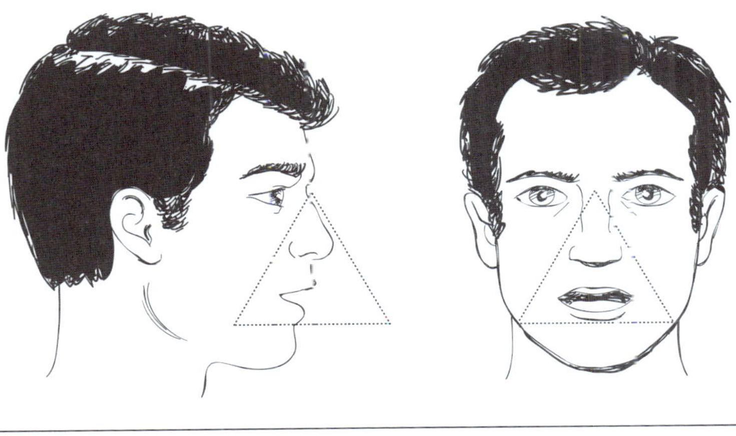

Figuur 8.2: Het gezichtsmasker.

ders die niet naar voor hangen maar mooi open gehouden worden. Een gegronde status verwijst naar een stevige houding waarbij de beide voeten evenveel contact hebben met de bodem, de grond waarop je staat. Bij een futloos slap 'ongegrond' lichaam hoort een slappe stem; gesloten schouders stralen eerder een gesloten houding uit, een onwil om goed te communiceren, goed te richten of zelfs om gehoord te willen worden. We komen daar zeker op terug in de oefeningen.

Er zijn verschillende manieren om de juiste stemplaats en de juiste stemfocus te vinden. Deze twee begrippen willen we koppelen: naar voor spreken én goed richten. Daarom smelten we de oefeningen voor stemplaats en stemfocus samen. Het is nu zoeken naar de methode, naar het juiste 'beeld' dat je cliënt/patiënt nodig heeft om zijn stem juist te plaatsen en goed te richten. Maar weet dat niet alle oefeningen en 'voorstellingen' die je gebruikt mogelijks voor de ene goed werkten maar voor de andere misschien helemaal niet. Werk stap voor stap. Een belangrijke eerste stap is de luisterfase. Je stempatiënt moet eerst begrijpen en ook horen wat er misloopt.

FASE 1

DE LUISTERFASE

In de eerste fase leer je de stempatiënt andere stemmen beoordelen. Je kan zélf voorbeelden geven van een foute stemplaatsing. Maar je kan natuurlijk ook andere stemmen laten horen (audio) of laten zien (video/dvd). Geef verschillende voorbeelden van goede, minder goede tot heel slecht geplaatste stemmen. Als je stemmenvoorbeelden geeft, dan is het aan te raden stemmen te kiezen die zoveel mogelijk aansluiten bij de leefwereld van je cliënt/patiënt. Als je met kinderen werkt, laat dan niet de stem van Louis Armstrong horen; die stem zegt hen niets. De stem van tekenfilmfiguur Marge Simpson, is een voorbeeld van een te achterwaarts geplaatste stem. De kans dat jongeren die stem kennen is groot en zo'n voorbeeld spreekt hen meer aan. Als je met tieners werkt, dan zal de muziek waar zij naar luisteren belangrijk zijn. Het feit dan Sting en Tom Barman een concert annuleerden omdat ze geen stem meer hadden, dat Sara Bettens succes heeft nét door haar stemprobleem, ... het zijn allemaal voorbeelden die de jongeren meer aanspreken.

Je kan ook zélf voorbeelden geven van een slechte stemplaatsing. Dat doe je door met contrasten te werken. Het is goed dat je hierbij overdrijft. Maak de contrasten groot. Figuur 8.3 schetst schematisch vier foute stemplaatsingen.

- stem achteraan: de stem zit achter in de keel en is gedempt, de spreker drukt op zijn stem. Als hij dat vaak doet, wordt deze stemgeving pijnlijk en kan hij de stem beschadigen.
- stem bovenaan: de spreker laat te veel lucht door zijn neus ontsnappen. De stem klinkt onaangenaam en nasaal.

< stem te veel vooraan: de stem weerklinkt niet genoeg. Dunne stemmen hebben weinig volume en klinken slap.

< stem te veel onderaan: er zit te veel spanning in het mond-keelgebied waardoor de stemklank heel hard en schel wordt. Voel eens of je mondbodem niet te hard, te gespannen is?

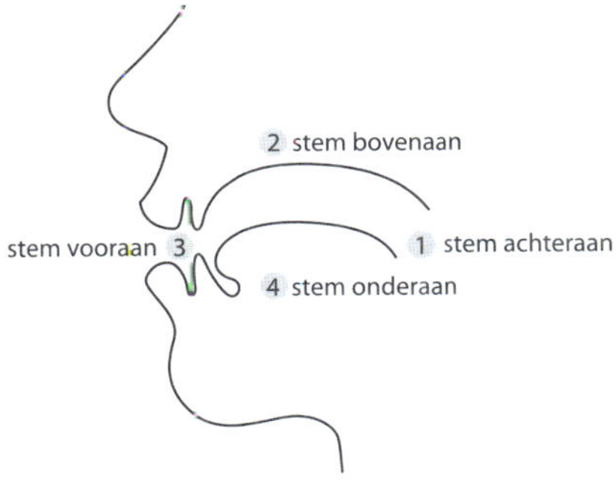

Figuur 8.3: Vier foute stemplaatsingen.

Dit is een heel eenvoudige manier om uit te leggen dat een stem een plaats kan hebben. De juiste plaats zoeken, het masker zoeken, is nu de boodschap.

Als je patiënt in staat is om aan te geven of een stem al dan niet goed geplaatst is, dan kan je hem leren luisteren naar zijn *eigen stem.*

FASE 2

DE ZOEKFASE

Je gaat samen op zoek naar de stemplaats van je cliënt: waar zit die stem, is er te veel laryngeale spanning aanwezig waardoor er een kelig geluid ontstaat, spant hij daarbij de mondbodem op, ligt het strottenhoofd hoog in de hals...? Het kan goed zijn dat hij dat meteen weet en begrijpt. Als dat niet zo is, ga je samen op zoek.

Probeer in deze zoekfase te ontdekken of je cliënt/patiënt visueel, auditief of kinesthetisch is ingesteld. Die ingesteldheid hebben we nodig bij het zoeken naar "het juiste kanaal" om de stemplaats te ontdekken. Elke mens reageert immers anders, daar waar de ene gevoelig is voor visuele prikkels, is de andere meer geholpen bij auditieve of kinesthetische prikkels. Allicht kan het gebeuren dat je stempatiënt op alle drie de prikkels vrij goed reageert en dan kan je een scala aan voorbeelden gebruiken. Maar als je bijvoorbeeld ontdekt dat je cliënt een heel duidelijk afgeleid kinesthetisch profiel heeft, dan ga je vooral met kinesthetische prikkels te werk.

Wanneer is iemand visueel, auditief of kinesthetisch ingesteld? (Nijssen, 1997). Als je cliënt zich daar niet van bewust is, kan je ook vaak uit het taalgebruik afleiden voor welke prikkels iemand het gevoeligste is. Het is leerrijk om dat ook bij jezelf na te gaan.

Visueel ingestelde mensen gebruiken woorden en zinnen als:

< **kijk**, we moeten zorgen dat we weer een **overzicht** krijgen van de situatie
< op het eerste **gezicht**
< er gaat mij een **licht** op

Auditief ingestelde mensen gebruiken veelal volgende woorden en zinnen:

< als ik u **hoor** praten
< als ik alle punten nog eens **opsom**
< dat argument **klinkt** goed

Deze mensen hechten veel belang aan een warme stem. Hun spraak is langzamer, ritmischer, en meer beklemtoond.

Tenslotte is het taalgebruik van de *kinesthetische* ingestelde personen gericht op gevoel en emotie:

< ergens voor **voelen**
< ik zoek **aangrijpingspunten**
< ik kom **onder druk** te staan

Kinesthetische mensen hebben de neiging om NOG langzamer te praten. Ze spreken meestal zeer nadenkend.

< vindt u dat geen **prettig** idee?
< voelt u zich **comfortabel** met deze alternatieven?
< dat is een **leuk** vooruitzicht!

Daarnaast is het is ook noodzakelijk om inzicht te krijgen in het spreekgedrag van je cliënt. Roept hij veel, is hij vaak nerveus, is hij gevoeliger dan anderen voor zijn stemprobleem (dat is zeker het geval voor professionele stemgebruikers, veelpraters...). Dat inzicht helpt je om je cliënt optimaal te helpen, te steunen.

Hoe werk je nu met de verschillende soorten prikkels? In wat nu volgt, sommen we een reeks oefeningen op. Met enige creativiteit kan je er ook zelf bedenken...

Op zoek naar visuele prikkels

Voor een logopedist, een stemtherapeut of stemcoach staat de stem centraal en moet ze beschermd worden. De stemplooien bevinden zich in het strottenhoofd en de enige taak die zij hebben is het genereren van stemgeluid. Het is niet de bedoeling dat het strottenhoofd al te zeer opgespannen wordt of dat het naar omhoog getrokken wordt: zo ontstaat er immers extra druk op de stemplooien. Het strottenhoofd moet rustig en ontspannen laag in de hals liggen. Als je stempatiënt ook veel spanning in de hals en nek legt dat confronteer je hem daar best mee. Laat hem in een spiegel kijken en wijs hem op de opgespannen spieren. Misschien articuleert hij ook horizontaal in plaats van vertikaal en is er nagenoeg geen kaakval of ronding bij het spreken? Zorg dat je boodschap goed overkomt: desnoods pak je de kin van je patiënt vast en trek je die lichtjes naar beneden als hij spreekt. Want ook de articulatie draagt bij tot een voorwaarts spreken en ontlast de stem op deze manier.

De techniek die je aanleert, wil de "spierspanning" naar de mond en naar de buik trekken; weg van het strottenhoofd en de stemplooien. We willen de stem sparen door je cliënt/patiënt in het masker te leren spreken en door hem laag te leren ademen. Figuren 8.4a en 8.4b maken dit op een eenvoudige manier duidelijk:

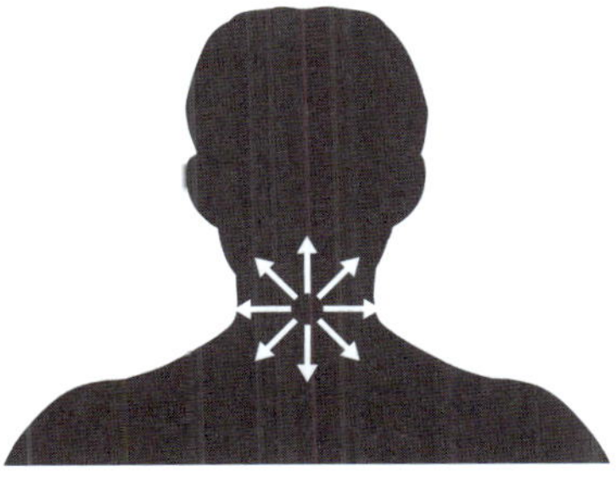

Figuur 8.4a: Juiste techniek: alle spanning van het strottenhoofd weg.

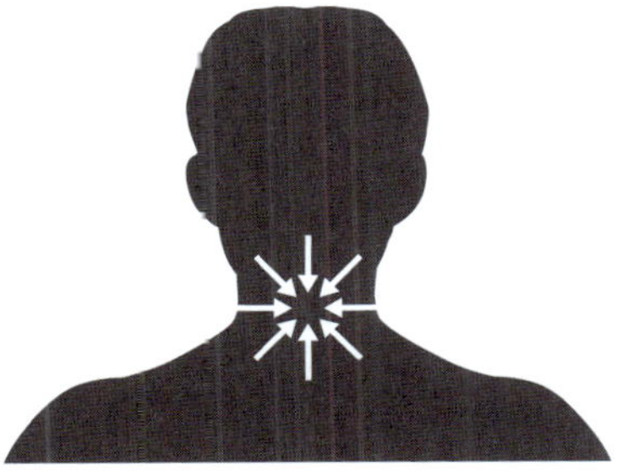

Figuur 8.4b: Foute techniek: alle spanning naar het strottenhoofd toe.

Natuurlijk is het ook belangrijk dat je aandacht hebt voor de houding en de ademhaling. Ademt je patiënt hoog, trekt hij de schouders op bij het inademen. Staat je cliënt gegrond? Een spiegel is echt niet weg te denken uit een stempraktijk!

Er zijn veel oefeningen te bedenken om op een visuele manier bevattelijk te maken dat een stem best naar voor geplaatst wordt zonder enige druk op de keel te zetten of zonder de schouders hoog op te trekken bij elke inademing.

'Kijk dom'

Ontspanning van hals en nekspieren kan je suggereren door je patiënt te vragen om 'dom te kijken'. Op deze manier laat hij de spanning van de kaak, hals- en nekspieren los. Laat je cliënt deze oefening voor de spiegel uitvoeren. Als de spiegel je cliënt stoort dan klasseer je deze oefening bij de kinesthetische prikkels en laat je je cliënt voelen wat het effect is.

Kaakklemmen?

Het 'dom kijken' kan je niet altijd toepassen, dat kan niet voor de klas of voor de camera, bovendien aanvaardt niet iedereen dit. Toch willen we ontspanning oproepen van kaak, hals- en nekspieren. Als alternatief vraag je je cliënt om een vinger zodanig tegen de wang te drukken dat die de kiezen van elkaar duwt. Laat hem zo enige tijd spreken ook al zal dat minder verstaanbaar zijn. Daarna laat je de vinger weghalen en geef je de opdracht zo verder te spreken dat de boven- en onderkiezen niet op elkaar komen. Deze oefening roept ontspanning op en kan druk wegnemen. Mensen die gespannen zijn, slikken vaak of klemmen hun kaken op elkaar. Ook deze oefening is een stap in het ontdekken van verkeerde spanningsplaatsen. Doe deze oefening voor de spiegel tenzij dit voor de patiënt storend overkomt.

Foto's en filmpjes

De digitale technologie laat je ook toe foto's te nemen om die dan meteen te laten zien; je kan ook een filmpje opnemen (bijv. webcam) en ook meteen laten zien. Als je patiënt dan met veel spanning spreekt, dan kan je dat meteen laten zien. Geef ook foto's of video's van personen die te veel spanning op de hals en nek zetten (figuur 8.5).

Muilkorfje

Vraag aan je patiënt om één hand ongeveer 10 cm voor zijn mond te houden. Als je nu afspreekt dat hij zich inbeeldt dat in die handpalm een microfoontje ligt waar gericht in gesproken moet worden, dan zullen de stem en articulatie meer vooraan geplaatst worden. Probeer er voor te zorgen dat je patiënt ook effectief naar het "microfoontje" kijkt zodat hij zijn stem als het ware naar de microfoon begeleidt. Dit is een zeer goede oefening als je patiënt/cliënt hier gevoelig voor is, maar bij sommigen werkt het niet omdat ze net druk op het strottenhoofd leggen omdat ze de stem als het ware 'in de microfoon duwen'.

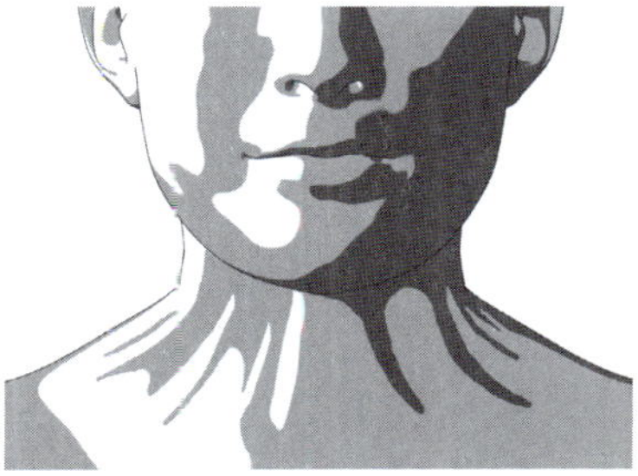

Figuur 8.5: Te veel spanning in de hals.

Megafoon

Als je gericht wilt spreken en iemands aandacht wilt trekken, maak je met je handen een megafoon in de hoop je stem te versterken. Je kan dat ook doen met een papieren megafoon. Die is snel gemaakt en handig om gericht in te spreken, om je stem naar voor te halen. De megafoon zelf geeft de richting aan waarin de stem moet gaan. Als je dan als therapeut zelf in de andere hoek van de kamer staat en je cliënt een denkbeeldige lijn trekt tussen de megafoon en jezelf, dan is de richting waarin de stem moet gaan goed voor te stellen.

De lange arm

Een bezemsteel is ook een goed hulpmiddel om je stem de juiste richting te geven. De opdracht voor je cliënt is zijn arm te verlengen door de bezemsteel met een gestrekte arm voor zich te houden wijzend in de richting van de gesprekspartner. Zo zal hij de bezemsteel altijd richten naar de persoon met wie hij spreekt. Deze oefening leert je cliënt bewust richten en van richting veranderen. De stem moet uit het lichaam naar het oor van de luisteraar.

Belangrijk

Sommige oefeningen kunnen spanning in de hand werken omdat de beeldspraak die je gebruikt blijkbaar het tegenovergestelde effect heeft. Zo gebeurt het vaak dat iemand nog meer op zijn stem gaat drukken als je vraagt om het spreken in de neus te steken of door te vragen de stem in het masker te steken met het muilkorfje. Sommige stempatiënten duwen de stem dan vooruit, in het masker of in het microfoontje. Wees heel alert hiervoor. Als je merkt dat het niet lukt, dan herhaal je deze oefening niet, maar werk je met kinesthetische of auditieve prikkels.

Op zoek naar auditieve prikkels

(H)erkennen van de eigen stem

Neem de stem van je cliënt digitaal of op band op of gebruik een spreekschoen zodat hij zich focust op zijn eigen stemklank. Leer hem naar zijn eigen stem te luisteren via luchtgeleiding. Hij zal vooreerst moeten wennen aan de andere stemklank. Als hij spreekt luistert hij immers naar zichzelf via lucht- en beengeleiding, de stem klinkt dan lager. Als hij naar een opname luistert, dan doet hij dat enkel via luchtgeleiding en klinkt zijn stem iets hoger. Het is belangrijk dat hij dat leert, want de luisteraar hoort zijn stem altijd via luchtgeleiding. Zo leer je je cliënt naar zijn eigen stem te luisteren zoals wij zelf naar zijn stem luisteren (figuur 8.6)

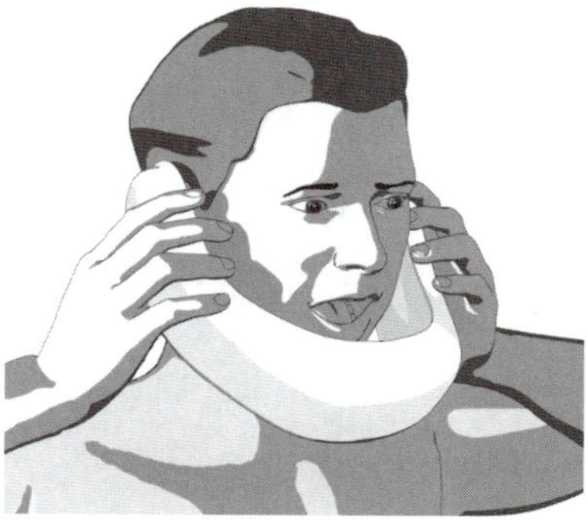

Figuur 8.6: Luisteren met de spreekschoen.

'Kijk dom' en luister

Resonantieoefeningen zijn heel goed om ontspanning op te roepen. Vraag eerst om onderstaande woorden gewoon uit te spreken en daarna vraag je om ze opnieuw rustig(er) en dom kijkend uit te spreken. Neem de oefening zeker op en toon aan dat je stem warmer klinkt als de spieren ontspannen zijn.

in de contramine zijn	onderaannemer	minzaam glimlachen
mannen van naam	in deinende branding	moeilijke momenten
muntenverzameling	jaar van de monumenten	mama maakt mayonaise
zonnewering van aluminium	mijn man is mans genoeg	mooie en moedige mensen
in de contramine zijn	markante mensen mijmeren	min of meer
malende molens	meisjes mogen mee	een mooie plantentuin

Steek het spreken in je neus

Geef je patiënt/cliënt de opdracht om zijn spreken naar de neus te richten (is *niet* hetzelfde als nasaal). Dat veroorzaakt een 'warm geluid', zeker als je daar aan toe voegt dat hij ook 'dom' moet kijken. Geef de opdracht om één neusvleugel aan te raken zonder al te veel druk te zetten, zonder een neusgat dicht te duwen. Als je cliënt woorden en zinnen leest met veel m, n en ng klanken, dan zal hij de trillingen in de neus goed voelen (gebruik de woorden van de resonansoefening). Lukt dat niet meteen vraag dan om ervoor te zorgen dat er meer trilling in de neus komt door 'het spreken in de neus' te steken. Vraag dan om ook de trillingen te leren voelen. Eenmaal de patiënt de trilling voelt, vraag je hem die trilling op te drijven (dit kan dus ook een kinesthetische oefening zijn) (figuur 8.7).

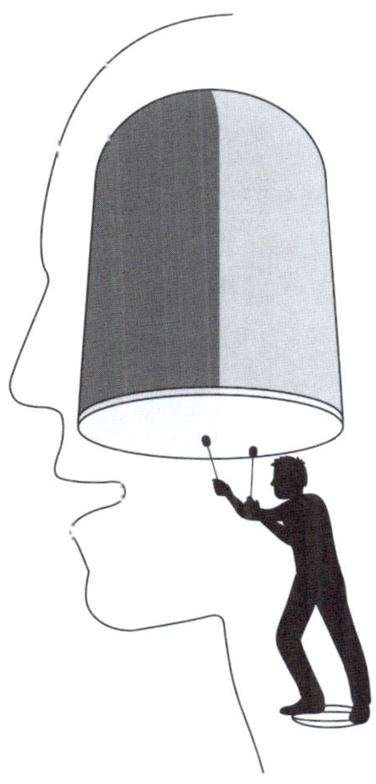

Figuur 8.7: Voorstelling van het richten van het spreken naar de neus (gebaseerd op een tekening van Lessac).

Op zoek naar kinesthetische prikkels

Schakel alle kanalen in: horen, zien én voelen. Laat je patiënt ook voelen waar zijn stemklank vandaan komt, waar die stem resoneert. Iemand die zijn stem achterwaarts plaatst, zal geen of heel weinig voorhoofdsresonans hebben. Een patiënt met een te ijle stem, gebruikt amper zijn resonantieruimten en zal dus ook geen of heel weinig trillingen voelen. Laat je patiënt voelen waar jouw stem resoneert: in je voorhoofdsholten, je neus, je keel, je borstbeen...

Sommige mensen hebben er écht baat bij hun stem te *voelen*. Soms zijn ze er zich niet van bewust dat dit kan en dat ze die stemtrilling en resonantie op verschillende plaatsen in hun lichaam kunnen voelen. De volgende oefeningen zijn er om je patiënt de trillingen te leren maken en voelen.

Zuchten

Heel hoog ademen en zuchten; dat kan opluchten. Het is helemaal niet erg om af en toe compleet fout te ademen (Le Huche & Allali, 1989). Door dat af en toe te doen, besef je meteen dat je gespannen bent. Veel zuchten roept ook ontspanning op.

Spiegelen

Ga recht tegenover je patiënt staan. Als hij zijn linkerbeen achteruit zet, dan doe jij net het tegenovergestelde en zet je rechterbeen achteruit: met andere woorden spiegel de houding van je patiënt. Zorg dat jullie naar elkaar toe neigen en druk met één of twee handen stevig op elkaars borstbeen. Als je deze oefening correct uitvoert, dan staan jullie voeten het verst van elkaar en het hoofd het dichtst. Laat je stempatiënt zinnen nazeggen terwijl je zo tegen elkaars borstbeen duwt. Na een tijdje laat je elkaar los en herhaal je samen de zinnen zonder te spiegelen en tegen het borstbeen te drukken. Je patiënt zal de trilling in het borstbeen goed voelen als je op het borstbeen drukt; ook het verschil in stem is duidelijk waar te nemen omdat de resonantie groter zal zijn.

De berenzit

Als de stemplaats verkeerd is, is ook de ademhaling vaak verkeerd. De berenzit is de oefening bij uitstek om de samenhang tussen stem en ademhaling te laten horen (figuur 8.8). Als je de patiënt eerst in berenzit zinnen laat nazeggen en daarna rechtstaand, dan hoor je vaak een verschil in stemklank. De stem zal voller en meer ontspannen klinken als hij in berenzit zat. Neem deze oefening zeker op band op, zodat je patiënt het ook zelf kan horen. Het is goed om deze oefeningen een paar maal na elkaar te laten doen. Zo toon je meteen ook aan dat ademsteun onontbeerlijk is.

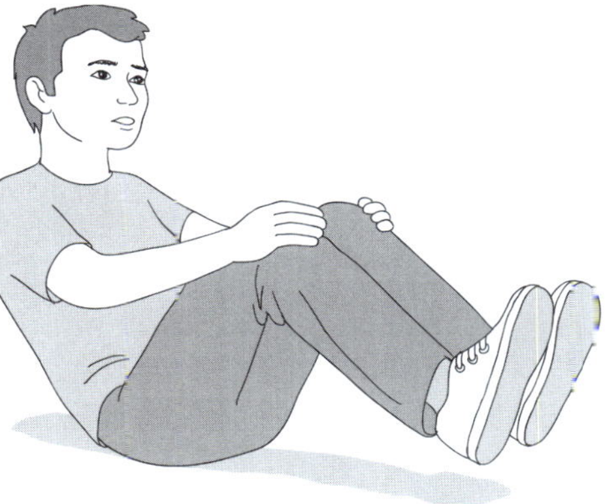

Figuur 8.8: De berenzit.
© Klink Klaar, 2004. Davidsfonds, Leuven/Apeldoorn.

Vogelpik

Spreken terwijl je je woorden weggooit zoals je de dartspijltjes naar het dartsbord gooit is ook een dankbare suggestie om mee te werken. Uiteraard is het belangrijk dat je de woorden goed en stevig weggooit in de juiste richting. Zorg dat je cliënt gegrond staat en de woorden stevig weggooit. Een slappe lichaamshouding of onvoldoende intentie om echt goed te projecteren, zijn uit den boze.

Bowling

Iedereen kent de beweging die je bij het bowlen maakt. Om alle kegels om te gooien zal je krachtig gooien en goed richten. Laat je patiënt dit ook met een bal doen. Op het ogenblik dat je de bal gooit, roep je (luid). Ook hier maak je het verschil duidelijk hoorbaar als je gericht gooit en met kracht of niet gericht en slapjes.

De zwaai

Deze oefening toont aan dat de kracht van het lichaam, de kracht van je spieren, noodzakelijk is om ook krachtig te spreken. Hou je onderarmen horizontaal in een hoek met je bovenarmen, bal je vuisten krachtig en verplaats je armen parallel naar rechts (of naar links). Met kracht in je armen zwaai je je vuisten terug naar de uitgangspositie en spreek je krachtig. Doe dit ook eens zonder kracht in je armen te leggen, je zal het verschil goed merken.

Manipulatie van het strottenhoofd

Je kan spanning en ontspanning in het strottenhoofd ook laten voelen door het strottenhoofd te manipuleren. De manipulatietechniek van Nelson Roy (zie Hoofdstuk 4: Glottiscontrole) is uitstekend om de spieren in en rond het strottenhoofd los te maken. Laat je cliënt zelf ook eens het strottenhoofd van links naar rechts manipuleren. Het is erg belangrijk te beseffen dat er onbewust veel spanningen op het strottenhoofd gelegd kunnen worden.

FASE 3

DE OEFENFASE

Eenmaal jij en je patiënt beseffen welke "kanalen" de beste resultaten opleveren, kan er verder geoefend worden. Er zijn natuurlijk ook patiënten die zowel visueel, auditief en kinesthetisch werken.

Er zijn een paar principes die je doorheen de oefeningen gebruikt.
werk met "afleiders"
werk met "hindernissen"
werk met "contrasten"

Nu je cliënt zich realiseert dat het heel goed mogelijk is om de stem voorwaarts te plaatsen, is oefenen de boodschap.

Werk altijd met afleiders

Laat je cliënt ervaren dat hij heel goed in staat is de stem voorwaarts te plaatsen. Leid de aandacht af van die stemplooien, van de druk, van de spanning. Denk erom dat je andere spanningsplaatsen in het lichaam laat zoeken.

Circusacrobaat

Wonderwel lukt het vrijwel altijd om een goed gerichte en ontspannen stemklank te maken, als je de cliënt vraagt om kunstjes met een stoel uit te voeren. Deze oefening laat je altijd staande uitvoeren en op één been. Reik een stoel aan en zet die op één poot, ver genoeg van de (scheen)benen van je cliënt. Als je cliënt eenmaal een goed evenwicht heeft gevonden, dan vraag je om de stoel op één poot rond te draaien. Terwijl hij dat doet, vraag je hem om de dagen van de week of de maanden van het jaar op te sommen of zeg jij een vers op dat hij regel per regel nazegt. De stem zal naar buiten gericht zijn, weg van de keel. De buikspieren zullen hun werk doen om op één been te kunnen blijven staan, ze trekken de spanning van de keel weg (figuur 8.9).

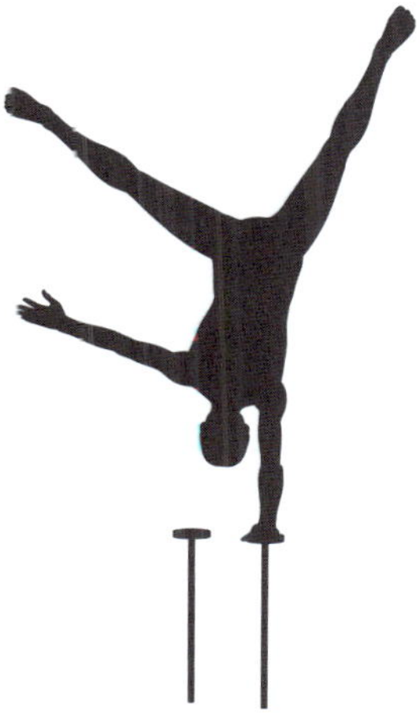

Figuur 8.9: Circusacrobaat.

Evenwichtsbal

Als je vraagt om op de evenwichtsbal te gaan staan, krijg je hetzelfde effect als met de vorige oefening. Je buikspieren doen alles om je evenwicht te behouden en zo trek je de spanning van je keel weg.

Als je cliënt geen stemprobleem heeft, kan het ook veel eenvoudiger. Laat je cliënt een luciferdoosje leegmaken en vervolgens lucifer per lucifer opnieuw in het doosje steken. Terwijl hij dat doet, vraag je hem een verhaal te vertellen of je zinnen na te zeggen. Het principe is erg eenvoudig: leid de aandacht af van de stem, van de keel.

Werk met hindernissen

Af en toe maak je het je cliënt moeilijker en zoek je een hindernis voor hem.

In de hoek!

Zet je cliënt in de hoek van de kamer en vraag hem, ondanks het feit dat hij je niet ziet, toch een boodschap door te geven. Leg uit dat je de opdracht enkel uitvoert als jij vindt dat de boodschap echt voor u bedoeld was. Neem alles altijd op band op! Als de opdracht goed begrepen wordt dan zal de stem anders klinken, veel gerichter. Werk altijd met contrasten. Laat ook eens een opdracht uitspreken of een tekst lezen zonder richting te geven. Het verschil zal opvallend zijn.

De kurkoefening

De kurkoefening (fig. 8.10) mag je niet laten uitvoeren door stempatiënten, enkel cliënten die opener moeten leren articuleren hebben baat bij deze oefening. Laat je cliënt met een kurk van maximaal 2,5 cm tussen de voorste tanden, woorden voor het grote systeem van de articulatie uitspreken. Na ongeveer 1 minuut laat je de kurk weghalen en geef je de opdracht zonder kurk diezelfde woorden te herhalen. Het effect is verbazend. Je cliënt zal nu meer beseffen wat vooraan spreken betekent.

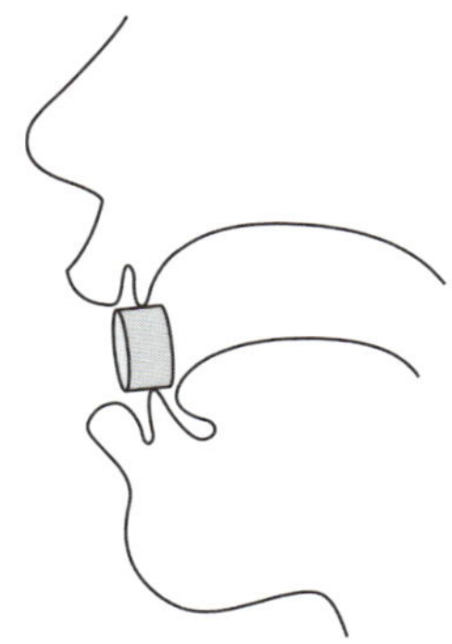

Figuur 8.10: De kurkoefening.

algemene waterschapsreglementen
antieke tabakspotten
arteriosclerose
articulatieverrichting
autobuspassagiers
automatiseringshulpprojecten
bedenkelijke bedoelingen
klassikaal onderwijs
achtereenvolgende overwinningen
afzonderlijke besprekingen
krankzinnigengesticht
liefdevolle verpleging
levensverzekeringsmaatschappij
lichamelijke vermoeidheid
landelijke bijeenkomsten
laken- en dekenfabrikanten
laatstgenoemde staatsschuld
kwistige lofbetuigingen
afkeurenswaardige handelingen

Werk met contrasten

Leer je cliënt een goede en slechte stemplaats bewust maken, vanuit een goede houding en vanuit een slechte houding, met een slappe gesloten articulatie of met een duidelijke, open en voorwaartse articulatie, adem af en toe veel te hoog in.. Uiteraard zal dat alles niet meteen lukken. Neem de oefeningen altijd op en herbeluister samen. Af en toe filmen is ook heel nuttig.

FASE 4

DE TRANSFERFASE

Doorheen het zoeken naar de juiste prikkels, geef je al een aanzet naar een juiste stemplaats en een goede stemfocus. Het zal je cliënt lukken om naast je in een therapeutische setting, een goede voorwaartse en sonore stem te genereren. Nu is het de bedoeling dat hij of zij de stem altijd en overal goed plaatst.

Je cliënt/patiënt mag en kan nog steeds terugvallen op de oefeningen. Zo valt het niet op dat hij tijdens het spreken lichtjes met één hand op het borstbeen drukt. Zo voelt hij de resonans goed en denkt hij eraan niet te hoog te ademen. Als de situatie het toelaat, kan hij ook “dom” kijken terwijl hij spreekt of hij duwt een vinger tussen de kiezen om kaakklemmen tegen te gaan.

Maak samen met je cliënt een omgekeerde piramide. Elke trap naar boven is een uitbreiding naar een groter geheel, een moment waarop je de stem altijd goed plaatst en richt. Uiteraard is de piramide voor elke cliënt verschillend. De piramide van een zakenman ziet er anders uit dan de piramide van een huismoeder, zanger of telefonist.

Een voorbeeld:

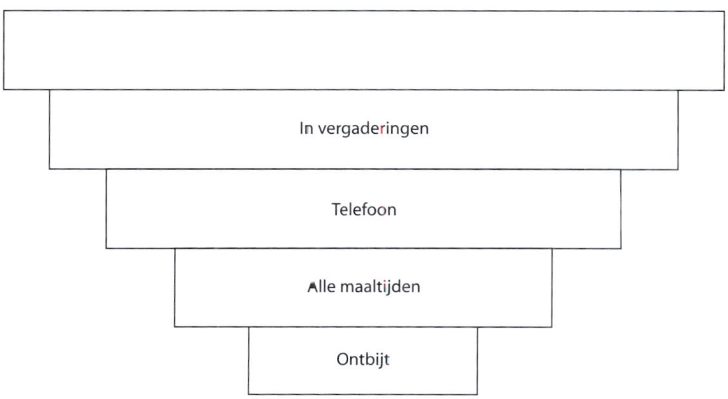

Als je dit vers uit het hoofd kent, heb je altijd 'stof' om mee te werken. In deze tekst komen veel m, n en ng-klanken voor.

Drie Meneren In Het Woud

Er waren eens drie meneren
heel deftig en heel oud,
die wilden gaan kamperen,
kamperen in het woud.
Ze lazen om te beginnen,
alvast het weerbericht.
Ze kochten een tent van linnen
en helemaal waterdicht.
Zij vonden een woud vol bomen,
het was er guur en koud,
de regen viel in stromen
het was een heel woest woud.
Ze zaten daar te rillen daarbinnen,
daarbinnen in die tent.
Je moet zoiets nooit beginnen,
als je oud en deftig bent.
De drie oude meneren,
waren verkouden en hees.
Toen kwamen er drie beren,
die roken mensenvlees.
De beren waren schrander,
en trokken meteen van leer.
Ze zeiden tegen elkander:
Zeg, lust jij oude-meneer?
Ze gooiden met boze snuiten
de hele tent opzij.
De meneren kropen naar buiten
en riepen: heb medelij!
O, beren hebt genade,
wij zijn zo deftig en oud.
Wij doen hier toch geen schade?
Wij zitten gewoon in het woud.
De beren zeiden: Ach, vrinden
zo was het niet bedoeld!

Wij zullen u niet verslinden.
Wij zijn alweer bekoeld.
Toen zaten ze met z'n zessen
gezellig onder een boom
en dronken een glaasje bessen
en noemden elkander: oom.
De deftige oude meneren
zijn weer terug, alle drie.
Zij denken nog vaak aan de beren
met liefde en sympathie.

Annie M. G. Schmidt

REFERENTIES

Coblenzer, H. & Muhar, F. (2002). *Atem und Stimme. Anleitung zum guten sprechten.* Wien: Öbv & Hpt.

Lessac, A. (1997). *The use and training of the human voice. A bio-dynamic approach to vocal life.* Mountain View, California, London-Toronto: Mayfield Publishing Company.

Linklater, K. (1976). *Freeing the natural voice.* New York: Drama Publishers.

Berry, C. (1973). *Voice and the actor.* Chatham, Kent: Mackays of Chatham PLC.

Le Huche, F. & Allali, A. (1989). *La voix-therapeutique des troubles vocaux.* Paris: Maffon.

Timmermans, B. (2003). Spraakvaardigheid: ballast of noodzaak? *Etcetera, 89,* December 2003.

Timmermans, B. (2004). *Klink Klaar. Een uitspraak en intonatiegids voor het Nederlands* (+ gratis cd). Leuven/Apeldoorn: Davidsfonds.

Habermann, G. (1996). *Stimme und Mensch. Beobachtungen und Betrachtungen.* Median-Verlag von Kilisch-Horn.

Nijssen, A.M. (1997). *Lichaamstaal. Niet-verbaal communiceren.* Antwerpen: Standaard Uitgeverij.

Roy, N., Ryker, K.S. & Bless, D.M. (2008). Vocal violence in actors; an investigation into its acoustic consequences and the effects of hygienic laryngeal release training. *Journal of Voice* 14; 215-230.

HOOFDSTUK 9

PRESENTATIE EN MEDIACOACHING

INTONEREN / RESONEREN / ARTICULEREN

P. Ceuppens[13]

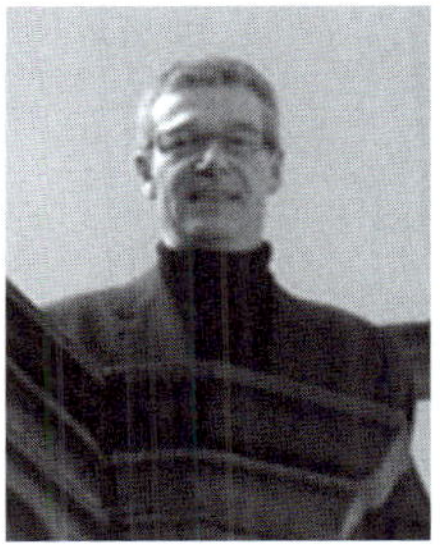

1. COACHING

De logopedist die professionele stemmen begeleidt is eerder een stemcoach dan een stemtherapeut. Daar waar de stemtherapeut hoofdzakelijk met afwijkende stemmen werkt, zal de stemcoach meestal met normale stemmen werken. De klassieke stemtherapeut wil een stem*stoornis* verhelpen. Er worden van hem weliswaar ook coachende vaardigheden verwacht, maar die zijn hoofdzakelijk curatief van aard: ze moeten bijdragen tot het oplossen van het stemprobleem van de cliënt.

De stemcoach zal veel meer preventief en/of artistiek gaan coachen. Preventief omdat hij het normale stemgebruik van de spreker wil optimaliseren en zo wil voorkomen dat er zich later eventuele stemproblemen gaan voordoen. Artistiek omdat hij het vocale uitdrukkingsvermogen

13. Piet Ceuppens is Licentiaat & Gegradueerde Logopedie en docent Stem en Stemstoornissen aan Lessius Antwerpen (Associatie K.U.Leuven). Hij heeft jarenlange ervaring in het begeleiden van beroepssprekers in het algemeen en van VRT-stemmen in het bijzonder. Daarnaast begeleidt hij stempatiënten in zijn private praktijk.

van de spreker wil vergroten, hij werkt met de vocale instrumentalist die het maximum uit zijn instrument (de stem) wil halen.

Grosso modo zouden we zelfs kunnen stellen dat wanneer een stemcoach veel curatief moet coachen hij zijn preventief en artistiek coachen niet goed heeft gedaan.

2. BEROEPSSPREKERS

In de literatuur worden verschillende definities en indelingen gegeven over beroepssprekers en/of professionele stemmen. Wij denken hier onder meer aan de definitie van Martin & Darnley (1996), en van Titze, Lemke & Montequin (1996) of aan de indeling van Koufman & Isaacson (1991). De meeste van deze klassieke definities en indelingen laten echter een weinig gedifferentieerde aanpak toe. Wij opteren dan ook voor een eerder pragmatische indeling van de beroepssprekers in vier categorieën:

< *Luid- en veelpraters:* zij gebruiken hun stem gedurende verschillende uren per dag aan een aanzienlijke luidheid. Voorbeelden binnen deze groep zijn leerkrachten, docenten, toneelspelers, ...

Luid +	*Veel +*

< *Veelpraters:* zij gebruiken hun stem gedurende verschillende uren per dag, maar meestal in one-to-one situaties, aan een conversatieluidheid. We denken hier bijvoorbeeld aan telefonisten, verkopers, ...

Luid –	*Veel +*

< *Luidpraters:* deze personen gebruiken hun stem niet zo veel tijdens hun beroepsuitoefening, maar als ze ze gebruiken is dat vaak aan een aanzienlijke luidheid, zelfs met luidheidexcessen. Officieren, bevelvoerenden, ... behoren tot deze categorie.

Luid +	*Veel –*

< *Niet luid- en niet veelpraters:* deze sprekers gebruiken hun stem niet veel en ook niet luid, maar als ze ze gebruiken moet ze aan hoge kwaliteitseisen voldoen. Radio- en televisiepresentatoren behoren bijvoorbeeld tot deze groep.

Luid –	*Veel –*

Bij elk van deze vier groepen kunnen stressfactoren en het al dan niet aanwezig zijn van een competitieve inslag, extra belastend of verzwarend zijn.

Uit deze indeling blijkt het grote verschil aan noden en behoeften voor elke categorie beroepssprekers. Zo zal de vraag naar stemcoaching van de radiopresentator er helemaal anders uitzien dan de vraag van de toneelspeler. We zullen onze coaching dus sterk moeten differentiëren al naargelang de groep waartoe een bepaalde beroepsspreker behoort. Daarnaast zullen we, binnen elke groep, ook nog persoonlijk moeten differentiëren, al naargelang persoonlijkheidstrekken, motivaties, interesses, cognities, ... van de cliënt. De bouwstenen van de coaching blijven weliswaar gelijk, maar met accentverschuivingen al naar gelang de behoeften.

3. ELEMENTEN VAN COACHING

Binnen de presentatie- en mediacoaching van professionele stemmen kunnen we gebruik maken van heel wat technieken uit de klassieke stemtherapie. Deze technieken hebben vooral te maken met resoneren, articuleren en intoneren. Daarnaast zullen we moeten werken aan stemhygiëne en stemmisbruiken.

3.1 Stemhygiëne en stemmisbruiken

Stemhygiëne is belangrijk voor iedere spreker (zie hoofdstuk 1), maar zeer zeker voor beroepssprekers. De meeste professionele stemmen, tot welke categorie beroepssprekers ze ook behoren, hebben zeer diverse vooropleidingen. Meestal hebben ze echter geen, of slechts een zeer geringe, vooropleiding aangaande stemvorming. Het is dan ook de absolute taak van de stemcoach om enig basisinzicht te verschaffen in het stemmechanisme en de beïnvloedende factoren. Meestal neemt dit de vorm aan van counselingsessies waar informatie gegeven wordt aan de cliënt. Alle aspecten van de stemgeving, gaande van houding en ademhaling over stemplooitrilling en resonans tot invloeden van cognities en emoties, dienen hierbij aan bod te komen. Op basis van het groeiende inzicht komt de cliënt, samen met de coach, zelf tot het inzicht wat goed en wat minder goed is voor de stem. Anders gezegd: de coach stuurt het gesprek zodanig dat de cliënt niet anders kan dan zelf tot de juiste conclusies inzake stemhygiëne te komen. In vele gevallen is het een kwestie van (1) bewust worden, (2) samen alternatieven of oplossingen zoeken, en (3) de alternatieven toe te passen en (4) op te volgen. In tabel 1 geven we een overzicht van de meest voorkomende stemmisbruiken en/of negatief inwerkende factoren die we zelf, binnen onze werksetting van de VRT, ontmoeten. We geven ook telkens een suggestie voor aanpak en/of alternatief.

Tabel 1: Meest voorkomende stemmisbruiken en negatief inwerkende factoren op de stem bij VRT medewerkers met suggesties voor aanpak en alternatieven.

Factor/misbruik	Aanpak	Alternatief
Pre-microfoonschraap	Bewustwording, voorlichting, uitleg, controle en follow-up	Slikken, water drinken, zoemen
Combinatie airco – stoffige radiostudio's – warme TV. studio's, uitzendingstress	Voorlichting, uitleg	Water drinken, waterdispensers, luchtbevochtigers
Koffieverbruik	Voorlichting, uitleg, controle en follow-up	Cafeïnevrije koffie, andere drank, ...
Vermoeidheid, onregelmatige werkuren, crisisperiodes	Voorlichting, uitleg, follow-up	Regelmaat plannen, opwarmingsoefeningen
Gejaagdheid, voeding, algemene spanningsverhoging	Voorlichting, uitleg, follow-up	Rustpunten inbouwen, voedingsafspraken
Rookgedrag	Voorlichting, uitleg	Stoppen, verminderen

Uit tabel 1 blijkt duidelijk het preventieve aspect van de coaching: voorkomen van stemproblemen op langere termijn. Voor de artistieke en de eventuele curatieve coaching halen we inspiratie in enkele basistechnieken: resoneren, intoneren en articuleren.

3.2 Resoneren, articuleren en intoneren

3.2.1 Respect voor de geschiedenis

Al jaren gebruiken logopedisten met succes diverse technieken en methoden voor de behandeling van cliënten met stemklachten. We denken hierbij aan de kauwmethode van E. Froeschels (1943), de accentmethode van S. Smith (1977), de nasaleringsmethode van Pahn & Pahn (1986), de faciliterende benaderingen van D. Boone (1984), de hmhm techniek van Cooper (1979), ... Voor een beschrijving hiervan verwijzen we naar het handboek Stemstoornissen, een handboek voor de klinische pratkijk. Het blijken stuk voor stuk methodes te zijn die effectief werken. Heel wat stemcliënten zijn er mee geholpen geweest. We kunnen ons dan ook de vraag stellen wat de werkzame bestanddelen zijn in elk van deze methodes? Of anders gesteld: wat zijn de gemeenschappelijke elementen in deze methodes? We komen dan vrij snel tot de vaststelling dat het in elke methode steeds weer gaat om resoneren, intoneren en articuleren in verschillende variaties, vormen en gradaties. Het blijken dus 3 basistechnieken te zijn die, vanuit curatief standpunt bekeken, zeer effectief zijn.

Resoneren, intoneren en articuleren kunnen we ook perfect inpassen in het stemmodel van Perkins (1978). Een model met tal van aanknopingspunten naar zowel artistieke, preventieve en curatieve coaching.

3.2.2 Model van Perkins

Perkins (1978) maakt een onderscheid tussen zogenoemde onafhankelijke en afhankelijke stemdimensies bij de stemproductie. Tot de onafhankelijke stemdimensies behoren de luidheid (die kan variëren van zacht naar luid), de toonhoogte (die kan variëren van laag naar hoog) en de kwaliteit. De kwaliteit wordt op zijn beurt bepaald door onafhankelijke productiedimensies als stemgeving (variërend van stemloos tot stemhebbend), de wijze van stemgeving (lichte stem, middenstem en pulsatiestem), de graad van constrictie (variërend van open naar gesloten) en de stemplaatsing (variërend tussen gebalanceerd en niet gebalanceerd). Daarnaast zijn er de afhankelijke dimensies ademspanning (variërend van een lage tot een hoge subglottisdruk) en gelijkmatigheid (variërend van gelijkmatig tot ongelijkmatig). Al deze dimensies zijn in bepaalde mate bij elke stemgeving aanwezig. Als we een stemgeluid produceren dan gebeurt dat aan een gekozen toonhoogte, een gekozen luidheid, een bepaalde stemgeving, wijze van stemgeving, stemconstrictie, stemplaatsing, ademspanning en gelijkmatigheid. In zekere zin werken alle productiegedragingen holistisch. Wanneer we een ongeschoolde spreker bijvoorbeeld vragen om de toonhoogte te verhogen, dan merken we dat de luidheid en de constrictie mee stijgen. Een belangrijk kenmerk van optimale stemvaardigheid is dat men elk onafhankelijk stemgedrag ook onafhankelijk kan gebruiken en dus bijvoorbeeld luider kan gaan zonder de toonhoogte en de constrictie mee te laten stijgen. Dit betekent dat er door deze combinatiemogelijkheden zeer veel verschillende stemproducties kunnen ontstaan. Omgekeerd zien we, binnen de stemkliniek, dat hoe meer een stem verstoord is, hoe meer de onafhankelijke dimensies zullen functioneren als afhankelijk en hoe minder verschillende stemproducties kunnen ontstaan. Men zou een afwijkende stem kunnen definiëren als het afhankelijk functioneren van onafhankelijke stemgedragingen (Stes, 2001). De stempedagogiek zal er precies op gericht zijn om de onafhankelijke stemdimensies ook zo onafhankelijk mogelijk te leren sturen.

4. PRAKTISCHE OEFENINGEN

4.1 Onafhankelijk sturen van de stemdimensies

Een goede toepassing in het onafhankelijk leren sturen van de onafhankelijke productiedimensies vinden we bijvoorbeeld in het leren accentueren. We kunnen dit toepassen op zowel het woord- als het zinsaccent.

Het *woordaccent* (of woordklemtoon) betekent dat een bepaalde lettergreep van het woord geaccentueerd (met meer nadruk) wordt uitgesproken. Die nadruk is meestal een dynamische nadruk. De bewuste lettergreep wordt luider uitgesproken dan de overige lettergrepen. Deze luidheidvariatie gaat soms gepaard met een kleine toonhoogtestijging. Niet-geoefende sprekers maken vaak een te grote toonhoogtestijging, waardoor het accent overmatig klinkt. In sommige gevallen zullen we bij het woordaccent ook een melodische nadruk gebruiken. De bewuste lettergreep wordt dan iets hoger uitgesproken dan de overige lettergrepen.

Met *zinsaccent* wordt bedoeld dat een bepaald woord (of woordgroep) in een zin benadrukt wordt. Dit kan op een dynamische manier (met luidheid). We spreken dan van een *dynamisch zinsaccent*. Ook hier moeten we er over waken de toonhoogte niet te sterk te laten mee variëren. Zinsaccenten kunnen ook gegeven worden op een andere manier dan met luidheid. Wanneer we een woord (of woordgroep) beklemtonen met een toonhoogtevariatie (meestal een toonhoogtestijging, maar een daling kan ook) spreken we van een *melodisch accent*. We kunnen een woord(groep) ook beklemtonen door het af te zonderen van de rest van de woorden. Hier speelt dus een tijdsdimensie en we spreken dan van een *temporeel accent*.

In de praktijk worden deze drie types van zinsaccenten afwisselend gebruikt. Steeds hetzelfde accenttype gebruiken geeft een stereotiepe accentuering en werkt een patroontje in de hand. Afwisselend gebruik van de verschillende accenten verhoogt de aantrekkelijkheid en het luistercomfort. Afwisselend gebruiken van de drie zinsaccenten betekent niet dat we ze samen (gelijktijdig) mogen gebruiken. Samengebruik geeft een overaccentuering.

4.1.1 Perceptietraining

- Luister naar spraak op de radio of de televisie. Probeer de *woorden die geaccentueerd worden te herkennen*. De oefening is effectiever als de spraak op band wordt opgenomen, waardoor men nog eens kan terug luisteren en de gegeven accenten nogmaals kan beoordelen en eventueel corrigeren.
- Beluister dezelfde opname opnieuw en *categoriseer de soorten klemtonen*. Welke worden gerealiseerd door:

– langzaam spreken (temporeel)
– luider spreken (dynamisch)
– toonhoogteverandering (melodisch)

4.1.2 Productietraining

Nonsensniveau

< Spreek de volgende, betekenisloze klankreeksen uit *zonder enige beklemtoning*, dus zo egaal en monotoon als maar mogelijk is:
pa pa pie po pa
pee pe pij po poo
pie pa pee po pui
pij pi poe pa pee
ma ma mie moe moo
lee le lij lo loo

Omdat je min of meer automatisch een bepaalde lettergreep zult gaan beklemtonen, zal het in de regel even duren voor het lukt. Je merkt hoe moeilijk het is om een gewoonte weg te laten.

< Zet de klemtoon nu op de syllabe die vet gedrukt staat. Doe de oefening eerst met dynamische accenten (wat luider, maar wat lager), nadien met melodische accenten (wat hoger, maar wat zachter) en tenslotte met temporele accenten (niet luider, niet hoger, maar vooraf even inhouden of vertragen in de syllabe).
pa pa pie **po** pa
pee pe **pij** po poo
pie **pa** pee po pui
pij pi poe pa pee
ma ma mie **moe** moo
lee le **lij** lo loo

Woordniveau

< Ook hier proberen we eerst onze automatismen even uit te schakelen. We proberen onderstaande woorden te lezen zonder accentuering (geen luidheids-, toonhoogte- of tempovariaties).

binnenblijven	betamelijk	catacomben	monumentaal
dodelijke	betekenis	compositie	medicament
buitenbanden	pedanterig	componenten	vitaliteit

donderbussen	petieterig	barricade	festiviteit
dadelijke	sukadekoek	mandoline	gouvernement
tafellinnen	hortensia	monopolie	kandidatuur

< We passen nu de verschillende soorten accenten toe op woordniveau. Oefen eerst met het dynamisch accent, dat zijn we het meest gewoon. Zeg de vette lettergreep luider (maar wat lager) dan de andere lettergrepen. Probeer dit ook zeer hoekig te doen: enkel de bewuste lettergreep zeg je luider: klim niet langzaam op in luidheid om dan weer langzaam te zakken.

binnenblijven	be**ta**melijk	cata**com**ben	monumen**taal**
dodelijke	be**te**kenis	compo**si**tie	medica**ment**
buitenbanden	pe**dan**terig	compo**nen**ten	vitali**teit**
donderbussen	pe**tie**terig	barri**ca**de	festivi**teit**
dadelijke	su**ka**dekoek	mando**li**ne	gouverne**ment**
tafellinnen	hor**ten**sia	mono**po**lie	kandida**tuur**
duidelijke	ok**to**bermaand	panto**mi**me	kleptoma**nie**
pennenlikken	po**li**tiemacht	fana**tis**me	karika**tuur**
pottenbakker	ka**len**derjaar	venti**la**tor	repara**teur**
beddendeken	be**mi**ddeling	vaca**tu**re	locali**teit**
millimeter	ka**na**riekooi	kame**ra**den	tempera**tuur**
tussenpozen	ko**nijn**enhol	fabri**ca**ge	domini**caan**
tingelingen	be**va**lligheid	vari**a**tie	diaco**nes**
middenbermen	pro**vi**siekast	lamen**te**ren	locomo**tief**

< Op dezelfde manier oefenen we nu met het melodisch accent: we laten de toonhoogte hoekig stijgen op de vetgedrukte lettergrepen. Hou hierbij de luidheid goed onder controle, probeer zelfs om de luidheid wat te laten afnemen op het ogenblik dat je toonhoogte stijgt. Merk op dat een melodisch accent op de laatste lettergreep vrij moeilijk is. Dit gaat namelijk in tegen ons taalgevoel: we hebben in het Nederlands een dalend toonhoogtepatroon op het eind van een woord of een zin en nu moeten stijgen. Wanneer we straks met zinnen oefenen zullen we dit nog meer uitgesproken voelen.

< Ook het temporeel accent kunnen we op woordniveau toepassen al is dit vrij kunstmatig. De lopende spraakstroom is immers nog niet lang genoeg om al onderbroken te worden om een deel af te zonderen. Op zinsniveau zullen we zo makkelijk een woord (betekeniseenheid) kunnen afzonderen, nu gaan we een syllabe afzonderen door even ervoor kort in te houden. Dit kan uiteraard niet gebruikt worden bij woorden met de klemtoon op de eerste lettergreep want dan is er nog geen spraakstroom.

Zinsniveau

In de volgende reeks oefeningen gaan we bewust de zinsaccenten manipuleren. We proberen te experimenteren met andere accenten dan diegene die we gewoon zijn. We moeten andere manieren van accentuering ontdekken. We proberen daarbij altijd goed naar onszelf en naar de anderen te luisteren.

< Ook nu proberen we eerst om onze automatische piloot uit te schakelen: wanneer we een zin lezen gaan we onbewust hier en daar gaan beklemtonen. Soms is dit op inhoudelijk juiste plaatsen, maar soms zetten we de accenten ook op foutieve plaatsen. Wanneer we de zin "lezen" plaatsen we de accenten soms op een andere plaats dan wanneer we deze zin zouden "zeggen" in een spontaan gesprek. Daardoor klinkt de zin dan "gelezen" en wat "onnatuurlijk". Probeer daarom onderstaande zinnen eerst zonder enig dynamisch, melodisch of temporeel accent te lezen.

- Nee, ik ga morgen naar Zweden.
- Wil je onmiddellijk hier komen.
- Zij vieren hun gouden bruiloft.
- Daar worden rozen verkocht.
- Hij is naar Brussel gereden.
- Het wordt vandaag een bewolkte dag.
- Mijn knie doet weer pijn.
- Waarom zou je dat aan Karel niet vragen?
- Zij heeft vier kilogram appels gekocht.
- Er staat een lange file.

< Spreek de volgende zinnen uit, waarbij het vet gedrukte woord *langzamer* wordt *uitgesproken* (temporeel accent); let op dat je de toonhoogte en de luidheid nauwelijks verandert. Je kan het temporeel accent ook maken door vlak voor en meteen na het te accentueren woord even kort te pauzeren. Op die manier ga je dat ene te accentueren woord wat afzonderen in de temporele "spraakstroom".

Merk op dat de verlengde woorden vaak ook zorgvuldiger, meer overdreven gearticuleerd worden.

- **Nee**, ik ga morgen naar Zweden.
- Wil je **onmiddellijk** hier komen.
- Zij vieren hun **gouden** bruiloft.
- Daar worden **rozen** verkocht.
- Hij is naar **Brussel** gereden.
- Het wordt vandaag een **bewolkte** dag.
- Mijn **knie** doet weer pijn.
- Waarom zou je dat aan **Karel** niet vragen?

– Zij heeft vier kilogram **appels** gekocht.
– Er staat een lange **file**

< Herhaal voorgaande oefening en maak de accenten nu vooral door de betreffende lettergrepen *luider uit* te *spreken* (dynamisch accent), in plaats van langzamer. Merk op dat je bijna altijd ook een toonhoogteverandering zult maken. Onderdruk die toonhoogtestijging of probeer zelfs te zakken met toonhoogte op het moment dat je luidheid stijgt. Probeer ook van het accent hoekig te maken, d.w.z. je gaat enkel luider op het te accentueren woord en je komt meteen weer terug naar je gewone luidheid. Zo vermijd je dat je langzaam in luidheid opklimt tot een piek, om dan weer langzaam te dalen. Dit langzaam opklimmen en dalen geeft een wiegend en golvend effect en is volledig doelloos.

< Spreek voorgaande zinnen uit *met een verandering van de toonhoogte* van het vet gedrukte woord (melodisch accent). Wissel de toonhoogte af door het cursief gedrukte woord zowel laag als hoog te accentueren. Merk ook het gevoelsmatige verschil op dat deze twee vormen van accentueren met zich mee brengen. Uiteraard probeer je om bij een toonhoogtestijging de luidheid constant te houden, of zelfs wat te laten afnemen. Ook hier proberen we om de melodische accenten op een hoekige manier te plaatsen door slechts één woord of lettergreep naar toonhoogte te veranderen en meteen weer terug te keren naar de oorspronkelijke toonhoogte.

< Ook bij deze oefeningen merken we dat het niet mogelijk is om een temporeel accent te gebruiken als we het eerste woord van een zin willen accentueren. Hier zullen we dus voor een dynamisch of melodisch accent moeten kiezen. We ervaren ook dat het melodisch accent gebruiken op het laatste woord van een zin niet strookt met de intonatie van het Nederlands. Wanneer we dus het laatste woord van een zin willen beklemtonen kiezen we best voor een temporeel of een dynamisch accent.

< We moeten nu nog leren om het accent te plaatsen op het woord dat we willen accentueren. Dat woord wat inhoudelijk het belangrijkste is, wat het sleutelwoord in de zin is. Meestal kunnen we wel aangeven waar we het accent *willen* plaatsen, maar als we dan de zin lezen komt het (ongewild) op een andere plaats. Spreek de volgende zinnen uit en maak daarbij steeds op een *wisselende plaats een melodisch accent*. Je leert op deze manier het accent plaatsen waar je het wil. Uiteraard merk je hierbij een verschil in betekenis van de zin op.

– **Mijn** rug voelt niet lekker aan.
  Mijn **rug** voelt niet lekker aan.
  Mijn rug **voelt** niet lekker aan.
  Mijn rug voelt **niet** lekker aan.
  Mijn rug voelt niet **lekker** aan.
  Mijn rug voelt niet lekker **aan.**

– **Pa** ging op zijn fiets naar het werk.

Pa **ging** op zijn fiets naar het werk.
Pa ging **op** zijn fiets naar het werk.
Pa ging op **zijn** fiets naar het werk.
Pa ging op zijn **fiets** naar het werk.
Pa ging op zijn fiets **naar** het werk.
Pa ging op zijn fiets naar **het** werk.
Pa ging op zijn fiets naar het **werk.**

– **Moeder** bakt pannenkoeken in de pan.
Moeder **bakt** pannenkoeken in de pan.
Moeder bakt **pannenkoeken** in de pan.
Moeder bakt pannenkoeken **in** de pan.
Moeder bakt pannenkoeken in **de** pan.
Moeder bakt pannenkoeken in de **pan.**

– **Dat** boek stond jarenlang in de kast.
Dat **boek** stond jarenlang in de kast.
Dat boek **stond** jarenlang in de kast.
Dat boek stond **jaren**lang in de kast.
Dat boek stond jaren**lang** in de kast.
Dat boek stond jarenlang **in** de kast.
Dat boek stond jarenlang in **de** kast.
Dat boek stond jarenlang in de **kast.**

< Merk op dat bij het maken van een dergelijk melodisch accent ook de rest van de zin in toonhoogteverloop gaat veranderen. Dit komt omdat het toonhoogteaccent deel uitmaakt van het globale toonhoogteverloop van de hele zin, met andere woorden, van de intonatie.

< Herhaal de bovenstaande zinnen en maak daarbij steeds op een *wisselende plaats een dynamisch accent*. Nadien doe je hetzelfde met een *temporee*l accent. Vergeet ook nu weer het hoekige karakter van de accentuatie niet.

< Wanneer we de accentoefeningen op zinsniveau gaan doen wordt het heel duidelijk dat we een melodisch accent niet kunnen gebruiken wanneer we het laatste woord van de zin willen beklemtonen en dat we het temporele accent niet kunnen hanteren wanneer we het eerste woord uit de zin in de verf willen zetten.

Op dezelfde manier kan men, al naar gelang de behoeften van de cliënt, andere onafhankelijke productiegedragingen gecombineerd oefenen. Het principe is daarbij steeds hetzelfde: één bepaalde productiedimensie wijzigt en de overige onafhankelijke productiedimensies blijven constant.

4.2 Intoneren

Intonatie is het globale toonhoogteverloop van een zin. Het is de totale zinsmelodie. Binnen deze melodie is er dus plaats voor de zins- en woordaccenten. De accenten zijn erin vervat en beïnvloeden de intonatie. Het zeggen van een zin gebeurt echter met een groter toonhoogteverloop dan enkel de melodische accenten. Vele sprekers gebruiken steeds weer hetzelfde melodietje. De intonatie wordt dan voorspelbaar: er ontstaat een toontje. Dit komt bij lezen veel vaker voor dan bij spontaan spreken. Intonatiepatronen worden beïnvloed door leerprocessen (imitatie), maar ook door de manier van schrijven. Illustraties van imitaties zijn bijv. het streekgebonden Limburgs intonatiepatroon, de typische leesdreun uit het lager onderwijs, het typische nieuwstoontje, het luidop-samenleestoontje van volwassenen in een kerk, ... Wanneer in een tekst iedere zin geschreven is volgens dezelfde grammaticale structuur, dan is de kans groot dat de melodie ook steeds weer hetzelfde zal zijn. Afwisseling in syntactische structuur, bij het schrijven van een tekst, zal een leestoontje tegenwerken, meer nog: het bevordert afwisseling in de intonatie.

Uiteraard komen de zojuist behandelde woord- en zinsaccenten hierin terug, maar daarnaast zijn er nog enkele specifieke regels van belang.

De meest voorkomende intonatiepatronen en meest basale elementen ervan zullen worden behandeld in de volgende oefeningen.

< Intonatie wordt onmiddellijk gemist wanneer men een zin zonder enige melodie uitspreekt, dus *geheel monotoon*. Doe dit met de volgende zinnen:

In het water ligt een plastiek tas.
Door de velden loopt een zandpad.
Zij zit met haar voeten in het water.
De wind komt uit de verkeerde hoek.
Laat mij jou handen eens zien.
Ga jij morgen met mij mee?
Ik heb geen appels maar peren gekocht.
Hij verblijft in een prachtig hotel.

< Spreek nu de zinnen van bovenstaande oefening *afwisselend zonder en met intonatie.*

< De zinnen uit de voorgaande oefening kunnen ook uitgesproken worden zonder articulatie, bijvoorbeeld door ze te *neuriën*. Daarbij wordt eigenlijk alleen het intonatiepatroon gehoord. Probeer nu een andere melodie te neuriën en zet deze nadien dan weer om in woorden. Je zal merken dat je op die manier makkelijk een intonatiepatroon kan wijzigen.

Kies ook enkele malen een ander zinsaccent voor dezelfde zin en merk op dat het intonatiepatroon verandert.

- Wanneer we intonatieoefeningen doen, proberen we voortdurend om de onafhankelijke productiedimensies zoveel mogelijk onafhankelijk te sturen.

- Naar de praktische toepassing zullen we vooral moeten leren van functioneel te intoneren: in functie van de betekenis, in functie van de inhoud. De inhoud moet zo goed mogelijk overgebracht worden. In de meeste gevallen betekent dit dat we eerder beperkt maar efficiënt intoneren. Dit is op zich ook nog eens stemsparend.

4.3 Resoneren

Ontspannen resoneren is een doel in vele directe stemtherapieën. Ook binnen de coaching van professionele stemmen neemt het een belangrijke plaats in omdat het stemontspannend werkt, omdat het geleidelijk aan de draagkracht van de stem vergroot en omdat het het timbre van de stem optimaliseert. Bovendien vormen resonansoefeningen een ideale warming-up voor de stem.

- Het komt er in de eerste plaats op aan ontspannen te leren resoneren. Hierbij ligt de larynx laag in de keel en zijn de mondbodem, keelwand en gehemelte soepel. De tong ligt laag en plat in de mond, met de tongpunt tegen de onderste snijtanden. De lippen staan losjes op elkaar en we proberen de kaakhoek groter te maken. Probeer het geluid ten volle in de mond te nemen. Je voelt nu de resonantie in alle holten van het aanzetstuk. Tast systematisch af of je de resonantie voelt op het borstbeen, in de hals, in de mondholte, op de lippen, in de neusholte, op het neusbeen, in de sinussen. Als het basisgeluid goed zit dan geeft het een aangenaam gevoel.

- Eens we het basisgeluid hebben gevonden brengen we variaties aan in toonhoogte: eerst kleine toonhoogteverglijdingen, later wat grotere. We waken er weer over dat we enkel de toonhoogte veranderen en dat luidheid, constrictie, enz. constant blijven. Na de variaties in toonhoogte kunnen we ook variaties in luidheid aanbrengen. Ook dit doen we op een onafhankelijke manier.

- Vanuit deze basisklank gaan we nu syllaben en woorden maken. Koppel eerst een klinker aan de basisklank. Probeer de resonans uit de basisklank over te dragen op de (open) klinker(s). Als dat lukt beginnen met woorden, aanvankelijk met veel nasalen. We proberen om goed (en overdreven) te resoneren op de nasalen. Van woorden gaan we over op zinnen.

- Stilaan proberen we de stem meer en meer in het faciale masker te plaatsen (Timmermans, 2004). We projecteren onze stem goed naar voor, naar de opening in het toneelmasker, en dus naar de luisteraar toe.

- Het maken van basis resonansgeluid is een ideale opwarmer voor de stem, zeker als er na verloop van tijd wat toonhoogte- en luidheidsverglijdingen bij komen. Het is een populaire oefening bij vele VRT microfoonmedewerkers, in de auto, op weg naar het werk. Net zoals een concertpianist dagelijks zijn vingeroefeningen doet, zouden wij dagelijks onze "zoemoefeningen" moeten doen.

4.4 Articuleren

Het verband tussen articulatie en stem wordt vaak onderschat. Toch zullen een aantal adviezen en oefeningen op het vlak van articulatie een positieve invloed uitoefenen op de stemgeving, en dit zowel artistiek, preventief als curatief.

< Tijdens het spreken proberen we de kaakval zo groot mogelijk te maken: laat de onderkaak zakken waar mogelijk. Dit is een verticale beweging. Veel sprekers maken de fout een horizontale beweging te maken door de mondhoeken naar achteren te trekken. Dit moeten we uiteraard vermijden. Een open articulatie heeft heel wat voordelen: we verkrijgen een betere orale resonans, het werkt ontspanning in de hand en heeft een dalend effect op de positie van de larynx in de hals. We oefenen dit uiteraard best met open klinkers en tweeklanken. Laat de kaak aanvankelijk maar (overdreven) open vallen, zodat men een wat "domme look" krijgt. Probeer het eens met deze syllabes, woorden en zinnen:

- waa waa waa waa
maa maa maa maa
wij wij wij wij
lij lij lij lij
- maken – maten – magen – manen
daken – daden – dagen – dalen
waken – waden – wagen – wanen
raken – raden – ragen – ramen
- uitlaten – oplaten – aflaten – nalaten
afstaan – uitstaan – opstaan – ontstaan
zodanig – befaamd – verzaken – vermaken
geraken – genaken – tabernakel – spektakel
- onverdraaglijke nalatigheid
niet te verdragen aanmatiging
inderdaad onaanvaardbaar
zijn aankomst is mijn aandacht ontgaan
- Laat gaan slapen en daarna een lange tijd uitslapen
Samen ruiten staan lappen in de ijzige kou
De aankoop van aandelen uitstellen
Ontoelaatbare kandidaten voor de provinciale raad

< We articuleren ook veerkrachtig en pittig. Meestal maken we het onderscheid tussen het kleine mechanisme van de articulatie en het grote mechanisme. Microfoonmedewerkers of sprekers in een kleine ruimte spreken doorgaans in het kleine mechanisme: de articulatiebewegingen zijn klein, pittig en veerkrachtig. Het tempo ligt hier ook vrij hoog. Bij het spreken voor een publiek in een grote ruimte hanteren we het groot mechanisme van de articulatie: de bewegingen zijn groter en nadrukkelijker. Ook hier blijven de bewegingen veerkrachtig, maar het tempo is lager. Of we nu nadrukkelijk en veerkrachtig praten in het groot mechanisme of pittig en veerkrachtig in het kleine mechanisme, die veerkracht en pittigheid blijft beperkt tot lippen en tong! De kracht en pittigheid werken dus in zekere zin onafhankelijk van de stemgeving, want die moet soepel, los en ontspannen blijven. Een pittige en veerkrachtige articulatie mag zeker geen aanleiding geven tot een verhoging van spanning in de keelstreek. Voorbeelden van pittigheidsoefeningen – ook wel kleine mechanisme of klein systeem van de articulatie genoemd – vind je in tal van oefenboeken zoals "Spreken en Zingen" van Eldar (1995) of "Klink Klaar" van Timmermans (2004). Ook nu kan er weer geoefend worden op syllabe-, woord- en zinsniveau. Probeer de oefeningen steeds ritmisch te doen, en maak de articulatiebewegingen kort en veerkrachtig. Oefen eerst langzaam en zorgvuldig, en ga geleidelijk over naar snel tot zeer snel. De mondbewegingen zijn klein en pittig.

- Pa la la la, pa la la la, pa la la la laa
  Pi li li li, pi li li li, pi li li li lie
  Tippetappe tippetappe tippetappe top
  Pikkepakke pikkepakke pikkepakke pok
  Putteke putteke putteke putteke putteke put
  Potteke potteke potteke potteke potteke pot
  Patteke petteke pitteke potteke putteke poet

- Potten en pannen – piepende poppen – pikkende kippen – bokkenpoten – boter bij de vis – bovenste beste – binnenste buiten – tintelende tenen – de biezen pakken – pannenkoeken bakken – beetje bij beetje – katoenen badpakken – dikkedakken – bij de pinken zijn

- De koetsier poetst de postkoets met postkoetspoets.
  Beter bij de boeken dan bij de bierkan.
  Weten te geven en te nemen.
  Meisjes in rokken rocken de rock-'n-roll.
  Toon toont de toon aan.
  De sluipende sluipschutter sluipt sluipend langs de sluipmuur.

< We plaatsen de articulatie zoveel mogelijk vooraan in de mond. We werken zoveel mogelijk in buitenwaartse richting. Ook hier kan de suggestie van het faciale masker (Timmermans, 2004) helpen. We richten de spraak naar de opening in het toneelmasker.

< Ritmische articulatieoefeningen, oefeningen voor het kleine mechanisme, ..., kunnen ook prima gebruikt worden als warming-up voor de articulatie. Ook hier kunnen we de vergelijking maken met de concertpianist die zijn dagelijkse vingeroefeningen doet: professionele sprekers zouden dagelijks hun articulatiereeksen moeten doen.

Uit het bovenstaande mag blijken dat presentatie- en mediacoaching vanuit logopedisch standpunt, in vele gevallen terugvalt op basistechnieken uit de stemtraining, tenminste voor wat de directe stemtraining betreft. Naast de begeleiding op het directe en overt merkbare gedrag heeft de stem en presentatiecoach nog een belangrijke taak op het vlak van mentale emotionele en cognitieve coaching.

5. REFERENTIES

Ceuppens, P. (1999). Toespreken of aanspreken? Doelmatig presteren kan je leren: mogelijkheden en beperkingen van de logopedist inzake mediacoaching. *Logopedie, 12:* 2, p. 11-20.

Eldar, A.M. (1995). *Spreken en zingen*. Assen: Van Gorcum.

Hendrickx, R. (2003). *Stijlboek VRT.* Utrecht/Antwerpen: Van Dale Lexicografie.

Koufman, J.A. & Isaacson, G. (1991). The spectrum of vocal dysfunction. In J.A. Koufman & G. Isaacson (eds), *Voice disorders,* Pa: W.B. Saunders.

Martin, S. & Darnley, L. (1996). *The teaching voice*. London: Whurr.

Perkins, W. (1978). *Speech Pathology. A behavioral science*. Saint Louis: Mosby.

Stes, R. (2001). *Stemstoornissen. Stemmisbruik en verkeerd stemgebruik*. Leuven: Acco.

Timmermans, B. (2004). *Klink klaar. Uitspraak- en intonatiegids voor het Nederlands*. Leuven: Davidsfonds.

Titze, I.R., Lemke, J. & Montequin, D. (1996). Population in the U.S. workforce who rely on voice as a primary tool of trade: a preliminary report. *Journal of voice,* 11, 254-259.

HOOFDSTUK 10

TOTALE EN PARTIËLE LARYNGECTOMIE

A. Aerts[14] en M. De Bodt

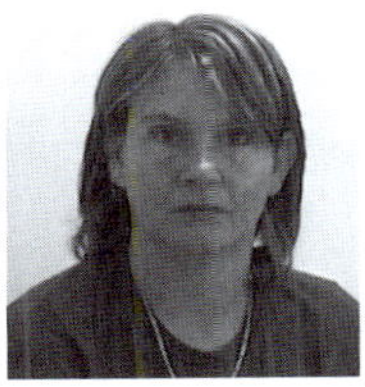 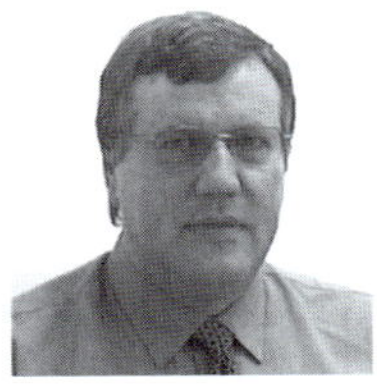

LARYNGECTOMIE

Bij een kwaadaardige aantasting van het strottenhoofd en/of de omliggende weefsels kan besloten worden tot een totale of partiële laryngectomie. Het is de chirurg die hierin een keuze maakt in overleg met de patiënt en het oncologisch team. Bij een totale laryngectomie wordt het strottenhoofd in zijn geheel verwijderd wat resulteert in een nieuwe manier van spreken en ademen. Bij een partiële laryngectomie worden zoveel mogelijk gezonde weefsels gespaard met als bedoeling de normale ademweg en de klassieke manier van spreken te behouden. Vermits de stemplooien geheel of gedeeltelijk verwijderd werden, zal de patiënt gebruik moeten leren maken van een neoglottis om tot spreken te komen. Er bestaan ook een aantal reconstructieve ingrepen met dezelfde bedoeling: het behoud van de ademweg (wat betekent dat er geen blijvend tracheostoma is) en een conventionele manier van spreken.

14. Anke Aerts is logopediste in het Universitair Revalidatiecentrum aan het UZ te Antwerpen en beheerder van de Antwerpse Vereniging voor Gelaryngectomeerden. Zij heeft een jarenlange ervaring met de behandeling en begeleiding van patiënten met laryngectomie.
Marc De Bodt is hoofd van het Universitair Revalidatiecentrum aan het UZ te Antwerpen en gastprofessor aan de Universiteit Gent.

Preoperatieve voorbereiding

De revalidatie van de laryngectomiepatiënt start al voor de ingreep. Het is bekend dat goede en correcte informatie voorafgaand aan de operatie stressverlagend werkt en de patiënt meer vertrouwen schenkt in het postoperatieve verloop. Het is belangrijk dat naast de heelkundige aspecten de functionele elementen uitgebreid aan bod komen: ademen, slikken, spreken, ruiken. Het zijn deze functies die later mee de levenskwaliteit zullen bepalen. De meeste ziekenhuizen stellen hun patiënt een folder of brochure ter beschikking en de patiënt krijgt uitvoerig de kans te spreken met de logopedist en de maatschappelijke werker. Als de patiënt het zinvol vindt om voor de ingreep met een lotgenoot te kunnen praten dan moet dit ook kunnen. Een dergelijk contact kan het vertrouwen in de behandeling en het verdere verloop aanzienlijk versterken. Een aantal patiëntenverenigingen voorzien de mogelijkheid tot een preoperatief bezoek. Nuttige adressen vindt u achteraan in dit boekje.

Na de operatie zal de logopediste best regelmatig contact houden met de patiënt en de behandelende arts. De spraakrevalidatie bij patiënten met totale laryngectomie start meestal wanneer de slikfunctie hersteld is. Bij patiënten met een partiële laryngectomie begint de revalidatie met de slikrevalidatie. Door de ingreep is er een minder adequate bescherming van de luchtwegen met hoog risico op aspiratie. In deze eerste periode gaat alle aandacht naar het slikken. Als de patiënt aan decanulatie toe is komt er meestal ook meer ruimte voor de stemrevalidatie.

Gedurende de hele revalidatieperiode is het erg belangrijk dat de patiënt medisch gevolgd wordt.

1. TOTALE LARYNGECTOMIE

Bij totale laryngectomie (TL) zijn er 3 mogelijkheden om een nieuwe manier van stemgeven aan te leren:

< Gebruik van een stem/spraakprothese
< Slokdarmspraak
< Electrolarynx (Servox)

In de actuele medische praktijk wordt bij het grootste gedeelte van de patiënten geopteerd voor de stemprothese omdat dit een aanzienlijk aantal voordelen biedt.

Wij bespreken echter ook de andere methoden omdat zij een optie blijven voor de patiënt als aanvulling of alternatief bij het falen van de stemprothese.

1.1 **Spreken met een spraakprothese** (Figuur 10.1)

Tijdens de operatie (of een secundaire plaatsing) wordt een kunstmatige verbinding aangebracht tussen de slokdarm en de luchtpijp. Dit is een tracheo-oesophageale fistel. Doordat de stoma afgesloten wordt, komt de lucht vanuit de longen doorheen de stemprothese in de slokdarm en keelholte. Deze lucht wordt dan gebruikt voor het produceren van het nieuwe stemgeluid.

De prothese is gemaakt van siliconen. Aan de kant van de luchtpijp is een rond gaatje, aan de slokdarmzijde bevindt zich een klepje. Dit opent zich enkel bij een overdruk vanuit de luchtpijp wat gebeurt tijdens het spreken. Tijdens het eten en drinken blijft het klepje gesloten en kan er geen voedsel of drank in de luchtpijp terecht komen.

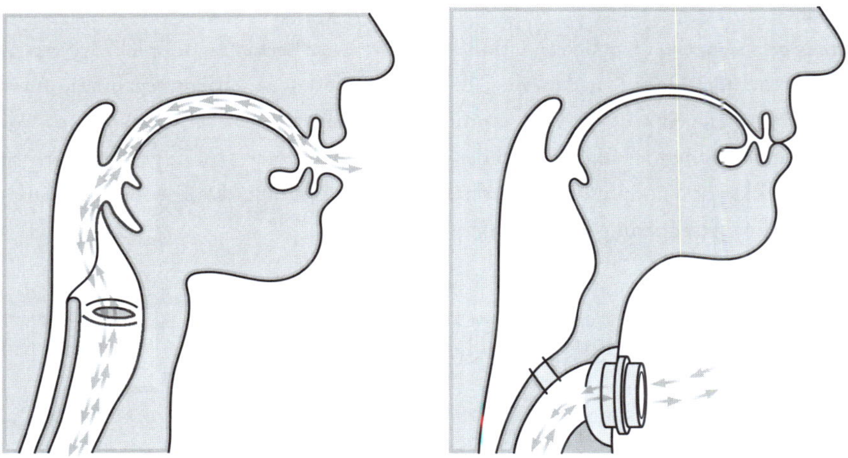

Figuur 10.1: Situatie preoperatief, links en Spraakprothese (Provox), rechts.

Reinigen en onderhoud van de prothese

De opening in de prothese die via de stoma meestal goed te zien is, moet slijmvrij zijn. Hierdoor wordt er een goede doorgang voor stemvorming gewaarborgd. In het ziekenhuis wordt dit aangeleerd met de hulpmiddelen die noodzakelijk zijn voor het type van prothese. Wij beperken ons in deze brochure tot het type provox.

Door de fabrikant wordt aangeraden de reiniging met de provoxborsteltjes vooral 's morgens en 's avonds uit te voeren.

Een provoxborsteltje wordt best na 1 maand vervangen.

Belangrijk zijn de individuele verschillen in slijmproductie (verschillend van persoon tot persoon). Daarom raden wij aan om, indien nodig, de prothese meer te reinigen en buitenhuis steeds een borsteltje mee te nemen.

Verwisselen van de prothese

Deze ingreep gebeurt door een NKO-arts tijdens de consultatie. De patiënt moet niet blijven en een narcose is overbodig. De gemiddelde levensduur van een prothese kan variëren van enkele weken tot enkele maanden.

Een goed onderhouden prothese, het regelmatig spreken met de prothese en het gebruiken van een schimmelwerend middel (wordt voorgeschreven door de behandelende NKO-arts) bevorderen de levensduur.

Een kapotte prothese of een niet goed functionerende prothese herkent u door lekkage van de klep aan de slokdarmzijde. Deze laat dan vloeistoffen door zodat de patiënt regelmatig moet hoesten. Spreken blijft mogelijk. Indien dit eenmalig voorkomt kan dit te wijten zijn aan de belemmering van de doorgang met slijmen. U moet dus steeds controleren of de prothese proper is. Bij een defecte, lekkende knoop moet u zich behelpen met een plug. Deze voorkomt dat er vloeistoffen door de protheseopening komen tijdens het drinken.

Afsluiten van de stoma (figuur 10.2)

Wij opteren ervoor dat voor het afsluiten van de stoma de niet-voorkeurhand gebruikt wordt. Dat wil zeggen dat u links afsluit indien u rechtshandig bent. Zo hebt u steeds uw voorkeurhand vrij om te schrijven of te telefoneren.

De eerste maal kan de stoma nog rood en gevoelig zijn. Daarom gebruiken wij een afsluitpropje. Dit wordt gemaakt met een rubberen verpleeghandschoen met daarin en rond enkele kompressen. Deze prop heeft als voordeel minder lucht door te laten dan bijvoorbeeld 2 vingers. De dikte van de prop kan aangepast worden aan de grootte van de stoma. Indien dit goed lukt, wordt er dadelijk overgestapt naar afsluiten met Filtercassette en LaryButton.

Sinds april 1999 is er in België terugbetaling voorzien voor het HME cassette systeem (Provox). Dit is een warmte- en vochtuitwisselaar (HME: Heat & Moisture Exchanger) die als doel heeft de ingeademde lucht te bevochtigen en de ademhalingsweerstand in belangrijke mate te herstellen. Op termijn zorgt deze filter voor minder hoesten en een verminderde slijmproductie.

Een belangrijke eigenschap van deze filtercassette is het vergemakkelijken van handmatig afsluiten van de stoma, waardoor het spreken vlotter gaat en de hygiëne verbetert. Deze cassettes zijn verkrijgbaar in twee soorten Normal voor dagelijks gebruik en Hiflow voor een lagere luchtstroomweerstand bijvoorbeeld bij inspanningen zoals fietsen, wandelen, tennissen enz.

Deze HME filters kunnen gebruikt worden op de LaryTubes (zachte canules), LaryButtons en Provox stomapleisters.

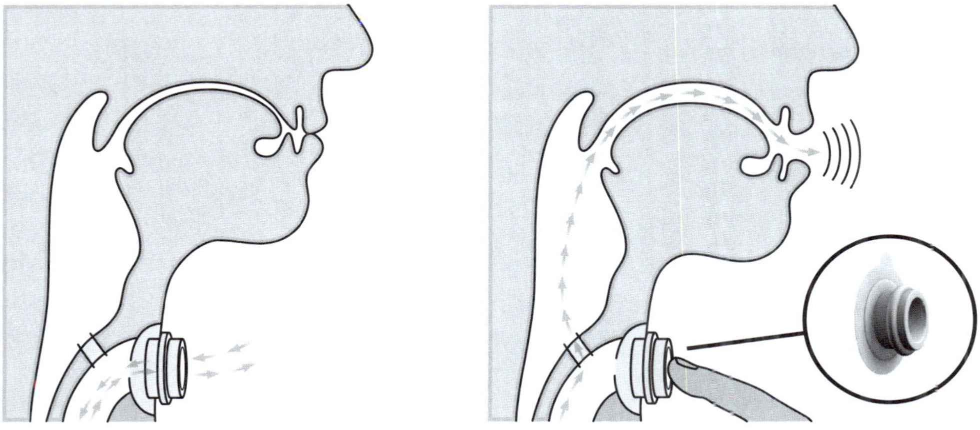

Figuur 10.2: Stomafilter, links en Tracheostoma met spraakknoop (Provox).

Basisgeluid

Het spreken gebeurt op de uitademingslucht net zoals voor de laryngectomie.
Inademen
Stoma afsluiten

Zachtjes lange klinkers of tweeklanken foneren

aa, ee, ie, oo, uu, au, eu, ij, oe, ui

wisselen van klinkers	aa	ee
	ie	oo
	uu	au
	enz...	

toevoegen van medeklinkers

ielielie – oofoofoo – uusuusuu

Belangrijk

Geen explosieven oefenen in de beginperiode daar er verwarring kan optreden met de injectiemethode voor slokdarmsprekers. De eerste oefeningen moeten op een rustige en ontspannen manier ingeoefend worden. Het is van belang steeds voldoende pauze in te lassen in de periodes tussen het produceren van geluid. De patiënt moet op adem komen, anders treedt er duizeligheid op.

Belangrijk:
Correct afsluiten van de stoma:

Te weinig ademdruk in de protheseopening geeft soms geen geluid.

Luchtontsnapping langs de stoma geeft een storend geluid.

Te veel ademdruk (spanning) kan leiden tot geen geluid.

Meestal kan al tijdens de eerste therapiebeurt het basisgeluid geproduceerd worden.

Coördinatie van ademhaling en stem

Het geluid moet gemakkelijk en ontspannen geproduceerd worden. Aan het eind van de fonatie moet de adembeweging losgelaten worden. Dit mag **geen plofgeluid** geven.
Dit vraagt oefening.

Produceren van lang klinkergeluid

aaaaaaaaaaaaaaaaa

eeeeeeeeeeeeeeeee

ieieieieieieieieieie

ooooooooooooooo

uuuuuuuuuuuuuuu

uiuiuiuiuiuiuiui

ijijijijijijijijijijijijijij

auauauauauauauau

oeoeoeoeoeoeoeoe

Produceren van langklinker geluid met invoegen van medeklinker

ajajajajajajajajajajaja

ojojojojojojojojojo

iemiemiemiemiemiemie

omomomomomomomo

ususususususususususus

uisuisuisuisuisuisuisui

ijlijlijlijlijlijlijlijlijlijlij

aufaufaufaufaufaufau

Coördineren van kort geluid

aa – aa – aa

oo – oo – oo

ij – ij – ij

Daarna zelfde met afwisselen klinkers

aa – ee – ie

oo – uu – ui

Inbrengen van medeklinkers

aamaa – aamaa – aamaa

eejee – eejee – eejee

Inbrengen van explosieven

aapaa

eetee

iebie

ookoo

uuduu

uitui

Oefeningen

Eenlettergrepige woorden beginnend met een klinker

Aap	Af	Eer
En	Iep	In
Oom	Om	Uur
Uw	Oud	IJ
Oen	Uit	Aard
Acht	Angst	Eend
Eerst	Ernst	Iets
Oogst	Ons	Win
Urk	Oudst	Eind
Eist		

Steeds tijdig stoppen met stemgeven om storend plofgeluid te voorkomen.

Meerlettergrepige woorden beginnend met klinkers:

Adem	Ouderlingen
Open	Eiffeltoren
Egel	Assepoester
Uurwerken	Esdoornbladeren
Ideaal	Intelligentie
Oefening	

Eenlettergrepige woorden beginnend met medeklinker:

Doos	Koud
Soep	Luid
Geld	Mars
Vuur	Nooit
Bal	Paars
Fiets	Toast

Meerlettergrepige woorden beginnend met medeklinkers:

Ballen	Neusverkoudheid
Dadelijk	Poppententoonstelling
Feestmaal	Radioprogramma
Gisteren	Sinaasappelsap
Hoedenmaker	Telefooncentrale
Jongensfiets	Vakantieoord
Kinderspeelgoed	Wisselkantoor
Liederenbundel	Zevenhonderd

Variëren van het aantal lettergrepen

Dit gebeurt aan de hand van automatische reeksen: tellen, dagen van de week, ...

3 lettergrepen
één, twee, drie/vier, vijf, zes/zeven, acht/
maanden van het jaar

4 lettergrepen
één, twee, drie, vier/ vijf, zes, zeven/ acht, negen, tien enz.

Zinsniveau:
Korte zinnen beginnend met klinker
Korte zinnen beginnen met medeklinker
Lange zinnen of een verhaal

Het verfijnen van het spreken

Klemtoonoefeningen, intonatieoefeningen bijv. vraagzinnen. Het leren aanpassen van het eigen stemgeluid in een bepaalde omgeving.

1.2 Slokdarmspraak

Bij slokdarmspraak of ook wel oesophagusspraak neemt de slokdarmspier de functie van de stemplooien over. Wij leren de patiënten de injectiemethode aan. Er is lucht nodig om trilling in de slokdarm te bekomen.

1. De lucht wordt opgehapt in de mond, door de mond te openen komt er al lucht in de mondholte
2. Door afsluiten van de mondholte door middel van de lippen of tong wordt de lucht naar achteren verplaatst
3. De lucht die opgehapt en geïnjecteerd is, zet de slokdarm in trilling en vormt een geluid.
4. De patiënt heeft een goede ontspannen houding nodig

In vergelijking met het spreken voor de operatie is de ademhaling die via luchtpijp en stoma gebeurt totaal onafhankelijk van de spraak.

Het is belangrijk om een basisgeluid te hebben waarmee verder kan gebouwd worden. Bij veel mensen is het eerste geluid een toevalsgeluid dat dan nagebootst kan worden.

De injectiebeweging snel na elkaar maken of de bewegingen traag en groot uitvoeren kunnen het geluid bevorderen.

Belangrijke tips voor patiënten zijn:
< Laat u niet ontmoedigen, het begin zegt niets over het verdere verloop van het leren spreken.

< Het geluid vraagt een gewenning, in het begin lijkt het fel op boergeluid.
< Regelmatig losmaakoefeningen inlassen tijdens de spraakoefeningen.
< Kort en frequent oefenen is doeltreffender dan éénmaal lang.
< Soms helpt bruiswater om het geluid te bevorderen(oppassen voor gewenning).

Oefenschema

Basisgeluid door middel van P, T, K gevolgd door een lange klinker of tweeklank:

paa	taa	kaa
pee	tee	kee
pie	tie	kie
poo	too	koo
puu	tuu	kuu
pij	tij	kij
pui	tui	kui
pau	tau	kau
peu	teu	keu
poe	toe	koe

Uitbreiding

1. P, T, K-initiaal in cvc of cvcc woorden:

   Paar, peen, piet, pool, puur, pijp, puist, pauk, peul, poets
   Taart; teen, tien, toog, tuut, tijd, tuin, touw, teut, toets
   Kaas, keel, kien, kook, kuur, kijk, kuit, koud, keus, koest

2. P, T, K-initiaal in twee woorden na elkaar:

't is puur	pak pijp	kijk pool
't is taart	pak tien	kijk tuin
't is koud	pak kaas	kijk kijk

3. P, T, K-initiaal in tweelettergrepige woorden elke lettergreep begint met P, T, K-initiaal:

Pi – kant	ta – pijt	kap – stok
Pa – tent	te – koop	kik – ker
Prak – tijk	tak – ken	koel – kast

→ eerst 1 lettergreep per 1 injectie, daarna 2 lettergrepen per injectie

4. P, T, K-initiaal in drielettergrepige woorden: en of korte zinnen:

a. poppenkop, postpakket, Pakistan, theetafel, troetelkind, tuinpartij, koffietijd, kleuterklas, kippenpoot, ...
b. 't is te koud, tijd te kort, daar komt Piet, kaas te koop, ...

5. S en Z woorden: met als steun een woord dat eindigt op een t of p:

tot sap	top sap
tot cent	top cent
tot sip	top sip
tot sop	top sop
tot suf	top suf

Uitbreiden naar twee s woorden: 't is sop ... sop, 't is sap ... sap, ...
Hetzelfde met Z-woorden
S in consonantverbindingen, spek, staal, spoor, stiel, ...

6. F en V woorden met als steun een woord dat eindigt op een t of p:

tot fan	top fan
tot fel	top fel
tot fit	top fit
tot fors	top fors
tot fut	top fut

Uitbreiden naar twee F woorden: 't is fijn ... fijn, 't is fors ... fors, ...
Hetzelfde met V-woorden
F en V in consonantverbindingen, franje, flater, vrede, vlek, ...enz.

7. Blokvorming of met andere woorden meerdere lettergrepen op één injectie:

kaas	te koop	of kaas te	koop
suiker	te koop	of suiker te	koop
tot kwart	voor zes	of tot	kwart voor zes
kippen te	koop	of kippen	te koop
't is te	ver	of 't is	te ver
't is voor	Pieter	of 't is	voor Pieter
daar	komt de bus	of daar komt	de bus

8. Klinkers: met gebruik van steunklanken P,T, K:

pak (k)op	stap (p)op	zet (t)op
pak (k)in	stap (p)in	zet(t)in

→ weglaten van de tussen medeklinkers

pak uit	stap uit	zet uit

pak af	stap af	zet af

➜ één en meer – lettergrepige woorden met klinkers

aan, af, eet, en, iets, in, oor, op, uur, uk, ijk, uit, oeps, oud, ...

avond, akker, eten, enkel, iemand, inderdaad, oorsprong, offerzoen, uurwerken, Ursula, eikels, uitmuntend, oefenen, ouderdom, euvel, ...

➜ twee klinkers na elkaar

kiosk, veearts, duet, dieet, Siamees ...

9. Medeklinker G:
   Soms helpt het om een k te gebruiken als steun:

ik (k) geef,	ik (k) ga,
ik geef;	ik ga
geef	ga

10. Overige medeklinkers: M, N, L, W, R:
    Oefenen als finale klank, mediale klank en dan overschakelen naar initiale positie:

too*m*,	bo*m*en	*m*ooi	of 't is *m*ooi	*m*ooi
pa*n*,	ko*n*ijn	*n*ieuw	of 't is *n*ieuw	*n*ieuw
poo*l*,	pa*l*en	*l*ijst	of 't is *l*ijst	*l*ijst
kau*w*,	kau*w*en	*w*aai	of 't is *w*aai	*w*aai
boe*r*	voo*r*aan	*r*uit	of 't is *r*uit	*r*uit

11. Medeklinker H:
    Initiaal door er een (t) voor te denken die niet echt uitgesproken mag worden
    (t) huis, (t)haar, (t)heer, (t)huur, ...

    Problemen indien de patiënt zijn naam begint met een H.

12. Verder uitbreiden naar zinsniveau en spontane spraak.

De verstaanbaarheid van de slokdarmspraak wordt bepaald door:

< de kwaliteit van het oesophageaal geluid
< aantal lettergrepen per luchtinjectie
< de kwaliteit van de articulatie
< fonatietijd
< luidheid
< ademcontrole (beheersing van stomaruis)

1.3 **Spreken met een kunst- of elektrolarynx** (figuur 10.3)

De meest gebruikte zijn de Servox-digital en de TruTone™. Momenteel zijn er enkel nog intoneerbare modellen in de handel, vroeger werden vooral monotone apparaten gebruikt. De apparaten zijn nu betaalbaar, er is volledige terugbetaling voorzien indien de patiënt een medisch voorschrift heeft van een erkende NKO-arts en indien men kan bewijzen dat noch knoopspraak noch slokdarmspraak mogelijk zijn.

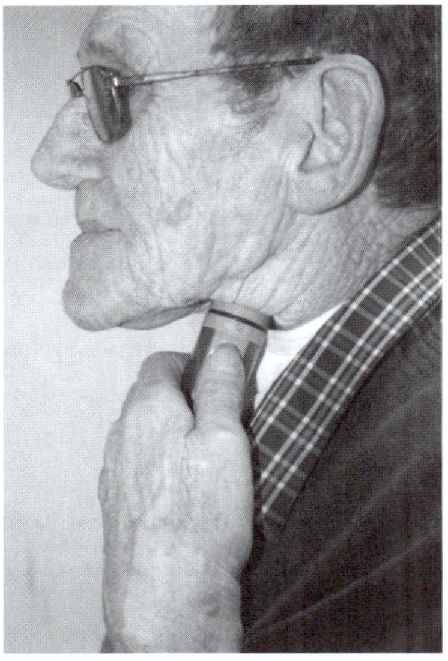

Figuur 10.3: Patiënt met servox.

1. De basistoonhoogte wordt voor elke patiënt afzonderlijk geregeld.
2. Bij het aanleren is een goede plaatsing zeer belangrijk. Men heeft een zachte soepele plaats ter hoogte van de hals of mondbodem nodig. De trillingen van het apparaat moeten geleid worden naar de lucht in de keel-mondholte . De therapeut probeert verschillende plaatsen bij de patiënt uit, door klank te produceren.
   Soms is het zeer moeilijk of soms zelfs onmogelijk om een geschikte positie voor de elektrolarynx te vinden, meestal omdat het weefsel te hard is en geen geleiding geeft aan de trillingen.
3. De gelaryngectomeerde moet zelf leren het apparaat correct te leren plaatsen zonder dat er luchtlekken zijn (de trilplaat moet volledig in het weefsel gedrukt worden).
4. Na de plaatsing is het belangrijk dat de patiënt zijn coördinatie tussen aan- en uitschakelen oefent. Een goede auditieve feedback is belangrijk. Er mogen slechts trillingen zijn tijdens de fonatie. Dit wordt eerst op klinkerniveau geoefend.

5. Simultaan met de coördinatie van fonatie loopt de adembeheersing. De patiënt moet leren niet hoorbaar uit te ademen tijdens de fonatie (stomaruis).
6. De oefeningen worden uitgebreid naar woorden, reeksen, korte zinnen, nazeggen van teksten, lezen en uiteindelijk spontaan spreken.
7. Enkel de goede sprekers kunnen leren spreken met intonatie. Ze moeten ook zeer gemotiveerd zijn, aangezien ze moeten leren waar en wanneer er toonhoogtestijgingen en of -dalingen moeten gemaakt worden. De spraak kan zeer onnatuurlijk en gekunsteld klinken indien de intonatie niet correct wordt uitgevoerd.

Tot slot

Het verwerven van een nieuwe spraak vraagt een enorme inspanning van de patiënt, welke soort spraak hij ook gebruikt. Positieve reacties van de rechtstreekse omgeving zijn erg belangrijk. Familie en vrienden hebben ook nood aan informatie om het communiceren vlot te laten verlopen. Hier volgen enkele zeer goede tips:
Spreek niet in de plaats van de patiënt, laat hem of haar uitspreken.
Vooral in het begin van de revalidatie is het spreektempo van de patiënt traag.
Indien je hem of haar niet begrepen hebt, zeg het dan eerlijk, doen alsof lost het probleem niet op, maar maakt het probleem soms nog groter.
Probeer naar de lippen te kijken, dit maakt het soms iets makkelijker.
Roep niet tegen de persoon, hij is niet doof, hij spreekt enkel moeilijk.

2. PARTIELE LARYNGECTOMIE

Patiënten die een partiële laryngectomie ondergaan, kampen postoperatief met belangrijke slikproblemen en stemproblemen. De prognose wordt in belangrijke mate bepaald door de uitgebreidheid en het type van de chirurgie en door het feit of de patiënt al dan niet radiotherapeutisch behandeld werd.

De slikrevalidatie is primair in de revalidatie. De stemrevalidatie op zich komt pas echt goed aan bod als er sprake is van decanulatie. Dit kan als de patiënt voldoende veilig slikt en voldoende mogelijkheden heeft om via de natuurlijke weg te ademen. Inmiddels moet de patiënt zich wel behelpen met een alternatief.

Voor de stemrevalidatie onderscheiden we achtereenvolgens de volgende fasen:

1. tijdelijk alternatief
2. ontwikkelen van een bruikbaar basisgeluid
3. consolideren van het basisgeluid
   a. steminzet
   b. fonatieduur
4. modificeren van het basisgeluid
   a. luidheidsvariaties
   b. toonhoogtevariaties
5. toepassen op woorden, zinnen en spontane spraak
6. het ontwikkelen van een natuurlijke spraak.

We gaan nu dieper in op elk van deze fasen.

2.1 Tijdelijk alternatief

De goed voorbereide patiënt weet dat hij postoperatief een canule zal hebben om hem comfortabel en veilig te laten ademen. Spreken stelt bij het ontwaken een probleem. Daarom wordt aan de patiënt gevraagd zich van een gemakkelijk systeem te voorzien om boodschappen of vragen op te schrijven. Een notaboekje of blok papier met potlood of pen volstaan voor enkele dagen.

Van zodra de gezondheidstoestand van de patiënt het toelaat zal men hem instrueren zo duidelijk mogelijk te articuleren met een grote mondopening. Met de intra-orale lucht kan men tot een soort van pseudo-fluisterspraak komen die grotendeels verstaanbaar is in een stille omgeving en communicatie met slechts één persoon. Zorg ervoor dat alle andere geluidsbronnen (radio/TV) uitgeschakeld zijn. Pen en papier kunnen bij de hand gehouden worden als het echt niet lukt. Door de patiënt op deze manier te stimuleren voorkomt men gewoontevorming en ontwenning.

Als de ontzwelling in de hals zich doorzet, lukt het ook vaak om met afgelaten cuff en afgedekte canule te praten met stem. Men overlegt best eerst met de behandelende NKO-arts. Mocht de canule toch een lange tijd aanwezig moeten blijven dan kan een opzetstuk gebruikt worden (Passy Muir Valve) of een spreekcanule geplaatst worden.

2.2 Het basisgeluid

Het belangrijkste gegeven voor de nieuwe stem is trilling. Deze is meestal niet meteen aanwezig na decanulatie maar kan wel gemakkelijk na enkele pogingen opgewekt worden.

Het residuele slijmvlies moet aan het trillen gebracht worden en dit heeft lang niet de kwaliteiten van het slijmvlies van de ware stemplooien. Meestal is het laag frequent en ruw en zijn de steminzet en de fonatieduur ernstig beperkt. Met oefeningen kan de patiënt een heel eind komen en bijna altijd lukt het om een functioneel stemgeluid te ontwikkelen.

"De mond goed openen en de klank laten komen" is nog de beste instructie. Stel in het begin geen verwachtingen aan het geluid. Het is niet mooi en harmonisch, maar naarmate de patiënt meer oefent, wordt het beter en beter.

2.3 Consolideren van het basisgeluid

Steminzet

Omdat de trilling zo moeilijk tot stand komt zal steminzet in het bijzonder moeten geoefend worden. Het best laat men de patiënt telkens opnieuw verschillende vocalen produceren met een korte pauze ertussen:

Aa	a	a	a
Ee	e	e	
Ie	ie		
Oo			
Uu			
Oe			
Ij			
Ui			
Ou			

Men let erop dat de start goed is en dat er onmiddellijk klank is die bruikbaar is voor communicatie. Soms is de vocaalkleuring wat afwezig, maar ook dat wordt gaandeweg beter.

Fonatieduur

Aanvankelijk is de fonatieduur beperkt tot enkele seconden. Dit kan snel worden opgevoerd door de patiënt een zelftrainingsprogramma op MFT mee te geven. Normale fonatietijden zijn mogelijk na ongeveer een aantal maanden tot een jaar. Behalve de duur is ook de kwaliteit van het geluid belangrijk (geen afone segmenten, gelijke intensiteit en toonhoogte). Alle vocalen kunnen hiervoor gebruikt worden. Laat de patiënt nooit te lang aan een stuk oefenen, meestal wordt het geluid dan minder goed. Beter is vaak te oefenen met een interval. Voorzie de mogelijkheid om te drinken.

Het richtcijfer voor mannen is ongeveer 20 seconden en voor vrouwen 15 seconden. Vraag de patiënt de tijden per dag bij te houden op een registratiekaart.

Maximale fonatietijd mannen (in sec.)

DUUR	Week 1	Week 2	Week 3	Week 4	Week 5	Week 6	Week 7	Week 8	Week 9
30									
28									
26									
24									
22									
20									
18									
16									
14									
12									
10									
8									
6									
4									
2									
0									

Grijze zone is de normwaarde voor volwassen mannen

Maximale fonatietijd vrouwen (in sec.)

DUUR	Week 1	Week 2	Week 3	Week 4	Week 5	Week 6	Week 7	Week 8	Week 9
22									
20									
18									
16									
14									
12									
10									
8									
6									
4									
2									
0									

Grijze zone is de normwaarde voor volwassen vrouwen

2.4 Modificeren van het basisgeluid

< luidheidsvariaties
- klinker zacht inzetten en langzaam versterken en dan omgekeerd
- klinker luid – klinker zacht: aaa AAA aaa AAA

< toonhoogtevariaties
- klinker van hoog naar laag en omgekeerd (bij een goed getrainde stem is een toonhoogtebereik van 5 tot 10 halve tonen mogelijk)
- klinker hoog-klinker laag

2.5 Toepassen op woorden, zinnen en spontane spraak

< woord luid – woord zacht	stil	LUID
< woord laag – woord hoog	één twee	drie vier

< zinnen met klemtonen

< zinnen met intonatie

Hiervoor kan gebruik gemaakt worden van vereenvoudigde lectuur met relatief korte zinnen.

2.6 Het ontwikkelen van een natuurlijke spraak

Uiteindelijk is het de bedoeling een zo natuurlijk mogelijke spraak te ontwikkelen. Bij mannen lukt dit iets beter dan bij vrouwen omdat de spreektoonhoogte (die laag is) beter aansluit bij de natuurlijke spreektoonhoogte van mannen. Voor vrouwen blijft het altijd wennen aan de lagere toonhoogte. Frequent oefenen is de boodschap die de patiënt moet meekrijgen. Goede kwaliteit bouwt zich maar langzaam op, maar een zeer bruikbare stem is zeker mogelijk. Voor patiënten die preoperatief radiotherapie ondergingen zijn de resultaten iets gereserveerder.

3. REFERENTIES

Van der Meulen, S., van Stralen, T. & Bruil, I. (1995). *Spraakrevalidatie na laryngectomie. Oefenprogramma 1*. Lisse: Swets & Zeitlinger.

Van der Meulen, S., van Stralen, T. & Bruil, I. (1995). *Spraakrevalidatie na laryngectomie. Oefenprogramma 2*. Lisse: Swets & Zeitlinger.

Postma, G., de Pagter-Reitsma, J. & Van der Meulen, S. (1997). *Spraakrevalidatie na laryngectomie. Oefenen met de ventielstemprothese*. Lisse: Swets & Zeitlinger.

4. CONTACTADRESSEN PATIËNTENVERENIGINGEN

Antwerpse Vereniging voor Gelaryngectomeerden vzw.
Frans De Vriendtstraat 34/16, 2600 Berchem
03/235.96.62 (Paul Graf)
voorzitter: Paul Graf

Zelfhulpgroep Gelaryngectomeerden Kring Kempen
Lintsesteenweg 52, 2500 Lier
03/219.53.19 (Jules Renders)
voorzitter: Jef Nitor

Zelfhulpgroep voor Gelaryngectomeerden Limburg
Boomgaardtstraat 39, 3720 Kortessem
0475/63.56.89 (Wilfried Rheinhard)
voorzitter: Jan Peters

Vereniging voor Gelaryngectomeerden UZ Leuven – Vlaams Brabant
St. Rafaël, Kapucijnevoer 33, 3000 Leuven
013/55.22.10 (Luc Appeltans)
voorzitter: Luc Appeltans

Oost-Vlaamse Vereniging voor Gelaryngectomeerden
Leenstraat 26, 9070 Heusden
09/230.04.30 (Jef Meerschaert)
voorzitter: Georges Dierickx

Zelfhulpgroep voor Gelaryngectomeerden Westhoek
Pastoor Costenobelstraat 25, 8650 Houthulst
051/54.52.95 (Johan Deboutte)
voorzitter: Johan Deboutte

Zelfhulpgroep voor Gelaryngectomeerden Zuid-West Vlaanderen
Harlekijnstraat 118, 8554 St.-Denijs Zwevegem
056/45.50.16 (Albert Deman)
voorzitter: Albert Deman

HOOFDSTUK 11

TRAINING VAN DE ZANGSTEM

H. Heres[15]

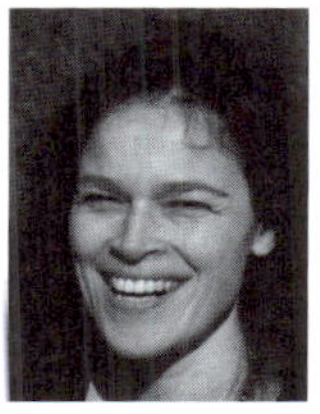

1.
INLEIDING

Hoeveel mensen zouden niet graag kunnen zingen! Eigenlijk kàn bijna iedereen dat ook.

Iemand die toonhoogteverschillen in zijn of haar stem gebruikt en kan horen of twee opgegeven tonen gelijk of verschillend zijn, kan zingen. Dit betekent echter niet dat iemand de volgende Luciano Pavarotti zal worden, maar wel dat het mogelijk is om de nodige spierkracht, coördinatie tussen gehoor en stem, en vooral ook zanggenot te ontwikkelen. Dit vertrouwen groeit wanneer ook anderen van iemands zangkunst genieten. De liefde voor muziek is in elk geval niet de enige reden om te leren zingen. Ook de spreekstem kan door de ontwikkeling van de zangstem enorm worden ondersteund.

Wat maakt de zangstem verschillend van een spreekstem?

Aan een zangstem worden meer eisen gesteld dan aan een spreekstem.

De kwaliteit moet optimaal zijn. Ook al klinkt een zangstem dikwijls 'normaal' in de beoordeling van een logopedist en/of NKO-arts, dan is het mogelijk dat een zanger toch een

15. Hermien Heres is logopedist-stemtherapeut aan de dienst NKO van het Universitair Ziekenhuis Antwerpen en volgde zelf een zangopleiding. Zij heeft ruime ervaring in de behandeling van stempatiënten en meer specifiek in de begeleiding van zangers met stemproblemen. Zingen neemt een belangrijke plaats in in haar leven.

stemprobleem ervaart. Hij of zij verwacht dat de stem niet enkel 'adequaat' gebruikt moet kunnen worden, maar op topniveau kan presteren. Van degene die de zangstem behandelt, wordt dan ook verwacht dat hij een zéér goed (muzikaal) gehoor heeft.

Een beginnend zanger zou allereerst verkeerd stemgebruik moeten leren vermijden, niet alleen tijdens het zingen, maar ook tijdens het spreken. Ondanks het feit dat veel zangpedagogen tijdens het lesgeven ook veel spreken, zijn de meesten geen getrainde sprekers.

Er zijn veel verschillen tussen het gebruik van een zang- en een spreekstem.

Het frequentiebereik voor een spreekstem bedraagt doorgaans niet meer dan een grote sixt (6 toonsafstanden). Voor een zangstem geldt minstens 2 octaven.

Nochtans kan het fysiologische bereik voor zowel zangers als niet-zangers wel 3,5 octaaf zijn. Veel mensen hebben dus meer in huis dan ze denken!

Bij zingen gebruiken we veel meer longinhoud dan bij spreken. Tijdens het spreken gebruiken we 10% tot 25% van de vitale capaciteit. Tijdens zingen gebruiken we bijna 65% van onze vitale capaciteit.

Ontwikkelen van de gezonde stem

Klassiek geschoolde zangers zijn zich vaak bewust van het positieve effect van een goede zangtechniek en zangbegeleiding op hun stemmogelijkheden. Daarentegen schenken ze vaak maar zeer weinig aandacht aan een goed gebruik van hun spreekstem. Een goede spreekstem is voor zangers, evenals voor andere professionele stemgebruikers onontbeerlijk. Het ontwikkelen van een goede spreektechniek vergemakkelijkt namelijk vaak ook het zingen.

Begeleiden van de pathologische stem

Om een pathologische zangstem te behandelen is het van groot belang om vertrouwd te zijn met zangtraining onder normale omstandigheden. Binnen de academische wereld van zangpedagogen staat de studie omtrent de werking van de stem bekend als stempedagogie. Er bestaan tradities over stempedagogie die al enkele eeuwen teruggaan. Sommigen werden populair genoeg om als 'scholen' te worden gezien.

Er zijn o.a. Duitse, Franse, Italiaanse en Russische scholen. Deze volgen de inzichten/ideeën van verscheidene beroemde pedagogen en/of bepaalde boeken/artikelen over methodologie in het™lesgeven. Veel van de ideeën en principes van de ene school druisen in tegen die van andere[16]. Voor koorzangers bestaan er aparte, specifieke methodes voor gezond stemgebruik.

16. Sataloff, R.T. (1997). *Professional Voice, The Science and Art of Clinical Care, second edition,* Choral Pedagogy 759-763. San Diego/London: Singular Publishing Group.

Psychologische aspecten: plankenkoorts, performance stress

Psychologische stress is eigen aan optreden. Voor de meeste mensen gaat het tonen van emoties zelfs in de thuissituatie gepaard met stress, laat staan in de spotlights voor het publiek.

Bijna elke zanger heeft in zijn of haar carrière ervaringen gehad in het hebben van angst/stressgevoelens vóór en tijdens een optreden. Onder normale omstandigheden kan een zanger hier na verloop van tijd goed mee omgaan. Wanneer psychologische stress door omstandigheden té hevig wordt, is het belangrijk dat er een zorgvuldige evaluatie, en eventueel een behandeling plaatsvindt. Meestal gaat het om tijdelijk verhoogde psychologische druk, bijvoorbeeld wegens een recent sterfgeval in de familie- of een andere traumatische ervaring- juist vóór een belangrijk optreden. Chronische stress kan echter wèl een probleem vormen voor een zanger.

Hierdoor kan er een aanslag gepleegd worden op iemands zangcapaciteiten, soms verliest iemand ook het plezier in het zingen zelf, en/of het optreden voor een publiek.

2. WARMING-UP – COOL-DOWN

De warm-up en cool-down routine is belangrijk in de zangtraining. Zangers oefenen hun stem graag voor het zingen. Het is dan ook een goede gewoonte om elke dag de stem op te warmen aan de hand van een aantal spreekoefeningen (bijvoorbeeld resonans-oefeningen) en zangoefeningen (vocalises).

Een goede opwarming bereidt de stemplooien en de spieren van het stemapparaat voor op de dagelijkse stemactiviteit.

Na een grote stemprestatie (bijvoorbeeld een optreden) zorgt een cool-down regime, vergelijkbaar met het stretchen en cooling down van een atleet, ervoor dat de stemplooien en de spieren van het stemapparaat kunnen ontspannen.

De routine bestaat uit het stretchen van spieren en het uitvoeren van een aantal bewegingsoefeningen, die ontspannend werken. Maar bovenal hebben ze als doel om het tactiele feedback systeem van de zanger te verhogen.

Naast zangoefeningen(vocalises) worden als laatste stap in de dagelijkse routine spreekoefeningen gedaan. Deze bestaan doorgaans uit een aantal spraak- en stemloze oefeningen evenals uit verschillende stemhebbende oefeningen. Tenslotte wordt er een transfer naar het spontane stemgebruik gemaakt. In de richtlijn voor dagelijks oefenen staan verschillende warm-up en cool-down-oefeningen beschreven.

3.

HOUDING

Een goede uitgangshouding voor een zanger wordt bekomen wanneer het hoofd, de hals en de schouders *neutraal* gepositioneerd zijn.

De schouders moeten daarbij noch opgetild, naar voren gerold of naar achteren gehouden worden, omdat dit onnodige spanningen met zich meebrengt. Een zanger moet *comfortabel* rechtop kunnen staan, niet op een verstijfde militaire manier. De knieën kunnen het best licht gebogen zijn, zeker nooit 'op slot'. Het lichaam mag licht naar voren, op de bal van de voet, steunen. De voeten worden niet tegen elkaar geplaatst, maar uit elkaar (nooit verder dan de schouderbreedte).

Veel zangers vinden het prettig om één voet een beetje naar voren te plaatsen.

Deze atletische, goed gebalanceerde houding zorgt ervoor dat de ademhaling optimaal wordt ondersteund.

Het is belangrijk dat een zangstemspecialist specifieke kennis ontwikkelt om de houding van een zanger goed te kunnen analyseren.

In veel gevallen is het raadzaam voor zangers met stemproblemen extra lichamelijke oefeningen te doen om de houding te verbeteren en om de ondersteunende spieren te versterken.

In de literatuur[17] [18] vind je basisprincipes over het goed analyseren van de houding alsook verschillende oefenprogramma's.

In sommige gevallen is het waardevol om ook een fysiotherapeut in te schakelen.

"De Feldenkrais-[19] en Alexander-techniek[20]" kunnen eveneens een zeer goede uitwerking hebben op het ontwikkelen van een meer efficiënte houding tijdens het zingen.

17. Balfoort, B. (1984). *Houding, Adem & Keel – Fundamenten voor zangers, blazers en sprekers*. Bosch en Keuning, ISBN 90 2460 350 1.
18. Sataloff, R.T., Baroody, M.M., Emerich, K.A., Carroll, L.M. (2006). *The Singing Voice Specialist*. San Diego/ Oxford: Plural Publishing.
19. Dr. Moshe Feldenkrais (1904-1984) ontwikkelde vanaf de jaren 1930 een methode om de menselijke bewegingspatronen te optimaliseren. Van opleiding was hij fysicus en judoka (oprichter van de eerste judoschool in Parijs). Hij verdiepte zich in het bijzonder in de functie van het zenuwstel met betrekking tot de beweging. Zijn persoonlijke ervaring, een ernstige knieblessure, was daarbij de directe aanleiding. Hij leerde zichzelf weer lopen.
    De Feldenkrais-techniek is het best te omschrijven als een leerproces. Door ervaring heb je leren bewegen. Het is mogelijk dit fundamentele leerproces te verfijnen. Daarbij worden overbodige spanningen spelenderwijs losgelaten, nieuwe coördinaties ontdekt en ongewone bewegingen ervaren, maar steeds binnen je eigen mogelijkheden. Bewegingscoördinaties staan centraal, maar de oefeningen werken door op alle niveau's van het individu.
20. Frederick Matthias Alexander ontwikkelde zijn techniek op het einde van de 19de eeuw in Australië en beoefende en doceerde deze in Londen tot aan zijn dood in 1955. Hij gaat uit van het principe dat het menselijk lichaam het best functioneert als men het juist gebruikt.
    De Alexander-techniek leert bewegingen beter te coördineren door de mechanismen die daarvoor nodig zijn opnieuw te leren gebruiken. Fundamentele bewegingspatronen die aan de basis liggen van onze natuurlijke coördinatie worden opgezocht.

4.

ADEMHALING

Er bestaan veel oefeningen die zeer goed werken om zangers efficiënter hun adem te laten gebruiken. In sommige gevallen legt de docent heel eenvoudig uit wat er gebeurt tijdens een thoracale ademhaling en wat er gebeurt tijdens een abdominale ademhaling. Aan de hand van oefeningen laat de docent de student zelf ervaren hoe een goede en hoe een foutieve ademhalingstechniek aanvoelt.

Bij de meeste studenten helpt het om tactiele feedback te geven. Een student in ongewone posities plaatsen, helpt vaak om hem of haar bepaalde aspecten van de ademtechniek, die moeilijker worden opgemerkt in een normale positie, te leren aanvoelen. Zulke oefeningen worden bijvoorbeeld liggend op de grond gedaan; de student legt zijn/haar hoofd op een klein boek, de knieën opgetrokken en de voeten plat op de vloer geplaatst.

Een andere nuttige oefening is: de handen op de flanken plaatsen, goed inademen en voelen dat de ribben uitzetten. Tijdens de oefening wordt er zeer langzaam ingeademd om te vermijden dat de schouders mee omhoog komen, en te zorgen voor een maximale uitzetting van het laagste deel van de ribbenkast. Vervolgens krijgt de student de opdracht langzaam uit te ademen. Deze oefening wordt een aantal keer herhaald terwijl de student ligt, daarna wordt dezelfde oefening ook zittend en vervolgens staand uitgevoerd. Dezelfde stappen in de oefening worden telkens herhaald met de bedoeling de abdominale ademhaling en het gevoel in de onderrug goed vol te kunnen houden.

Het is belangrijk om in gedachten te houden dat de beschreven oefeningen bedoeld zijn als facilitatie-technieken. Ze helpen vooral in het beginstadium van het leren zingen om meer lichaamsbewustzijn te ontwikkelen. Voor de zangstem-ontwikkeling op lange termijn zijn deze oefeningen minder geschikt, omdat langdurig vocaliseren vanuit deze lichaamshoudingen eerder onnatuurlijk is.

Ook het afwisselen van verschillende oefenprogramma's zorgt voor een goed resultaat.

Voor iedere student is het belangrijk zich te realiseren dat het mogelijk is om stem te geven zonder teveel spierspanning te gebruiken.

Ademsteun

Veel studenten, vooral diegenen die al enige zangervaring hebben, schakelen teveel spiergroepen in bij het voorbereiden van elke zangfrase. Voor zulke studenten is het raadzaam ademsteun te leren gebruiken door zo weinig mogelijk extramusculaire activiteit. Door je middenrif laag te houden als je uitademt, 'ondersteun' je je adem.

Ademsteun is belangrijk om niet in ademnood te komen, om zuiver te zingen, om zacht en luid te kunnen zingen, en om 'goed' te kunnen zingen-in elke stijl.

Aan de student wordt gevraagd op een zeer ontspannen manier te ademen en zeer geleidelijk wordt er ademsteun en klankproductie toegevoegd.

Voor studenten met al een behoorlijke zangtechniek is het zinvol om direct te bespreken hoe ademsteun en coördinatie tussen ademhaling en de zangstem kan worden verbeterd.

De laatstgenoemde groep studenten is doorgaans gemakkelijker om mee te werken.

Voor de eerstgenoemde groep volgen hier een aantal voorbeeld-oefeningen. Deze studenten worden geadviseerd om:

1. Langzaam, diep in en uit te ademen door de mond en alle spierspanning in de mondholte, in het hoofd en de hals weg te laten.

2. Langzaam, diep in te ademen en op een rustige manier zolang mogelijk uit te ademen op een /v/. Ondertussen steeds in een goede houding blijven en zorgen dat de borstkas niet inzakt.

3. Langzaam, diep in te ademen en uit te ademen op /s/, vervolgens uit te ademen op /a/ en daarna op /f/. Probeer hierbij steeds een goede houding te bewaren en de borst niet te laten inzakken.

4. Langzaam in te ademen en zuchten op /oe/, /o/ en /a/ in een neergaande beweging. Vervolgens worden deze klanken herhaald met een /s/ eraan voorafgaand. De /s/ helpt meestal in het geven van voldoende ademsteun. Tijdens deze oefening is het belangrijk dat de zanger de abdominale ademhaling blijft gebruiken zowel tijdens het produceren van de /s/ als tijdens het aanhouden van de klinker die er op volgt. De zanger hoeft geen angst te hebben dat er bij deze oefening soms verschillende registers worden gebruikt. Geleidelijk aan wordt de overgang van het ene naar het andere register geëgaliseerd.

5. Langzaam in te ademen en vervolgens op de uitademing een zachte stemhebbende zucht te maken. Deze oefening wordt herhaald en aan de zanger wordt gevraagd om nu een neergaande beweging te maken tijdens de stemhebbende zucht.

6. Langzaam, diep in te ademen, met een ontspannen onderkaak en met voldoende ademsteun zoals eerder werd omschreven, een /a/ aan te houden. Ondertussen let de therapeut op de tong en de hals. Wanneer er voldoende ademsteun wordt gebruikt zal er geen visuele verandering in de mondholte, het hoofd of de hals ontstaan.

7. Diep in te ademen, ademsteun geven en een toonladder van 5 stijgende en 5 dalende noten zingen op een /a/, daarna op een /o/ en andere klinkers. De bedoeling is dat er steeds legato wordt gezongen (de noten worden telkens aan elkaar verbonden).

   De zanger probeert ondertussen het opheffen of zakken van de larynx te vermijden tijdens verandering van toonhoogte. Voor beginnende zangers kan deze toonladder nog moeilijk zijn, wanneer de tong bijvoorbeeld wordt teruggetrokken. Voor de meeste zangers kan deze oefening evenwel in een hoger en in een lager bereik worden uitgevoerd. In een later stadium worden moeilijker oefeningen gegeven.

8. Liptrillen ('br') en het maken van een tongpunt /r/, /v/ en /foe/ in dalende beweging zijn ook goede stemoefeningen om de adem goed te leren doseren. Daarnaast zorgen ze voor een verhoogd bewustzijn voor wat betreft een correcte lichaamshouding. Het is belangrijk dat zangers tijdens deze oefening niet teveel spanning ter hoogte van de keel en de larynx ontwikkelen. Wanneer iemand geen tongpunt /r/ kan maken en/of de lippen niet kan laten trillen worden deze oefeningen aanvankelijk vermeden. In een latere fase kunnen ze opnieuw worden geoefend.

5.

STEMTECHNIEK – STEMMODULATIE – ZINGEN

Hoe krijg je de stem vlotter en met meer beheersing?

Om een (zang)stem te ontwikkelen worden er *technische oefeningen* gebruikt.

Door middel van deze oefeningen nemen de beweeglijkheid, het bereik in toonhoogte èn de toonzuiverheid van de stem toe.

De volgende oefeningen (en daarnaast nog vele andere) worden frequent uitgevoerd:

1. Een stijgende en dalende toonladder van vijf noten wordt op een snelle en trage manier *neurieënd (/n/, /ng/), en op verschillende vocalen* (*/a/, /e/, /ie/, /o/, /u/*) uitgevoerd (figuur 11.1). Deze oefening is geschikt voor vrijwel alle studenten. Wèl is het belangrijk steeds goed te observeren of er tijdens de oefening geen laryngeale spanning en posterieure spanning in de tong en eventueel spanning in de kaak te zien is. Tijdens het neurieën gebeurt dit namelijk vrij vaak.

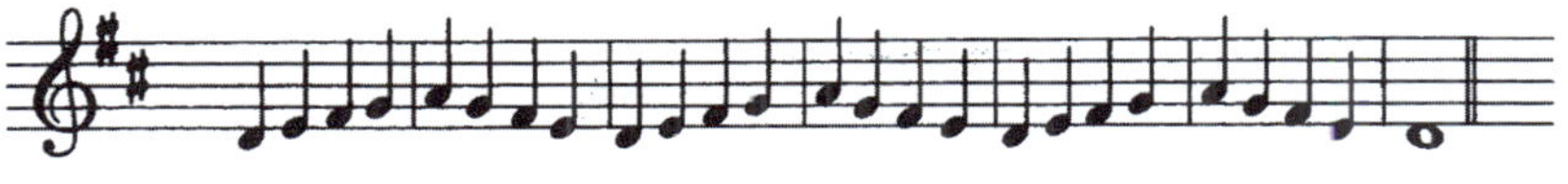

Figuur 11.1

2. Op een trage manier een grote terts omhoog en omlaag glijden op een /a/ en op /o/, /ɑ/ (figuur 11.2). Het is belangrijk dat er met een vaste stem wordt ingezet. Indien met een harde

of met een onvaste stem wordt ingezet kan er eerst worden geoefend met een consonant voor de vocaal.

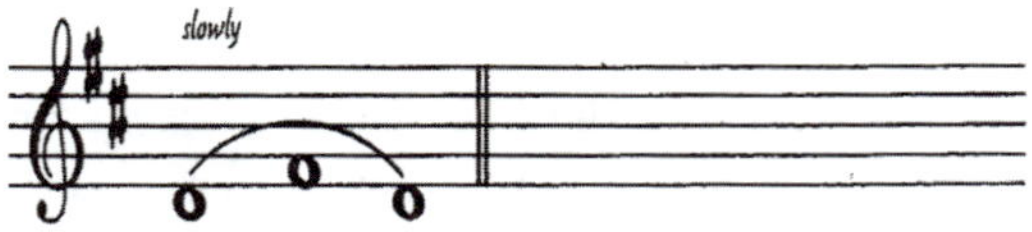

Figuur 11.2

3. Een arpeggio (gebroken akkoord; de tonen worden na elkaar gezongen) op /a/ en /o/, /a/, waar de ene toon goed met de andere toon wordt verbonden (legato).

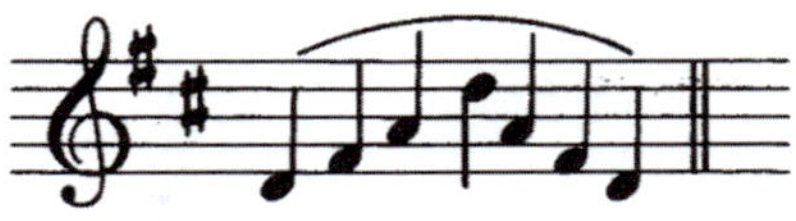

Figuur 11.3

4. Traag dalende toonladder op vijf noten, welke begint op een /oe/ en verandert in een /a/, met op de laatste noot een triller (snelle afwisseling van 2 tonen).
Deze oefening wordt vooral in een lagere stemligging gedaan om de stembeheersing en het het gebruik van voldoende ademsteun in dit gebied te doen toenemen. De triller heeft een halve- of een hele toonsafstand, maar moet geen overdreven vibrato zijn.

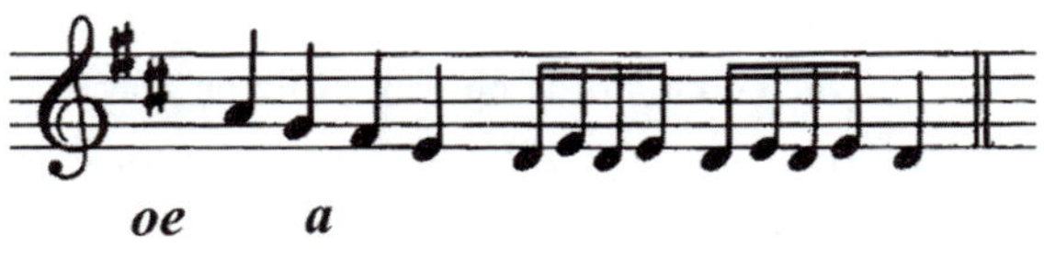

Figuur 11.4

5. Klinkerwissel-oefeningen (van /a/ naar /o/ naar /oe/ naar /o/ en terug naar /a/) op steeds één aangehouden toon. Deze oefening zorgt voor een betere stemfocus.

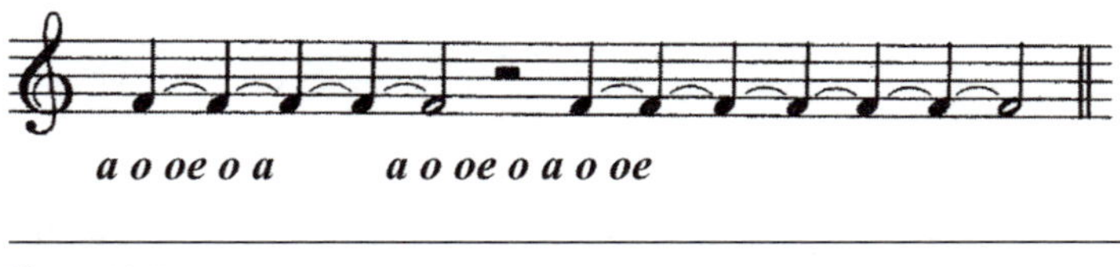

Figuur 11.5

Tijdens het trainen van de zangstem worden er een groot aantal oefeningen gebruikt.

Oefeningen die onder meer dynamische verschillen in de zangstem ontwikkelen en ook oefeningen om register-overgangen te trainen (crescendo/diminuendo[21] zingen van falset-register naar het midden-register en terug) en toonladderoefeningen met verschillende intervallen enz.

Veel oefeningen kunnen worden teruggevonden in een groot aantal publicaties en teksten die handelen over stempedagogie.

6.
STEMPLAATSING: RESONANTIE EN PROJECTIE

Een gedetaileerde discussie over stemplaatsing, het voelen van resonantie en het voelen van stemprojectie is dikwijls omstreden.

In het kader van dit hoofdstuk volstaat het om te zeggen dat, wanneer ademcontrole, spierspanning en de coördinatie van het stemapparaat verbeteren, er verschillende technieken kunnen worden gebruikt om het gebruik van het aanzetstuk te optimaliseren.

De tong, het zachte verhemelte, de farynx, de kaak en overige delen van de supraglottis zijn zodanig getraind dat een minimale inspanning volstaat om het gewenste harmonische spectrum tot stand te brengen. De resonatoren versterken dan zelfs de gewenste toon.

Om dit te bereiken worden oefeningen gedaan door middel van het gebruik van vocalen, nasale klanken, consonanten, liederen, zingen, gehoortraining, en vooral door 'trial and error' met feedback van de docent. In bepaalde gevallen kan ook het gebruik van bijvoorbeeld een spectrogram zinvol zijn als feedback-instrument.

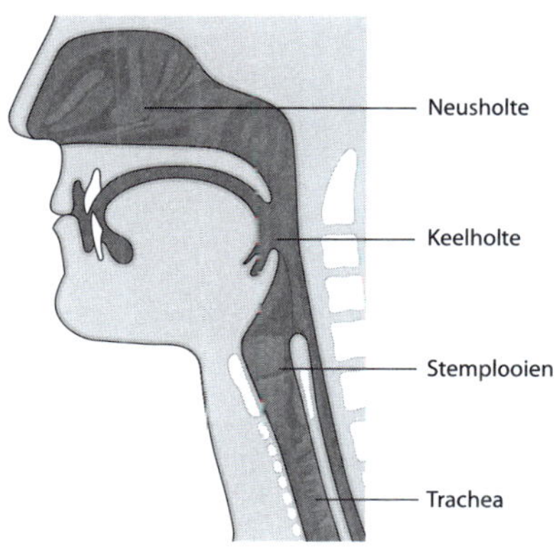

Figuur 11.6: Dwarsdoorsnede hoofd met trachea, stemplooien en de resonantieruimten erboven.

21. Crescendo wil zeggen het gradueel versterken van de klank in luidheid en diminuendo is het gradueel verminderen van de klank in luidheid.

7.

RICHTLIJN VOOR DAGELIJKS OEFENEN

1. Warm-up en cool-down routine:

   A. Stretch/ontspannings oefeningen:
      - Bewegingsbereik van hoofd/hals
      - Schouders rollen en ophalen
      - Gezichtsmassage
      - Stretchen van de tong

   B. Vocalises (zangoefening op een klinker of op de lettergreep 'la')

   C. Spreekoefeningen:
      - 'Kaars uitblazen' op /s/, /f/, /h/, /a/, /a/, /ʃ/
      - Resonans warm-up: /ng-ah/
      - Lopende spraak: tellen
      - Situeren van spanning: /f-v/, /s-z/, /ʃ/, /d\/
      - Overbruggingsoefeningen:
        - Glijoefening op /m/
        - Gesproken 'vocalises'
        - Liptrillen
      - Onhoorbaar/zacht ademen

2. Oefeningen die kunnen worden toegevoegd:
   A. Ademcontrole en ademsteun
   B. Fraseren
   C. Zachte steminzet
   D. Orale resonantie
   E. Klankfocus en stemplaatsing
   F. Luidheid/projectie
   G. Spreektempo, ritme en intonatie

3. Transfer:
   A. Toepassen van voorafgaande doelen tijdens spreken/zingen
   B. Overgang van gestructureerd naar spontaan spreken/zingen
   C. Strategieën voor stressbeleid.

8. REFERENTIES

Miller, R. (1997). Sotto Voce: Throat Sensation During Singing. *Journal of Singing*, Volume 54, No. 2.

Pinksterboer, H. (2002). *Tipboek zang*. The Tipbook Company.

Reinders, A. (1990). *Aspekten van de Zangstem*. Nederlandse Stem Stichting.

Sataloff, R.T. (1997). *Professional Voice, The Science and Art of Clinical Care*, Second Edition, San Diego/London: Singular Publishing Group.

Sataloff, R.T. (2006). *Vocal Health and Pedagogy*, Second Edition, Volume II, Advanced Assessment and Treatment. San Diego Oxford: Plural Publishing.

HOOFDSTUK 12

STEMPLOOIEN VOOR EN NA BEHANDELING

J. Vanderwegen[22]

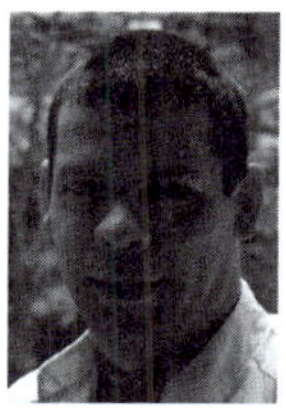

In dit deel wordt getracht het verhaal van diverse stempatiënten te brengen.

Bij de inleiding wordt achtereenvolgens de patiënt voorgesteld met zijn/haar aanmeldingsklacht, het huidige (of toekomstige) beroep, de gebruikte medicatie, eventuele risicofactoren die uit de anamnese naar voren komen, de eventueel reeds gevolgde therapie en het resultaat hiervan op de stem. Vervolgens wordt er een tentatieve diagnose geformuleerd die verder getoetst zal worden.

De stemevaluatie wordt verkort weergegeven en bestaat uit de GRBASI-schaal volgens Hirano, de jitter (Jitt), de hoogste fundamentele frequentie (F° high) en de laagste intensiteit (I low) zoals bepaald op het fonetogram. Deze waarden laten toe om de Dysphonia Severity Index (DSI) te berekenen, een objectieve maat voor stemkwaliteit gaande van –5 of lager (slechte stem) tot +5 of hoger (goede stem). Aansluitend wordt de subjectieve beleving van het stemprobleem door de patiënt weergegeven aan de hand van de Voice Handicap Index (VHI).

De laryngostroboscopie geeft waar mogelijk een beeld van de larynx tijdens inspiratie en fonatie. De belangrijkste afwijkingen worden beschreven.

Het type fonochirurgie wordt kort toegelicht; voor een uitgebreide beschrijving van de diverse procedures wordt verwezen naar het handboek "Stemstoornissen. Handboek voor de klinische praktijk".

22. Jan Vanderwegen is NKO-arts aan het U.Z. Antwerpen. Werkterreinen zijn stem- en slikstoornissen in diverse populaties van patiënten.

De resultaten na de interventie worden gelijkaardig beschreven en ten slotte wordt een advies naar verdere therapie geformuleerd, hetzij ter optimalisatie van de bereikte resultaten, hetzij ter preventie van recidiverende stemlast.

CASUS 1

Patiënt:	man, 40 jaar
Klacht:	- dysfonie (heesheid, vermoeibaarheid, gebrek aan luidheid) - dyspneu (bij langdurig spreken) - dysfagie (voor vloeistoffen)
Beroep:	politie-agent (professional voice user)
Medicatie:	geen
Risicofactoren:	6 maanden na heelkunde aan de cervicale wervelzuil (wervelfusie)
Oorzaak:	stemplooiverlamming?
Therapie:	logopedie gedurende 6 maanden met slechts weinig effect, momenteel werkonbekwaam

- *Situatie bij presentatie (14/6/2007)*

G	R	B	A	S	I	Jitt	F° high	I low	MPT	DSI	F	E	P	T
1	0	1	0	0	0	1.1	392	62	11	-1.4	23	33	26	82

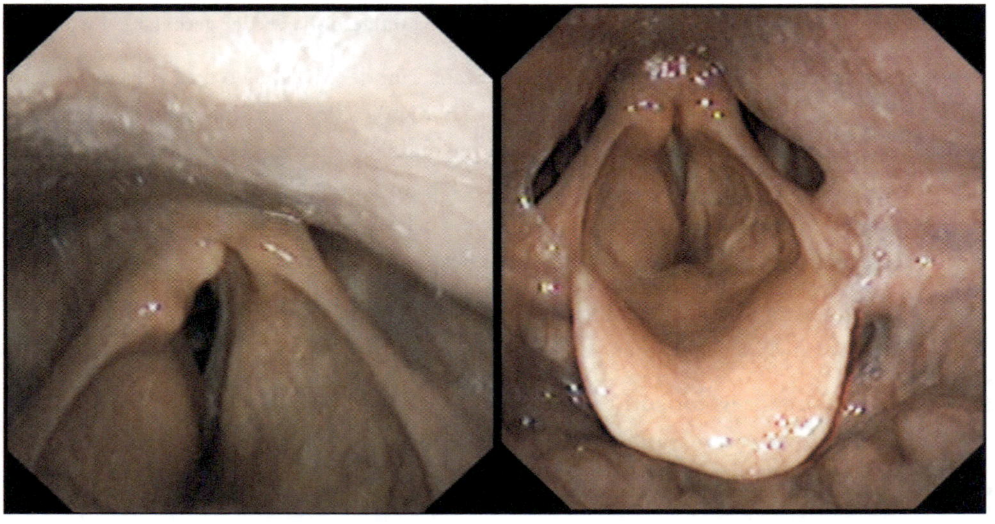

laryngostroboscopie:	- stilstand van de linker stemplooi - glottissluiting bij fonatie mogelijk mits adductie valse stemplooien

- *Laryngeal framework surgery (18/7/2007)*
  approximatie-thyroplastie van de linker hemilarynx onder locale anesthesie met inbrengen van een TVFMI (Titanium Vocal Fold Medialisation Implant); per- en postoperatief verloop zijn voorspoedig

- *Situatie onmiddellijk postoperatief (16/8/2007)*
  subjectief zeer tevreden; patiënt wenst voorlopig geen logopedische vervolgtherapie; overweegt werkhervatting

G	R	B	A	S	I	Jitt	F° high	I low	MPT	DSI	F	E	P	T
1	1	0	0	0	0	2.4	329	61	22	-1.6	16	16	14	46

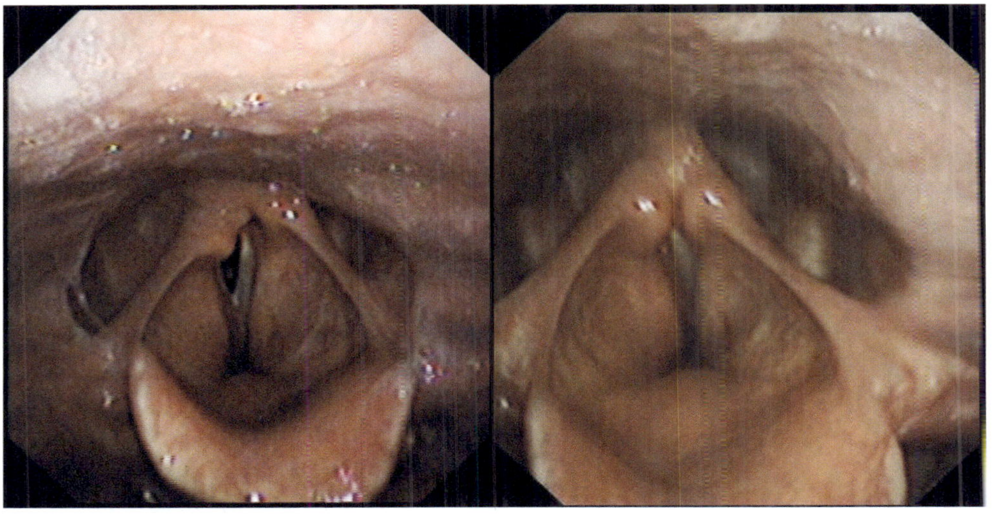

laryngostroboscopie:
- stilstand van de linker stemplooi
- vlottere en langere glottissluiting, adductie valse stemplooien blijft

- *Situatie 5 maanden postoperatief (10/12/2007)*
  werkhervatting gestart en opnieuw confrontatie met stembeperkingen, met name gebrek aan luidheid en beperkte belastbaarheid

G	R	B	A	S	I	Jitt	F° high	I low	MPT	DSI	F	E	P	T
1	1	0	0	0	1	1.4	466	57	24	1.6	20	23	21	64

- *Verdere therapie*
  - de stemanalyse bevestigt de incongruente evolutie tussen subjectieve en objectieve stemparameters
  - opstarten logopedische stemtherapie (vocal function exercises en resonantie-oefeningen)

CASUS 2

Patiënt: vrouw, 20 jaar

Klacht:
- dysfonie (reeds levenslang; duidelijk negatief effect van stembelasting)
- prikkelhoest

Beroep: opleiding leerkracht lichamelijke opvoeding; korfbalcompetitie (professional voice user)

Medicatie: geen

Risicofactoren: stemmisbruik

Oorzaak: congenitaal letsel? noduli?

Therapie: geen

- *Situatie bij presentatie (16/10/2006)*

G	R	B	A	S	I	Jitt	F° high	I low	MPT	DSI	F	E	P	T
2	0	2	1	0	1	0.64	246	63	9.2	-2.1	7	1	11	19

laryngostroboscopie: cyste rechter stemplooi met contralateraal letsel; onvolledige sluiting

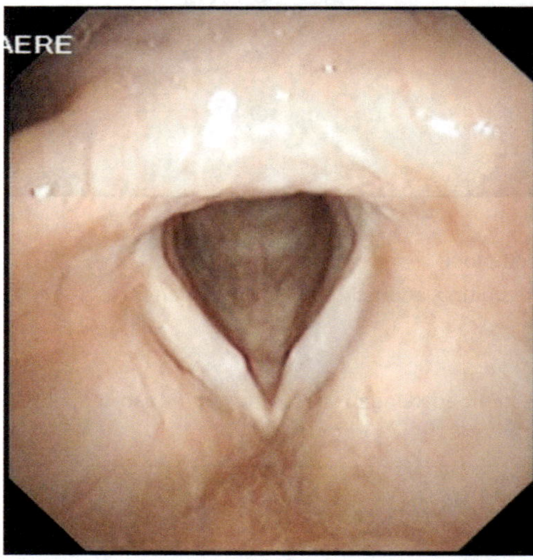

situatie preoperatief

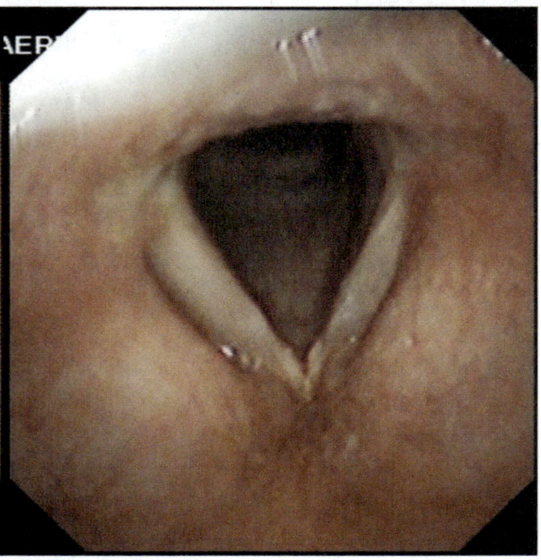

situatie postoperatief

- *Fonochirurgie (07/02/2007)*

  microchirurgische exploratie toont een subepitheliale cyste in de rechter stemplooi die slechts moeizaam van het ligamentum vocale kan verwijderd worden; de linker stemplooi vertoont een soepel hamerletsel dat eveneens wordt gereseceerd

- *Situatie postoperatief (14/3/2007)*

  geen subjectieve stemklachten meer; de stemkwaliteit is na de stemingreep enorm verbeterd

G	R	B	A	S	I	Jitt	F° high	I low	MPT	DSI	F	E	P	T
1	0	0	0	1	0	1.8	587	56	15	0.9	0	0	1	1

laryngostroboscopie: normale stemplooisluiting; goede glottische golfbeweging

- *Verdere therapie*

  enkel spreektechnisch zijn er nog een aantal tekorten; advies tot opstarten postoperatieve logopedie

CASUS 3

Patiënt:	vrouw, 71 jaar
Klacht:	– dysfonie (sedert 3 weken) (nonvocal nonprofessional) – afonie (na 1 uur stembelasting)
Beroep:	geen
Medicatie:	antihypertensiva, cholesterolverlagende medicatie, sedativa
Risicofactoren:	– 3 weken na open-hart-chirurgie (hartklepvervanging) – langdurig verblijf op Intensieve Zorgen – gebruik geneesmiddelen, reflux
Oorzaak:	stemplooiverlamming? intubatietrauma?
Therapie:	geen

- *Situatie bij presentatie (19/5/2007)*

  laryngostroboscopie:
  - normale stemplooimobiliteit
  - diffuus verspreide witte plaques supra- en endolaryngeaal compatibel met schimmelinfectie

- *Therapie*

  opstarten antischimmelmedicatie en herevaluatie elke 48 uur

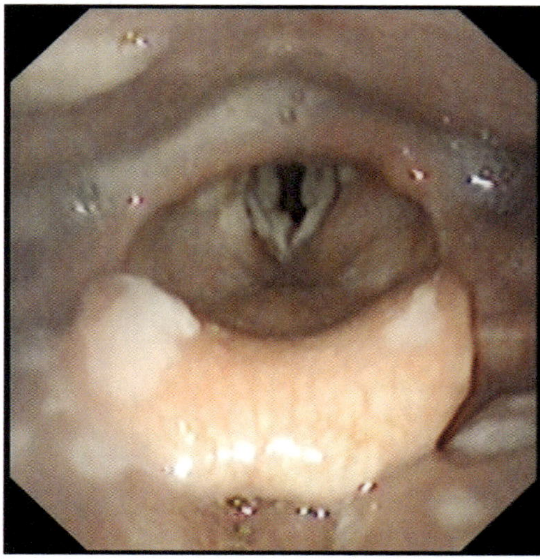

situatie bij presentatie

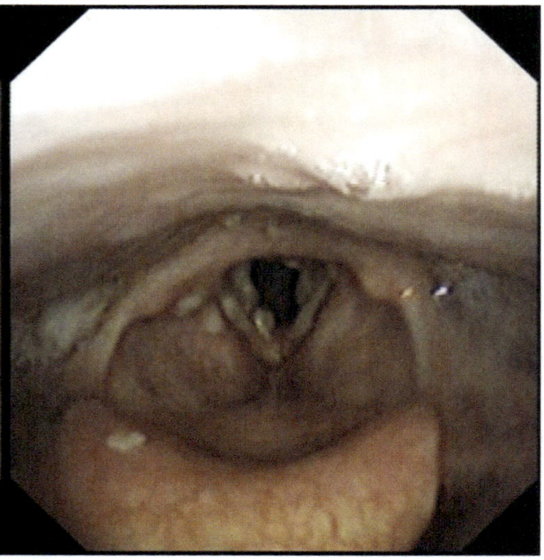

na 2 dagen

- *Evolutie*
  - na 10 dagen is er een volledige normalisatie van de larynx bij endoscopie
  - de stemklachten zijn volledig verdwenen

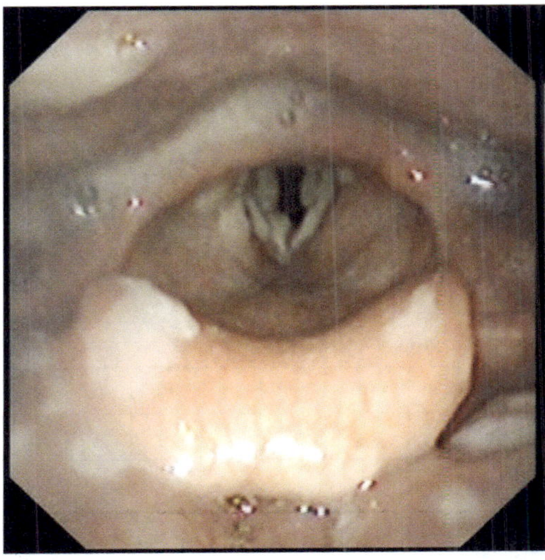

na 6 dagen

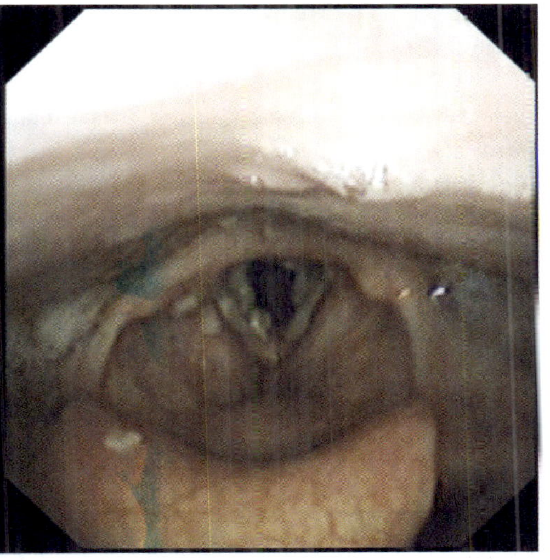

na 10 dagen

CASUS 4

Patiënt:	vrouw, 29 jaar
Klacht:	- dysfonie (sedert jaren, duidelijk negatief effect van stembelasting)
	- afonie (regelmatig episodes die 1 à 2 dagen duren)
Beroep:	leerkracht kleuter- en lager onderwijs (professional voice user)
Medicatie:	geen
Risicofactoren:	gebruikt geen nicotine of geneesmiddelen, geen duidelijke reflux of allergie
Oorzaak:	stemoverbelasting? onderliggend congenitaal letsel?
Therapie:	logopedie sedert 1 jaar zonder volledig of langdurig herstel

- *Situatue bij presentatie (23/2/2007)*

G	R	B	A	S	I	Jitt	F° high	I low	MPT	DSI	F	E	P	T
1	1	1	0	0	0	2.060	392	60	7.2	-2.5	4	9	27	40

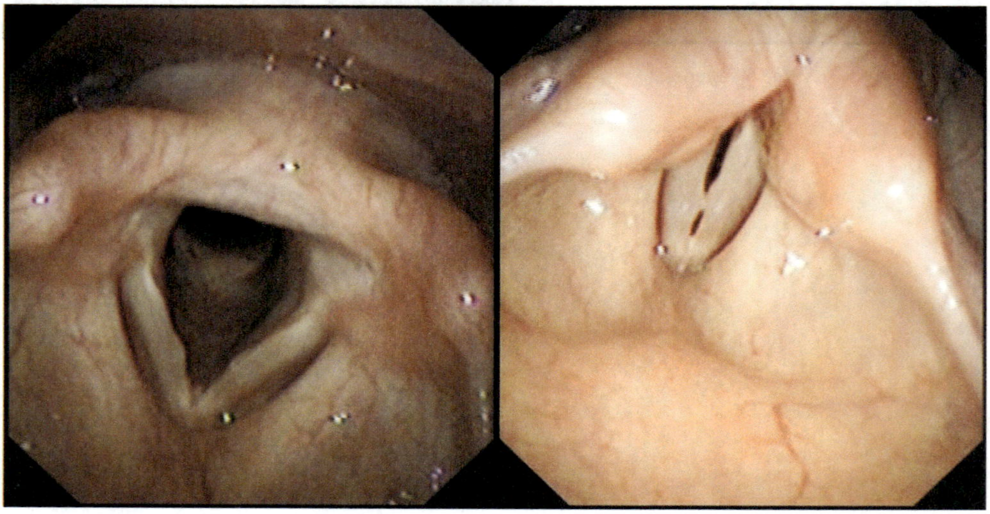

laryngostroboscopie:
- oedemateus letsel rechter stemplooi (mediale aanzuiging bij inspiratie)
- solide letsel linker stemplooi (cyste)

- *Fonochirurgie (4/7/2007)*
  - microlaryngoscopie toont bij exploratieve cordotomie geen argumenten voor cyste
  - beiderzijds subepitheliale resectie van nodulaire letsels

- *Situatie onmiddellijk postoperatief (25/7/2007)*

G	R	B	A	S	I	Jitt	F° high	I low	MPT	DSI	F	E	P	T
0	0	0	0	0	0	0.700	415	53	8.1	1.[illegible]	9	6	14	28

- *Situatie postoperatief (28/8/2007)*

G	R	B	A	S	I	Jitt	F° high	I low	MPT	DSI	F	E	P	T
0	0	0	0	0	0	0.483	392	56	9	0.6	5	4	12	21

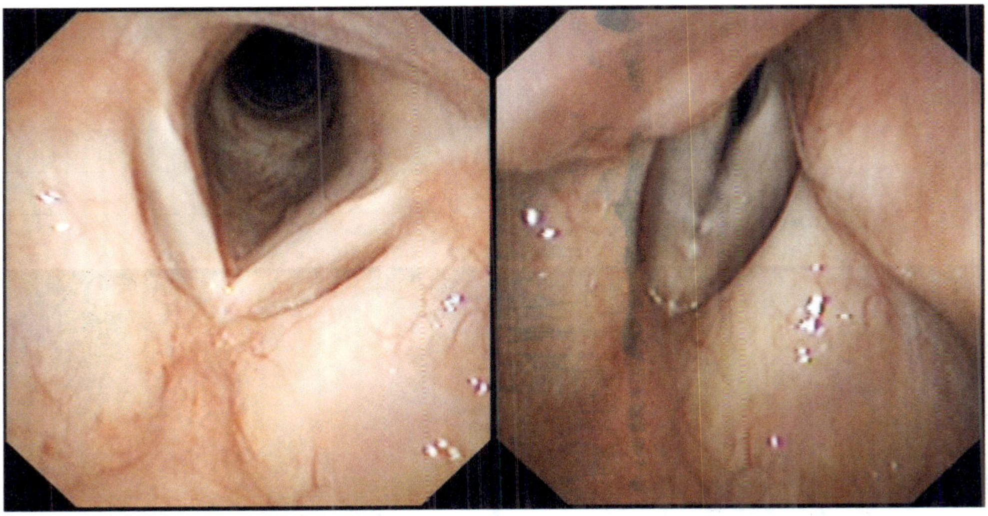

laryngostroboscopie:
- geen letsels meer op de vrije rand van de stemplooien
- herstel mucosale golfbeweging

- *Verdere therapie*
  - gedoseerde herbelasting stem
  - regelmatige laryngoscopie zodat eventueel recidief vroegtijdig vastgesteld kan worden

CASUS 5

Patiënt:	man, 38 jaar
Klacht:	- dysfonie (heesheid) met intermittente afone momenten - globusgevoel met prikkelhoest - klachten opgekomen na optreden tijdens episode van bovenste luchtweginfectie
Beroep:	verkoper (professional voice user), amateurzanger
Medicatie:	acetylsalicylzuur (sporadisch inname bij hoofdpijn)
Risicofactoren:	stemmisbruik (geen formele zangtraining)
Oorzaak:	stemplooibloeding? poliep?
Therapie:	1 week (relatieve) stemrust

- *Situatie bij presentatie (14/11/2007)*

G	R	B	A	S	I	Jitt	F° high	I low	MPT	DSI	F	E	P	T
1	1	1	0	0	0	0.583	392	51	8.53	1.7	14	5	22	41

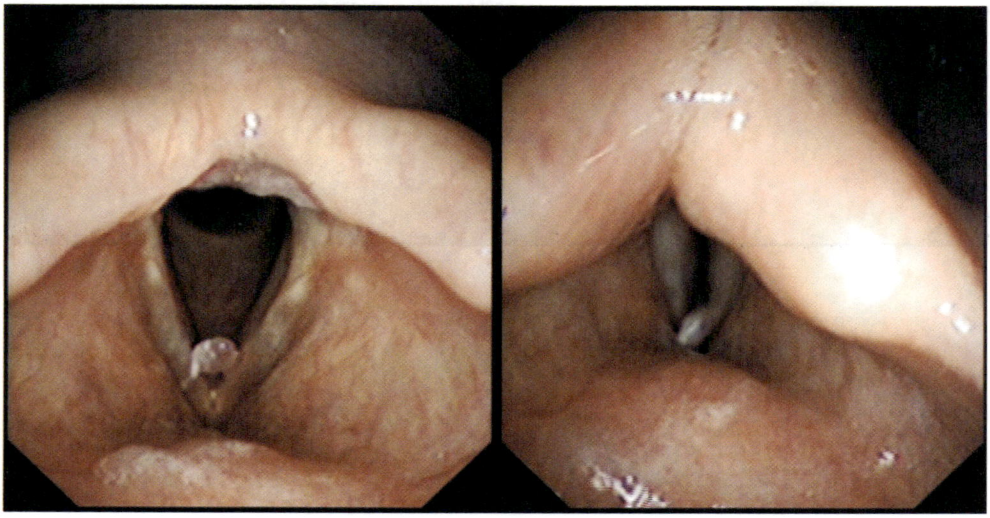

laryngostroboscopie: hemorrhagische poliep voorste deel linker stemplooi

- *Fonochirurgie (21/11/2007)*
  - microchirurgische verwijdering van de hemorrhagische poliep
  - inspectie na verwijdering toont een onderliggend variceus kluwen dat eveneens gereseceerd wordt

- *Situatie postoperatief (31/12/2007)*

G	R	B	A	S	I	Jitt	F° high	I low	MPT	DSI	F	E	P	T
0	1	0	0	0	0	0.686	349	51	18.2	2.6	0	0	0	0

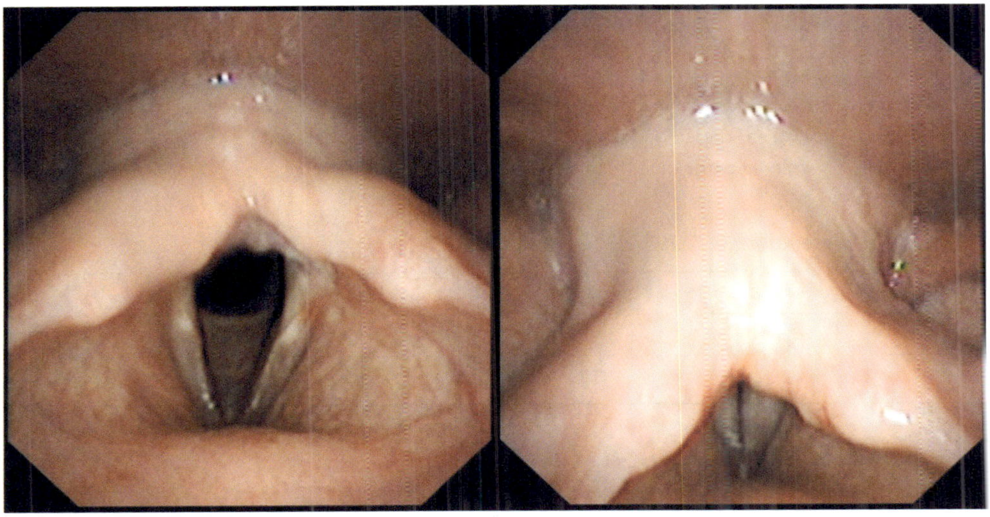

laryngostroboscopie: herstellende golfbeweging linker stemplooi, geen recidief of granuloom

- *Verdere therapie*
  - verandering van pijnstillende medicatie
  - zangopleiding

CASUS 6

Patiënt:	vrouw, 27 jaar
Klacht:	dysfonie (duidelijk uitgesproken het laatste jaar, vooral na toename van de stembelasting)
Beroep:	advocaat (professional voice user)
Medicatie:	Geen
Risicofactoren:	roken, geen aanwijzingen voor reflux of allergie
Oorzaak:	roken? onderliggend congenitaal letsel? stemoverbelasting?
Therapie:	geen voorgaande therapie

- *Situatie bij presentatie (31/8/2007)*

G	R	B	A	S	I	Jitt	F° high	I low	MPT	DSI	F	E	P	T
3	2	2	1	1	1	1.580	233	60	14.2	-1.9	17	22	36	75

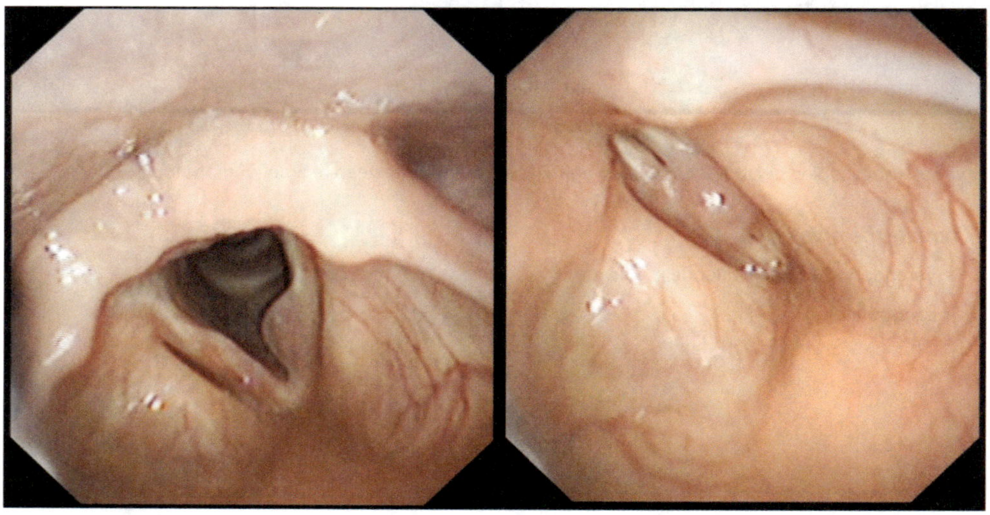

laryngostroboscopie:
- oedeem van Reinke op de linker stemplooi
- de rechter stemplooi toont een inflammatoire zone (contactletsel?)

- *Fonochirurgie (19/9/2007)*
  - microchirurgische resectie oedeem van Reinke
  - injectie van corticosteroïden in de rechter stemplooi

- *Situatie postoperatief (14/11/2007)*

G	R	B	A	S	I	Jitt	F° high	I low	MPT	DSI	F	E	P	T
1	1	0	0	0	0	1.100	493	52	17.3	2.5	5	2	9	16

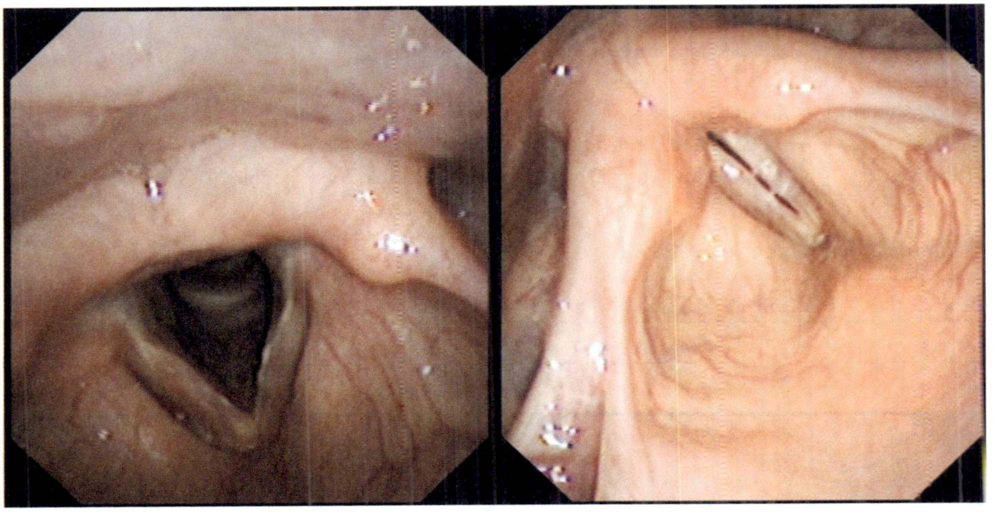

laryngostroboscopie:
- herstellende mucosale golfbeweging linker stemplooi
- afname inflammatoire letsels rechter stemplooi

- *Verdere therapie*
  - definitieve en volledige rookstop
  - preventieve antirefluxmedicatie (tijdelijk) als preventie voor eventueel recidief
  - opstarten logopedische stemreëducatie

CASUS 7

Patiënt:	vrouw, 21 jaar
Klacht:	- dysfonie en intermittente diplofonie (sedert kinderleeftijd) - afonie na uitgesproken stembelasting
Beroep:	opleiding ergotherapie (nonvocal professional)
Medicatie:	orale contraceptiva
Risicofactoren:	stemmisbruik
Oorzaak:	onderliggend congenitaal letsel? stemoverbelasting?
Therapie:	logopedie gedurende 2 jaar op jeugdige leeftijd o.w.v. noduli (?!)

- *Situatie bij presentatie (31/8/2007)*

G	R	B	A	S	I	Jitt	F° high	I low	MPT	DSI	F	E	P	T
2	1	2	1	0	0	1,4	392	54	6	-0,3	12	2	17	31

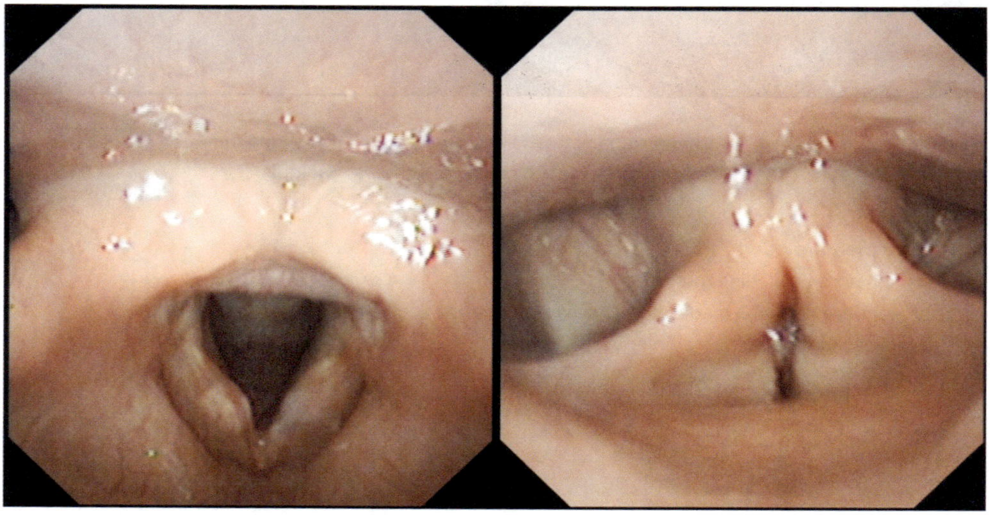

laryngostroboscopie	- globaal oedemateuze larynx - onregelmatige rechter stemplooi (sulcus? cyste?) - linker stemplooi lijkt reactief gezwollen - uitgesproken supraglottische contractie bij fonatie

- *Fonochirurgie (5/9/2007)*
  - microchirurgische exploratie bevestigt een beperkte doch diepe sulcus vocalis, die weggenomen wordt
  - bijkomende exploratie via cordotomie toont uitgesproken inflammatie in de diepere stemplooilagen, waarvoor injectie van corticosteroïden

- *Situatie postoperatief (15/10/2007)*

G	R	B	A	S	I	Jitt	F° high	I low	MPT	DSI	F	E	P	T
2	1	1	0	0	0	3,88	293	52	15,54	-2,0	–	–	–	–

- *Situatie postoperatief (14/12/2007)*

G	R	B	A	S	I	Jitt	F° high	I low	MPT	DSI	F	E	P	T
2	1	0	0	0	0	4,4	329	49	9	-2,5	12	6	17	35

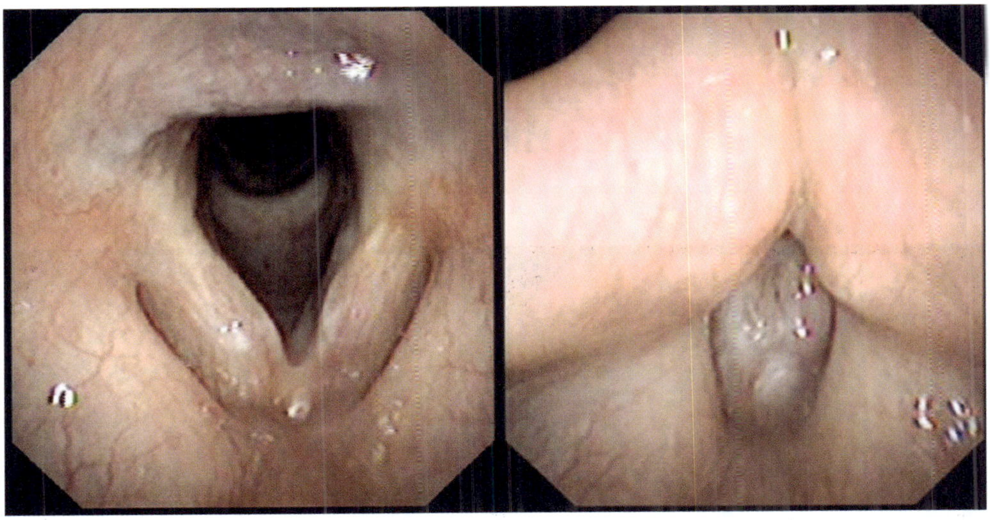

laryngostroboscopie
- persisterende zwelling rechter stemplooi
- afname supraglottische contractie bij fonatie

- *Verdere therapie*
  - opstarten logopedie
  - regelmatige herevaluatie larynxbeeld
  - optie tot oriëntatie naar een minder stembelastende opleiding en beroep

CASUS 8

Patiënt:	vrouw, 27 jaar
Klacht:	- dysfonie en intermittente diplofonie (sedert kinderleeftijd) - afonie na uitgesproken stembelasting
Beroep:	leerkracht 1ste leerjaar lager onderwijs (5 jaar full-time; professional voice user)
Medicatie:	geen
Risicofactoren:	stemmisbruik
Oorzaak:	stemoverbelasting?
Therapie:	geen

- *Situatie bij presentatie (02/11/2007)*

G	R	B	A	S	I	Jitt	F° high	I low	MPT	DSI	F	E	P	T
1	2	0	0	0	0	0,57	622	50	15,8	4,06	7	16	25	48

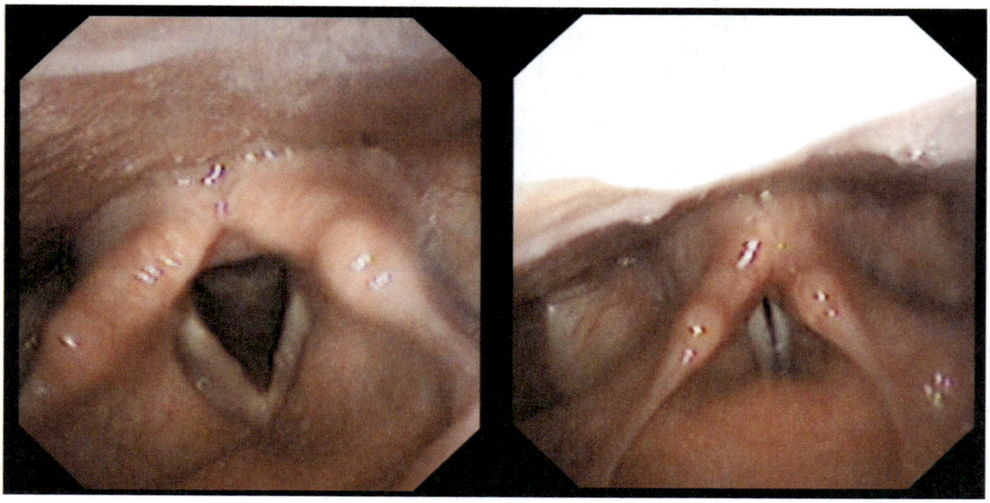

laryngostroboscopie - bilaterale noduli met double gap tijdens fonatie

- *Logopedie*
  - initiële frequentie: 2 maal per week, nadien 1 maal per week
  - aanleren stemhygiëne, inclusief aanpassen werkomgeving
  - ontspannen fonatie via resonantie

- *Situatie posttherapie (19/03/2008)*

G	R	B	A	S	I	Jitt	F° high	I low	MPT	DSI	F	E	P	T
1	1	1	0	0	0	1,362	628	50	17,0	4,35	7	9	17	33

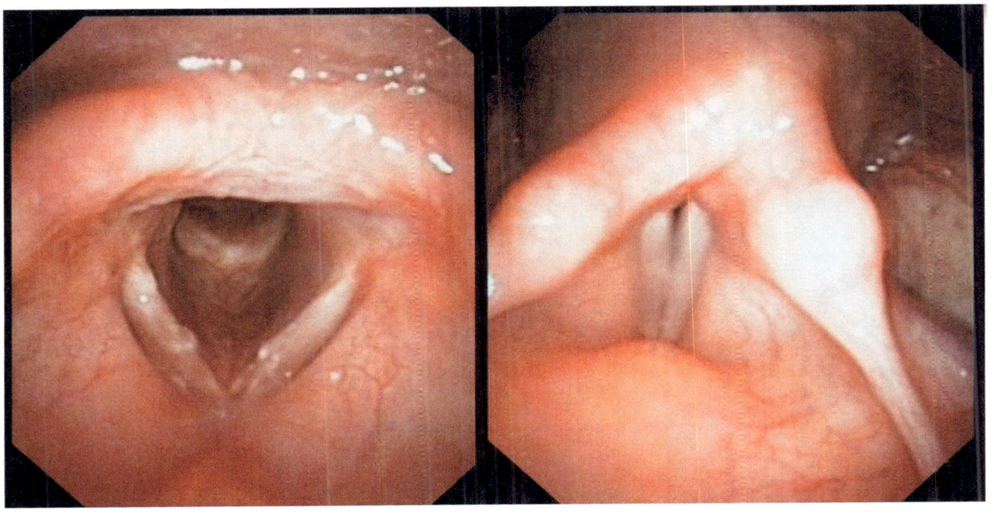

laryngostroboscopie
- afname van de double gap tijdens fonatie
- tijdens inspiratie zien we nog nodulaire letsels
  (nota: kleinere afstand tussen endoscoop en larynx in vergelijking met de pretherapie beelden)

Patiënte was zeer enthousiast over de therapie en merkt een duidelijke vooruitgang in stem- en spreektechniek. De uithouding is duidelijk verbeterd, alhoewel stemgeving op het einde van de lesweek duidelijk meer inspanning vraagt. Er zijn nog moeilijkheden met de generalisatie van de aangeleerde technieken in het spontane spreken.

- *Verdere therapie*
  - verderzetten logopedie
  - regelmatige herevaluatie larynxbeeld

HOOFDSTUK 13

DE STEM IN CIJFERS

Tabel 13.1: Niveaus van luidheid in dB.

SPL (dB)	Sound source
180	Rocket launch
120	Ambulance sirene
114	Hammer drill
105	Bulldozer
96	Tractor
85	Pain threshold
80	Ringing telephone
65-70	Normal conversation
50	Whispering
0	Hearing treshold

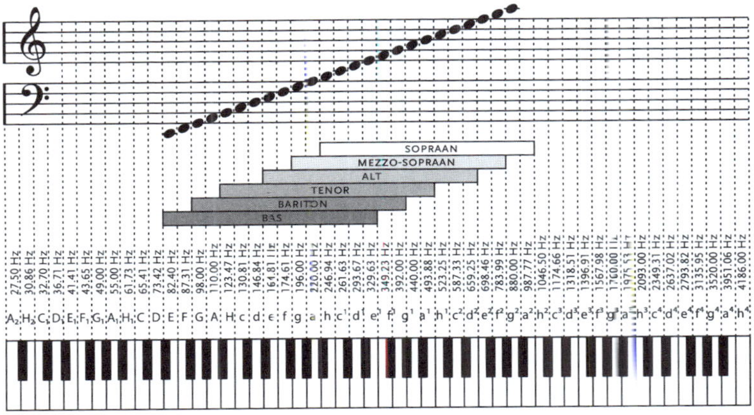

Figuur 13.1: Omzetting van muzikale toonindicatie naar aantal fysische trillingen (Herz).

1.

ONTWIKKELING VAN DE STEMPLOOIEN EN DE LARYNX

Tabel 13.2 a: Stemplooilengte.

Leeftijd	**Stemplooilengte (mm)**	**Bron**
Pasgeboren (1983)	2.5-3.0	Hirano, Kurita en Nakashima
14 d	3	Negus (1949)
1 j	5.5	Negus (1949)
5 j	7.5	Negus (1949)
6 j 6 m	8	Negus (1949)
9 j	9	Mueller (1997)
Puberteit	12-15	Mueller (1997)
Vrouwen	12-17	Mueller (1997)
Mannen	17-23	Mueller (1997)

Tabel 13.2 b: Karakteristieken van de ontwikkelende stemplooien in functie van de lengte van het membraneuze deel (M), het cartilagineuze deel (C), en de ratio van beide (M/C).

	Totale lengte stemplooi	**Membraneuze stemplooi**	**Cartilagineuze stemplooi**	**Ratio**
Leeftijd	(mm)	(mm)	(mm)	M/C
Pasgeborene	2.5-3.0	1.3-2.0	1.0-1.4	1.1-1.8
Volwassen man	17-21	14.5-18	2.5-3.5	4.7-6.2
Volwassen vrouw	11-15	8.5-12	2.0-3.0	3.3-4.5

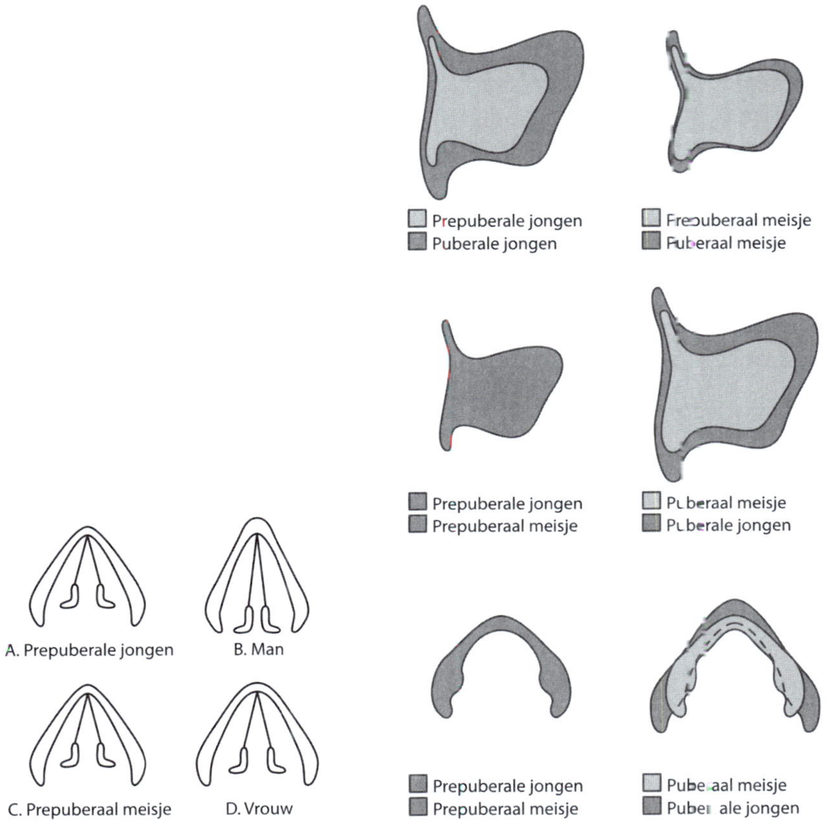

Figuur 13.2: Prepuberale en puberale larynx.

2.

ONTWIKKELING VAN DE FUNDAMENTELE FREQUENTIE

Tabel 13.3 a: Ontwikkeling van de fundamentele frequentie voor jongens en meisjes van 0-18 jaar.

Vrouwen			**Mannen**		
Leeftijd	Fundamentele Frequentie Hz	Spreiding Fundamentele Frequentie Hz	Leeftijd	Fundamentele Frequentie Hz	Spreiding Fundamentele Frequentie Hz
1 en 2	400	340-470	1 en 2	400	340-470
3	300	255-360	3	300	255-360
4	285	240-340	4	285	240-340
5	270	230-325	5	270	225-320
6	265	225-315	6	265	220-315
7	260	220-310	7	260	220-310
8	255	215-300	8	250	210-295
9	245	205-290	9	240	200-285
10	245	205-290	10	235	195-280
11	240	200-285	11	230	195-275
12	240	200-280	12	230	195-275
13	225	195-275	13	175	140-215
14	225	190-270	14	175	140-215
15	220	185-260	15	165	135-205
16	215	180-255	16	150	125-180
17	210	175-250	17	135	115-165
18	205	175-245	18	125	105-160

Tabel 13.3 b: Ontwikkeling van de fundamentele frequentie voor mannen en vrouwen van 20-89 jaar.

Leeftijd	Fundamentele Frequentie	
	Mannen	Vrouwen
20-29	120	224
30-39	112	213
40-49	107	221
50-59	118	199
60-69	112	199
70-79	132	202
80-89	146	

3.

STEMTYPES EN STEMCLASSIFICATIE

Tabel 13.4 a: Stemtypes bij mannen en vrouwen met stembereik en gemiddelde spreektoonhoogte.

	Stemtype	**Stembereik in Hz en muzikale notering**	**Gemiddelde spreektoonhoogte**
Man	Bas	82 – 330 Hz (E_2-E_4)	98 Hz (G_2)
	Bariton	98 – 392 Hz (G_2-G_4)	124 Hz (B_2)
	Tenor	131 – 523 Hz (C_3-C_5)	165 Hz (E_3)
Vrouw	Alt	147 – 587 Hz (D_3-D_5)	175 Hz (F_3)
	Mezzo-sopraan	165 – 880 Hz (E_3-A_5)	196 Hz (G_3)
	Sopraan	196 – 1174 Hz (G_3-D_6)	247 Hz (B_3)

Tabel 13.4 b: Classificatie van stemmen volgens diverse auteurs in Hz.

	Sopraan		**Mezzosopraan**		**Alt**		**Tenor**		**Bariton**		**Bas**	
	Van (Hz)	tot (Hz)	van (Hz)	tot (Hz)	van (Hz)	tot (Hz)	van (Hz)	tot (Hz)	van (Hz)	tot (Hz)	van (Hz)	tot (Hz)
Behrend	196	1175	165	880	147	587	131	523	98	392	82	330
Benninger	262	1046	196	784	175	659	131	523	98	392	82	330
Blok	147	1175/1397	123	1046	110	1046	110	587/1319	123	392	62	392
Hirano	247	988	196	784	165	659	123	494	98	392	82	330
Nadoleszny	131	1397	131	1319	110	1319	73	523	62	440	33	392
Van Deinse	196	1046	147	988	131	784	98	523	82	494	65	392
Weiss	247	1319	220	1046	147	699	110	587	87	392	73	392
Wirth (Ø)	220	784	196	698	175	659	123	392	110	349	82	226
Wirth (zang)	220	1046	196	1046	175	1046	123	523	98	349	73	392
Zemlin	131	1397	131	1175	110	1175	65	523	62	494	33	440

4.

ONTWIKKELING VAN DIVERSE STEMPARAMETERS VOLGENS LEEFTIJD EN GESLACHT

Fundamentele frequentie (Fo) volgens leeftijd & geslacht

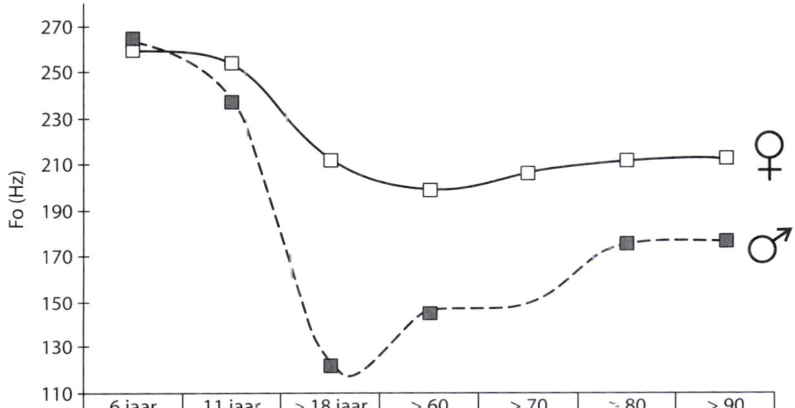

	6 jaar	11 jaar	> 18 jaar	> 60	> 70	≥ 80	> 90
Vrouw	260	254	212	199	206	212	213
Man	265	237	122	145	150	176	177

Leeftijd

Figuur 13.3 a: Evolutie van de fundamentele frequentie (Fo), gemeten op /a/ volgens leeftijd en geslacht, gebaseerd op onderzoeken voor Vlaanderen (De Bodt (1997) voor de leeftijden 6 tot > 18 en Decoster (1998) voor de leeftijden > 60 tot en met > 90 jaar).

Evolutie VC volgens leeftijd en geslacht

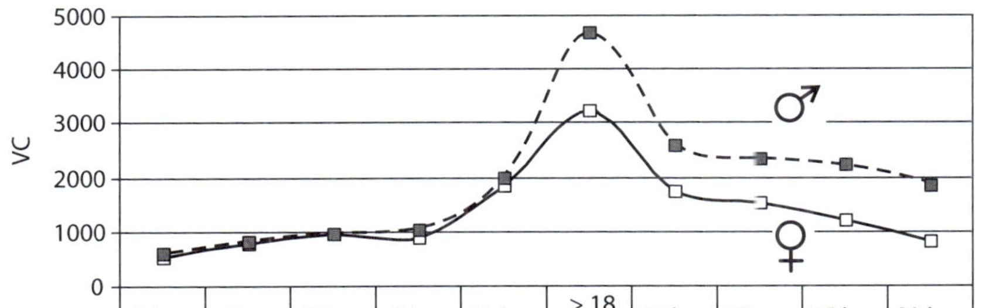

	3 jaar	4jaar	5 jaar	6 jaar	10 jaar	> 18 jaar	65 jaar	70 jaar	75 jaar	80 jaar
Vrouw	544	791	950	880	1849	3240	1733	1518	1192	810
Man	594	817	964	1027	1976	4680	2581	2340	2228	1839

leeftijd

Figuur 13.3 b: Evolutie van de vitale capaciteit volgens leeftijd en geslacht, gebaseerd op onderzoeken voor Vlaanderen (De Bodt (1997) voor de leeftijden 6 tot > 18 en Wallonië (Morsomme, 2001) voor de leeftijd > 80.

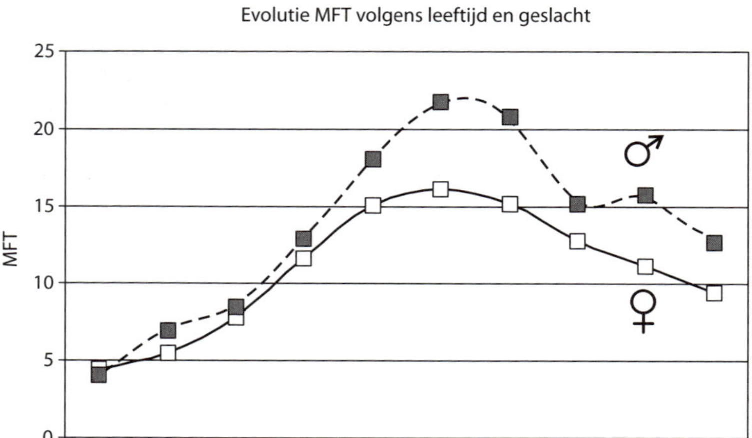

	3 jaar	4jaar	5 jaar	6 jaar	11 jaar	> 18 jaar	65 jaar	70 jaar	75 jaar	80 jaar
Vrouw	4,4	5,5	7,8	11,6	15,1	16,2	15,2	12,8	11,2	9,4
Man	4,03	6,96	8,48	12,9	18,1	21,8	20,9	15,2	15,6	12,7

Leeftijd

Figuur 13.3 c: Ontwikkeling van de MFT in functie van leeftijd en geslacht.

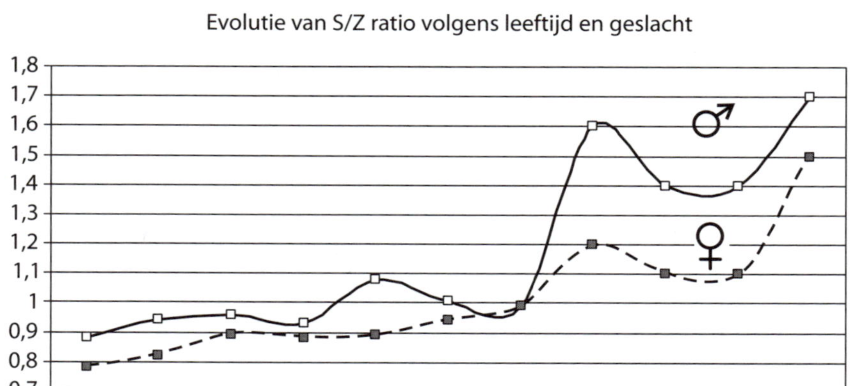

	6 jaar	7 jaar	8 jaar	9 jaar	10 jaar	11 jaar	> 18 jaar	65 jaar	70 jaar	75 jaar	80 jaar
Vrouw	0,88	0,94	0,96	0,93	1,08	1,01	0,99	1,6	1,4	1,4	1,7
Man	0,78	0,82	0,89	0,88	0,89	0,94	0,99	1,2	1,1	1,1	1,5

Figuur 13.3 d: Evolutie van de S/Z ratio volgens leeftijd en geslacht.

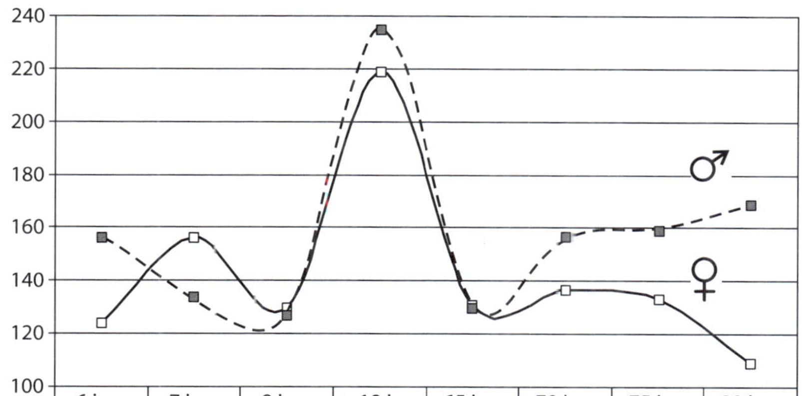

	6 jaar	7 jaar	8 jaar	> 18 jaar	65 jaar	70 jaar	75 jaar	80 jaar
Vrouw	124	156	130	219	131	137	133	109
Man	156	134	127	235	130	157	159	169

Figuur 13.3 e: Evolutie van het FQ volgens leeftijd en geslacht.

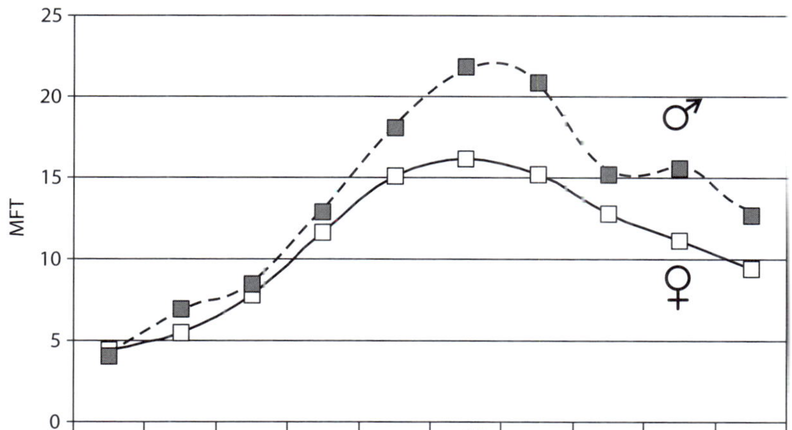

	3 jaar	4jaar	5 jaar	6 jaar	11 jaar	> 18 jaar	65 jaar	70 jaar	75 jaar	80 jaar
Vrouw	4,4	5,5	7,8	11,6	15,1	16,2	15,2	12,8	11,2	9,4
Man	4,03	6,96	8,48	12,9	18,1	21,8	20,9	15,2	15,6	12,7

Leeftijd

Figuur 13.3 f: Ontwikkeling van de MFT in functie van leeftijd en geslacht.

5.

NORMFONETOGRAMMEN

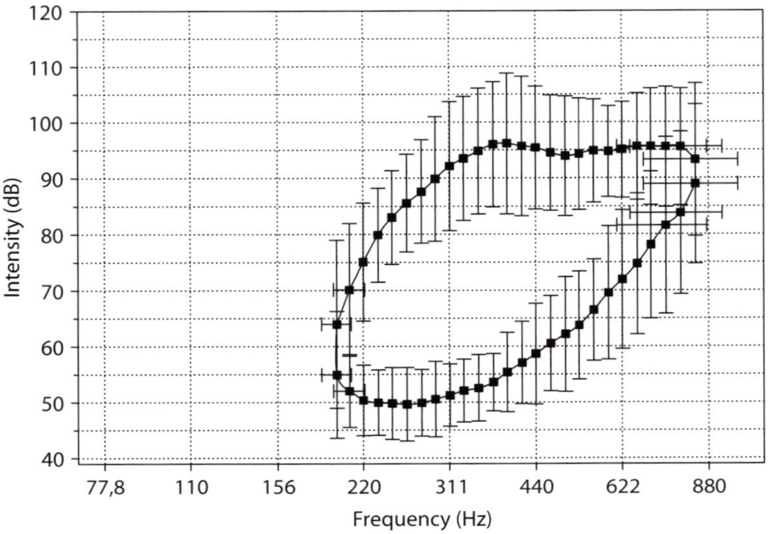

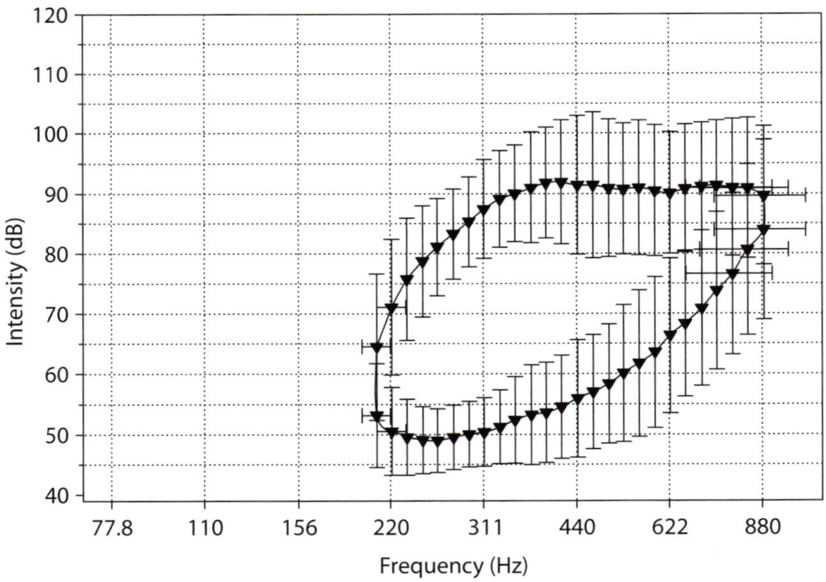

Figuur 13.4 a: Normfonetogrammen voor jongens (bovenaan) en meisjes (onderaan) (van 6-11 jaar).

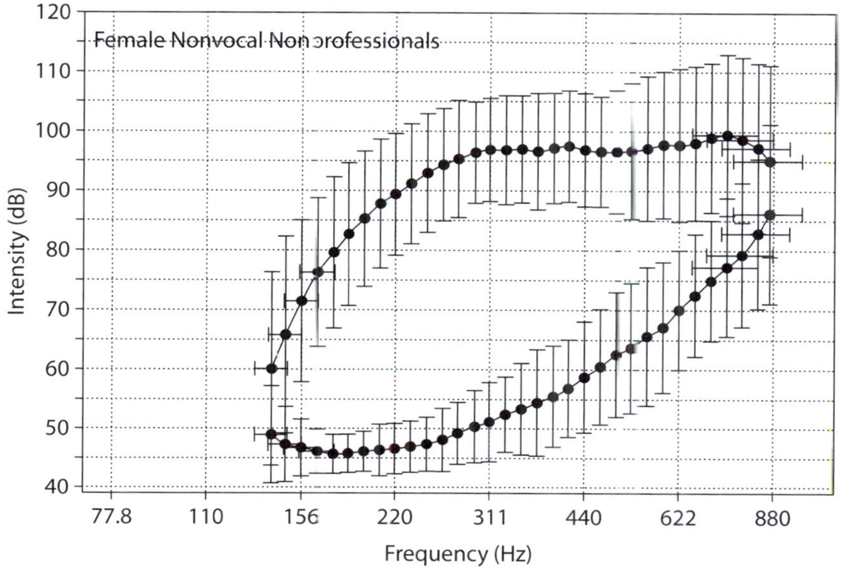

Figuur 13.4 b1: Normfonetogram voor ongeoefende vrouwenstemmen.

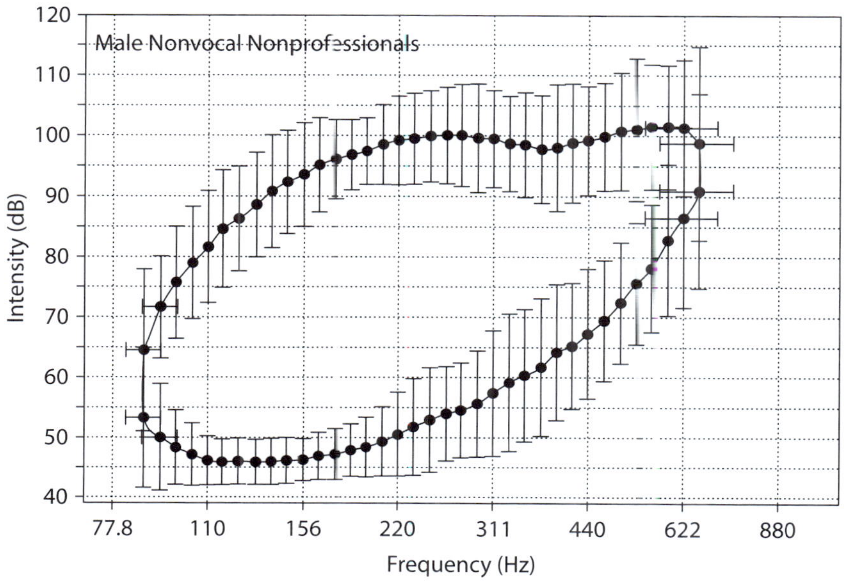

Figuur 13.4 b2: Normfonetogram voor ongeoefende mannenstemmen.

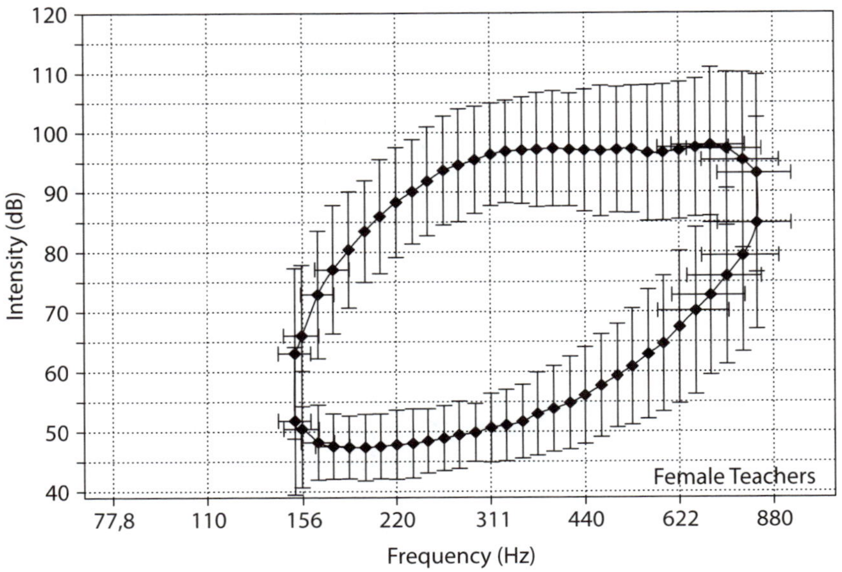

Figuur 13.4 b3: Normfonetogram voor vrouwelijke leerkrachten.

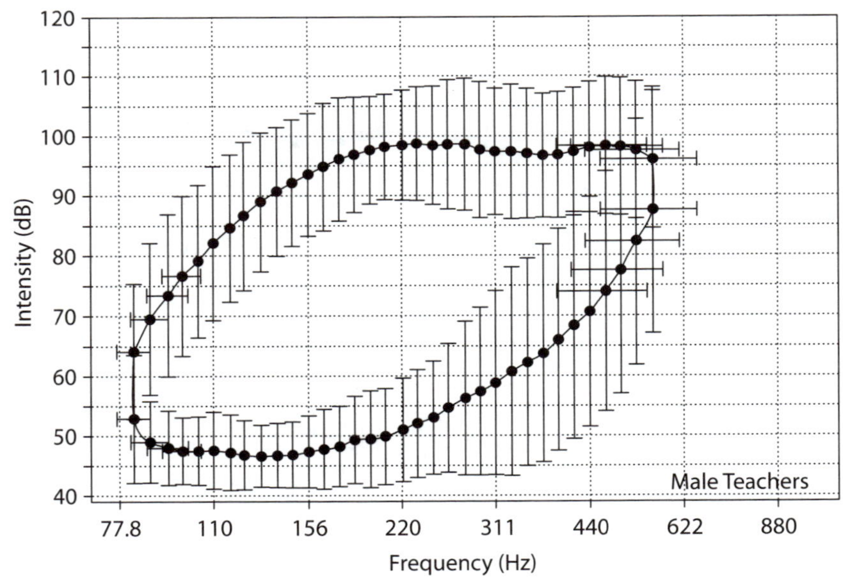

Figuur 13.4 b4: Normfonetogram voor mannelijke leerkrachten.

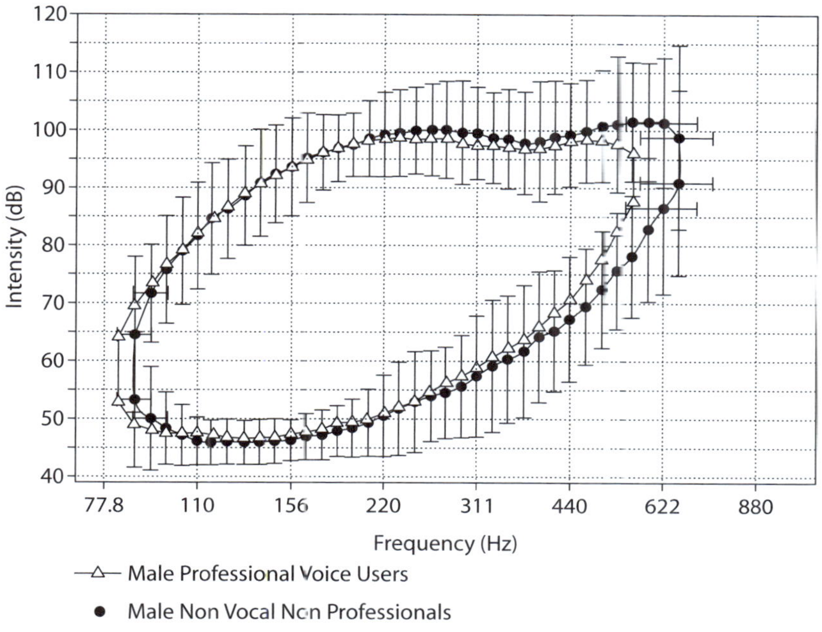

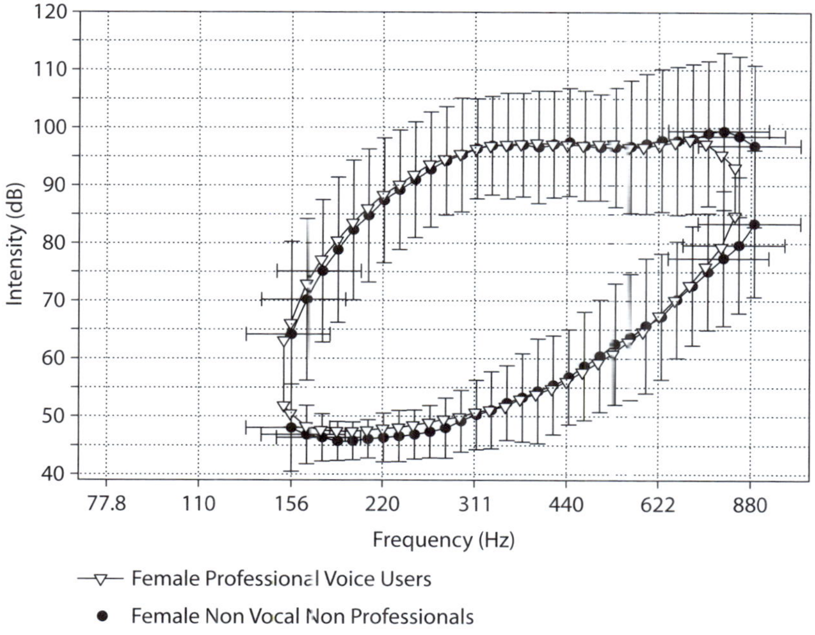

Figuur 13.4 c: Vergelijking van de normfonetogrammen van ongeoefende mannen- (bovenaan) en vrouwenstemmen (onderaan) met vrouwelijke en mannelijke leerkrachten.

6.

RELATIE DSI MET G EN VHI

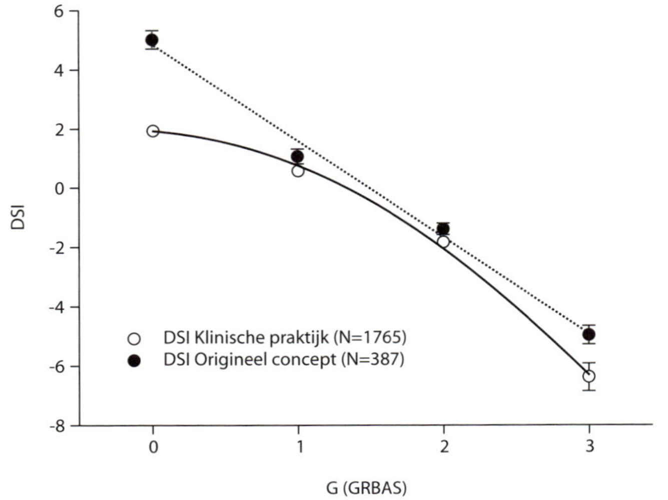

Figuur 14.4 a: Relatie DSI-G.

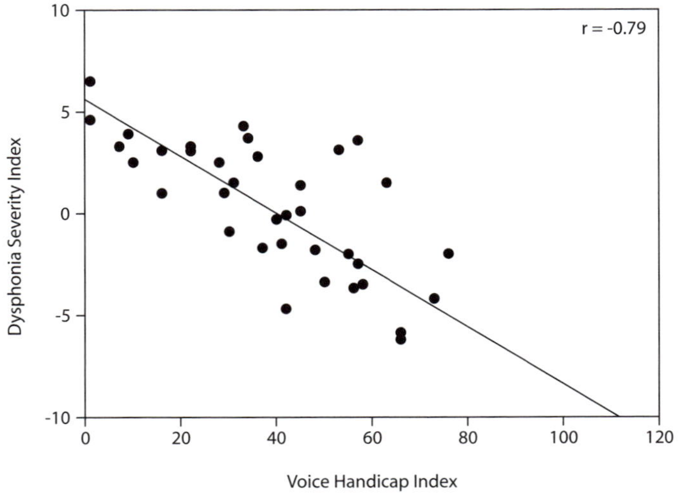

Figuur 14.4 b: Relatie DSI-VHI.

Tabel 13.5: Relatie G-DSI.

G0	⇔	DSI = 5.0
G1	⇔	DSI = 1.0
G2	⇔	DSI = −1.4
G3	⇔	DSI = −5.0

Tabel 13.6: VHI-waarden voor normale en pathologische stemmen.

	Gezonde ppn.	Logopedisten	Acteurs	Kleuterleidsters	Partiële laryngectomie	Totale laryngectomie
Functioneel	2	3.3	4.4	3.1	11.2	23.4
Emotioneel	1	1.1	6.0	1.9	14.2	20.5
P(fysisch)	1.7	3.2	7.9	5.3	17.2	20.3
Totaal	4.7	7.6	18.4	10.3	42.6	64.2

7. REFERENTIES

Stalmans, R. & De Bodt, M. (2003). Classificatie van stemmen. *Logopedie*, 16, 31-36.

Mathieson, L. (2001). *The voice and its disorders*. London: Whurr Publishers.

De Bodt, M., Heylen, L., Mertens, F., Vanderwegen, J. & Van de Heyning, P. (2008). *Stemstoornissen. Handboek voor de klinische praktijk*. Antwerpen-Apeldoorn: Garant.

BIJLAGEN

BIJLAGE 1

KLINISCH CLASSIFICATIEMODEL STEMSTOORNISSEN

KLINISCHE CLASSIFICATIE VAN STEMSTOORNISSEN

NIET-ORGANISCHE DYSFONIEËN	ORGANISCHE DYSFONIEËN
Habitueel - Hypofunctioneel - Hyperfunctioneel (MTD*)	**Congenitaal** - Laryngaal web - Sulcus glottidis

Psychogeen	**Inflammatoir**
	- Laryngitis
	  - Acuut
	  - Chronisch
	- Noduli
	- Poliep
	- Cyste
	- Oedeem
	- Oedeem van Reinke
	- Contactulcus/granuloom

Transgenderstem - man – vrouw - vrouw – man	**Neoplastisch** - Papillomatosis - Hyperkeratosis/leukoplakie - Tumor
Beroepsdysfonie	**Neurologisch** - Paralyse in abductie - Paralyse in adductie - Laryngale dystonie - Centraal neurologische stoornissen
Leeftijdsgerelateerde dysfonie - Puberfonie/mutatiestoornis - Presbyfonie	**Traumatisch** - Laryngale bloeding/vasculaire letsels - Laryngaal trauma
Minimal Vocal Pathology **	**Littekenvorming**
	Dysfonie na radiotherapie

* De naam MTD begon in de laatste decade van de vorige eeuw systematisch ingang te vinden en verwijst naar dysfonie ten gevolge van een verstoorde musculaire spanning ter hoogte van de larynx. Mathieson (2001) definieert MTD als een dysfonie zonder observeerbare veranderingen in de stemplooimucosa gekenmerkt door overmatige spanningen en extreme stembelasting.

BIJLAGE 2

PREVALENTIECIJFERS VOOR STEMSTOORNISSEN

NIET ORGANISCHE DYSFONIEËN	Coyle et al (2001)	Ramig en Verdolini (1998)	Van de Heyning et al (1996)
Habitueel	12	30	23
– HypofunctioneelH	niet	niet	16
– Hyperfunctioneel (MTD*)	gespecificeerd	gespecificeerd	7
Psychogeen	1,3	4,4	0,6
Transgenderstem			
– man – vrouwv	–	–	–
– rouw – man			
Beroepsdysfonie	–	–	–
Leeftijdsgerelateerde dysfonie			
– Puberfonie/mutatiestoornis	–	4,7	0,5
– Presbyfonie	–	–	–
Minimal Vocal Pathology **	–	–	18

ORGANISCHE DYSFONIEËN	Coyle et al (15)	Ramig en Verdolini (16)	Van de Heyning et al (5)
Congenitaal			
– Laryngaal web	–	–	–
– Sulcus glottidis	–	–	4
Inflammatoir	27	–	–
– Acute Laryngitis	–	–	1,6
– Chronische laryngitis	–	–	5,7
– Noduli	10	15	10
– Poliep	8	20	2,2
– Cyste	1,6	–	4,3
– Oedeem	1,6	9	–
– Oedeem van Reinke	1,2	–	6
– Contactulcus/granuloom	2	5,3	2,4
Neoplastisch			
– Papillomatosis	0,9	–	–
– Hyperkeratosis/leukoplakie	1,6	–	–
– Tumor	3,3	–	6

Neurologisch			
– Paralyse in abductie	Paralyse totaal	Paralyse totaal	5,5
– Paralyse in adductie	12	4,2	4,7
– Laryngale dystonie	0,3	4	1
– Centraal neurologische stoornissen	–	4,2	0,3
Traumatisch			
– Laryngale bloeding/vasculaire letsels	0,4	–	samen
– Laryngaal trauma	0,1	–	1,6
Littekenvorming	–	–	–
Dysfonie na radiotherapie	–	–	–

* Prevalentiecijfers zijn relatief en de hier vermelde bronnen verwijzen op hun beurt soms naar andere studies. De omstandigheden waarin deze cijfers gecollecteerd werden verklaren wellicht voor een deel de verschillen tussen de auteurs (bijvoorbeeld landelijke studie, studie universitaire centra, ...). Anderzijds is er geen uniform classificatieschema waardoor cases soms in verschillende groepen worden ondergebracht.

BIJLAGE 3

CHECKLIJST 1 – STEMPROBLEMEN: FREQUENTIE VAN SYMPTOMEN

Naam **Datum**

Symptoom	Dagelijks	Wekelijks	Maandelijks	Stemzorg-Strategie
een ongemakkelijk gevoel in de keel				
vermoeid gevoel in de keel				
irritatie/pijn				
droogheid				
pijn				
een kittelend gevoel				
gevoel van toegeknepen keel/druk in de keel				
een schrapend/brandend gevoel				
een brok in de keel				
schorre stem				
krakende stem				
hese stem				
gebroken stem				
veranderingen in toonhoogte				
beperkte toonhoogte-omvang				
moeilijkheid in stemprojectie				
gevoel dat praten moeite kost				
zonder adem raken tijdens het spreken				
alleen kunnen fluisteren				

Referentie

Russell, A., Oates, J., Pemberton, C. (2000). *Voice Care for Teachers*. Flinders University, 2000.

BIJLAGE 4

CHECKLIJST 2 – RISICOFACTOREN VOOR HET ONTWIKKELEN VAN STEMPROBLEMEN

Naam	**Datum**			
Risicofactoren	Frequentie waarmee de risico-factoren voorkomen			Strategie voor het herleiden van risico's
	Dagelijks	Wekelijks	Maandelijks	
een gespannen stem gebruiken				
frequent hoesten				
voortdurend de keel schrapen				
spreken tijdens een keelinfectie				
hormonaal onevenwicht				
een kittelend gevoel				
allergieën/sinusitis				
frequente verkoudheden & griep				
oprispingen van maagzuur				
sommige geneesmiddelen				
alcohol, tabak, recreatieve drugs				
geluid overstemmen				
voortdurend luid spreken				
roepen/schreeuwen				
over een grote afstand roepen				
zingen & acteren met slechte techniek				
stem gebruiken met een onaangepaste toon				
stress/spanning/angst				
gebruik van onnatuurlijke intonatiepatronen				

Referentie

Russell, A., Oates, J., Pemberton, C. (2000). *Voice Care for Teachers*. Flinders University, 2000.

BIJLAGE 5

GRBASI-SCHAAL

G	*grade*	graad, mate, ernst van stemafwijking/heesheid
R	*rough*	ruwheid, schorheid, onregelmatigheid van de stemplooitrilling, fluctuaties in toonhoogte en luidheid
B	*breathy*	wilde lucht, hoeveelheid lekkage van lucht door de glottis
A	*asthenic*	gebrek aan kracht, krachteloosheid, zwakheid
S	*strained*	gespannenheid
I	*instability*	instabiliteit van de stem, stembreuken, kwaliteitsschommelingen, toonhoogte- en luidheidsschommelingen

Per parameter wordt de ernst uitgedrukt door een cijfer tussen 0 en 3

0 normaal, geen afwijking

1 lichte stoornis

2 matige stoornis

3 ernstige stoornis

De resultaten worden genoteerd d.m.v. een letter-cijfer-combinatie.: bv. $G_2R_2B_0A_1S_1I_2$

BIJLAGE 6

VOICE HANDICAP INDEX IN NEDERLANDS, FRANS EN ENGELS

Datum				
Score:	F /40		E /40	
	E /40		P /40	
Totaal:	/120	Totaal:	/120	

Dit zijn beweringen die veel mensen gebruikt hebben om hun stem en de gevolgen van hun stem op hun leven te beschrijven. Zet een kruisje bij dat antwoord dat aangeeft hoe dikwijls u dezelfde ervaring heeft.

		NOOIT	BIJNA NOOIT	SOMS	BIJNA ALTIJD	ALTIJD
F1	Door mijn stem kan ik mij moeilijker verstaanbaar maken					
P2	Ik raak buiten adem tijdens het spreken					
F3	Mensen verstaan me moeilijk in een lawaaierige omgeving					
P4	De klank van mijn stem varieert in de loop van de dag					
F5	Mijn familieleden horen me moeilijk als ik ze roep ergens in huis					
F6	Ik telefoneer minder vaak dan ik zou willen					
E7	Ik ben gespannen tijdens het spreken met anderen omwille van mijn stem					
F8	Ik heb de neiging groepen mensen te vermijden omwille van mijn stem					
E9	Ik heb de indruk dat de mensen zich ergeren aan mijn stem					
P10	Men vraagt me: "wat is er mis met uw stem?"					
F11	Ik spreek minder vaak met vrienden, buren en verwanten omwille van mijn stem					
F12	Zelfs in een gesprek onder vier ogen vraagt men mij soms iets te herhalen					
P13	Mijn stem klinkt krakerig en droog					

		NOOIT	BIJNA NOOIT	SOMS	BIJNA ALTIJD	ALTIJD
P14	Ik heb het gevoel mij te moeten inspannen om stem te geven					
E15	Ik denk dat anderen mijn stemproblemen niet begrijpen					
F16	Mijn stemproblemen beperken mijn persoonlijk en sociaal leven					
P17	De helderheid van mijn stem is onvoorspelbaar					
P18	Ik tracht mijn stem te veranderen zodat ze anders klinkt					
F19	Ik heb het gevoel dat ik buiten conversaties gehouden word omwille van mijn stem					
P20	Spreken vergt van mij een grote inspanning					
P21	Mijn stem is 's avonds slechter					
F22	Mijn stemprobleem veroorzaakt een inkomensverlies					
E23	Mijn stemprobleem ergert mij					
E24	Ik ben minder spontaan door mijn stemprobleem					
E25	Ik voel mijn stemprobleem aan als een handicap					
P26	Mijn stem verzwakt tijdens het spreken					
E27	Het ergert me als men me vraagt iets te herhalen					
E28	Ik ben gegeneerd als men me vraagt iets te herhalen					
E29	Door mijn stem voel ik mij onbekwaam					
E30	Ik schaam me over mijn stemprobleem					

Hoe klinkt uw stem *vandaag?*

☐ ***zoals gewoonlijk***

☐ slechter dan gewoonlijk

☐ beter dan gewoonlijk

Index du handicap vocal				
Date				
Score	F /40		E /40	
	E /40		P /40	
	Totaal: /120		Totale: /120	

Vous trouvez ci-dessous des phrases utilisées par la plupart des gens pour décrire leur voix et ses conséquences sur leur vie. Soulignez la réponse qui indique la fréquence à laquelle vous vivez cette expérience.

		JAMAIS	PRESQUE JAMAIS	PARFOIS	PRESQUE TOUJOURS	TOUJOURS
F1	On m'entend difficilement à cause de ma voix					
P2	Je suis à cours de souffle quand je parle					
F3	On me comprend difficilement dans un milieu bruyant					
P4	Le son de ma voix varie en cours de journée					
F5	Les membres de la famille ont du mal à m'entendre quand je les appelle dans la maison					
F6	Je téléphone moins souvent que je le voudrais					
E7	Je suis tendu(e) quand je parle avec d'autres à cause de ma voix					
F8	J'ai tendance à éviter les groupes de gens à cause de ma voix					
E9	Les gens semblent irrités par ma voix					
P10	On me demande: "Qu'est-ce qui ne va pas avec ta voix?"					
F11	Je parle moins souvent avec mes amis, mes voisins, ma famille à cause de ma voix					
F12	On me demande de me répéter quand je dialogue face à face avec quelqu'un					
P13	Ma voix semble "grinçante" et sèche					
P14	J'ai l'impression que je dois forcer pour produire la voix					

		JAMAIS	PRESQUE JAMAIS	PARFOIS	PRESQUE TOUJOURS	TOUJOURS
E15	Je trouve que les autres personnes ne comprennent pas mon problème de voix					
F16	Mes difficultés de voix limitent ma vie personnelle et sociale					
P17	La clarté de ma voix est imprévisible					
P18	J'essaie de changer ma voix pour qu'elle sonne différemment					
F19	Je me sens écarté(e) des conversations à cause de ma voix					
P20	Je fais beaucoup d'effort pour parler					
P21	Ma voix est plus mauvaise le soir					
F22	Mes problèmes de voix entraînent des pertes de revenus					
E23	Mon problème de voix me contrarie					
E24	Je suis moins sociable à cause de mon problème de voix					
E25	Je me sens handicapé(e) à cause de ma voix					
P26	Ma voix "m'abandonne" au milieu de la conversation					
E27	Je suis agacé(e) quand les gens me demandent de me répéter					
E28	Je suis embarrassé(e) quand les gens me demandent de me répéter					
E29	A cause de ma voix, je me sens incompétent					
E30	Je suis honteux(se) de mon problème de voix					

Comment vous trouvez votre voix aujourd'hui?

☐ ***comme d'habitude***

☐ plus mauvais que d'habitude

☐ mieux que d'habitude

Voice handicap index

Date:

Score: F /40

E /40

P /40

Totaal: /120

These are statements that many people have used to describe their voices and the effects of their voices on their lives. Check the response that indicates how frequently you have the same experience.

		NEVER	ALMOST	SOMETIMES	ALMOST ALWAYS	ALWAYS
F1	My voice makes it difficult for people to hear me					
P2	I run out of air when I talk					
F3	People have difficulty understanding me in a noisy room					
P4	The sound of my voice varies throughout the day					
F5	My family has difficulty hearing me when I call them throughout the house					
F6	I use the phone less often than I would like					
E7	I'm tense when talking with others because of my voice					
F8	I tend to avoid groups of people because of my voice					
E9	People seem irritated with my voice					
P10	People ask: "what is wrong with your voice?"					
F11	I speak with friends, neighbours, or relatives less often because of my voice					
F12	People ask me to repeat myself when speaking face-to-face					
P13	My voice sounds creaky and dry					
P14	I feel as though I have to strain to produce voice					
E15	I find other people don't understand my voice problem					
F16	My voice difficulties restrict my personal and social life					

		NEVER	ALMOST	SOMETIMES	ALMOST ALWAYS	ALWAYS
P17	The clarity of my voice is unpredictable					
P18	I try to change my voice to sound different					
F19	I feel lest out of conversations because of my voice					
P20	I use a great deal of effort to speak					
P21	My voice is worse in the evening					
F22	My voice problem causes me to lose income					
E23	My voice problem upsets me					
E24	I am less out-going because of my voice problem					
E25	My voice makes me feel handicapped					
P26	My voice "gives out" on me in the middle of speaking					
E27	I feel annoyed when people ask me to repeat					
E28	I feel embarrassed when people ask me to repeat					
E29	My voice makes me feel incompetent					
E30	I'm ashamed of my voice problem					

Please circle the word that matches how you feel your voice is today.

- ☐ ***normal***
- ☐ mild
- ☐ moderate
- ☐ severe

BIJLAGE 7

STEMOPNAMEFORMULIER

Duid elke commentaar aan die voor u van toepassing is.

Naam	**geboortedatum**	
Adres		
Mijn werkomgeving:		
is erg warm	is erg koud	heeft een bevredigende temperatuur
is erg droog	is erg stoffig	is niet te droog of te stoffig
is slecht verlucht	is goed verlucht	is afdoende verlucht
heeft een slechte geluidsisolatie	heeft een goede geluidsisolatie	heeft een voldoende geluidsisolatie
heeft een slechte akoestiek	heeft een goede akoestiek	heeft een voldoende akoestiek
Volgens mij klinkt mijn stem nu:		
hoger	lager	bleef hetzelfde
een beetje heser	zeer hees	niet hees
een beetje gespannen	erg gespannen	niet gespannen
soepeler	minder soepel	even soepel
met meer ademruis	met minder ademruis	zonder ademruis
scherper	minder scherp	niet scherp
Fysiek voel ik mij:		
eerder vermoeid	zeer vermoeid	helemaal niet vermoeid
eerder lusteloos	zeer lusteloos	helemaal niet lusteloos
eerder gezond	zeer gezond	helemaal niet gezond
eerder fit	zeer fit	helemaal niet gezond
eerder verzwakt	zeer verzwakt	helemaal niet verzwakt
eerder goed	zeer goed	helemaal niet goed
Emotioneel voel ik mij:		
eerder gespannen	zeer gespannen	helemaal niet gespannen
eerder kalm	zeer kalm	helemaal niet kalm
eerder bezorgd	zeer bezorgd	helemaal niet bezorgd
eerder kwaad	zeer kwaad	helemaal niet kwaad
eerder depressief	zeer depressief	helemaal niet depressief

Wanneer ik mijn stem gebruik:		
kan ik gemakkelijk mezelf hoorbaar maken	kan ik moeilijk mezelf hoorbaar maken	
heb ik geen probleem om mezelf hoorbaar te maken	kan ik mijn stem even luid als anders gebruiken	
kan ik mijn stem niet zo luid als anders gebruiken	vind ik het moeilijk om mijn stemvolume te veranderen	
heb ik soms mijn stem verloren	heb ik vaak mijn stem verloren	

Oorzaken die mijn stem beinvloeden:		
woede	emotionele onrust	ziekte
vermoeidheid	ongerustheid over de job	problemen met familie/vrienden

Om mijn stem te vrijwaren heb ik		
minder gesproken	meer water gedronken	stoom geïnhaleerd
op mijn dieet gelet	minder gerookt	gestopt met roken
minder op café geweest	minder in lawaaierige omgevingen geweest	zachtjes gepraat
een droge en stoffige omgeving vermeden	mijn stem opgewarmd	mijn ademondersteuning verbeterd

Referentie

Martin, S, Lockhart, M. (2000). *Working with Voice Disorders*. Bicester: Winslow Press.

BIJLAGE 8

REFLUX SYMPTOOM INDEX

Hoe storend waren deze problemen voor U *tijdens de laatste maand?* *Omcirkel het juiste antwoord*	0 = geen probleem 5 = ernstig probleem					
1. Heesheid of een probleem met uw stem	0	1	2	3	4	5
2. Keelschrapen	0	1	2	3	4	5
3. Storend slijm in de keel of tussen neus en keel	0	1	2	3	4	5
4. Moeilijkheden met slikken van voedsel, dranken of geneesmiddelen	0	1	2	3	4	5
5. Hoesten na de maaltijd of bij rechtkomen vanuit liggende houding	0	1	2	3	4	5
6. Ademhalingsmoeilijkheden of episodes van verstikking	0	1	2	3	4	5
7. Zorgwekkende of vervelende hoest	0	1	2	3	4	5
8. Gevoel dat iets vastzit of aanwezig is in de keel	0	1	2	3	4	5
9. Zuurbranden, pijn op de borstkas, indigestie of opstijgend maagzuur	0	1	2	3	4	5
	Totaal					

BIJLAGE 9

OVERWEEGT U EEN SPREEK- OF ZANGBEROEP?

Studenten of personen die een spreek- of zangberoep ambiëren winnen best vooraf een deskundig stemadvies in.

Dit advies is gebaseerd op een screening die de kandidaat-beroepsspreker inzicht in zijn stemmogelijkheden verschaft. De screening bestaat minimaal uit een *laryngoscopie,* een *fonetogram* en het invullen van de *Voice Handicap Index.*

Het fonetogram is een weerspiegeling van de stemmogelijkheden en toont de reserve of het tekort aan reserve dat een stem heeft om professioneel gebruikt te worden. Samen met de ervaren en deskundige logopedist(e) kunnen de resultaten besproken en geanalyseerd worden.

Naast het fonetogram wordt de Voice Handicap Index ingevuld. De resultaten hiervan wijzen op eventuele beperkingen van de stem.

Zo nodig kunnen op basis van deze screening nog bijkomende medische en logopedische onderzoeken worden gepland.

Deze screening is de basis voor een zo deskundig mogelijk stemadvies en biedt de beste waarborgen voor de loopbaan van de toekomstige professionele stemgebruiker

BIJLAGE 10

STEMEVALUATIEPROTOCOL

Er bestaat op dit ogenblik geen geschreven conventie over wat precies deel moet uitmaken van een stemonderzoek, behalve de richtlijnen van de European Laryngological Society (2001). Het hier gepresenteerde protocol is een evenwichtig voorstel tussen anamnestische informatie, klinische gegevens, subjectieve beoordelingen en objectieve metingen.

STEMEVALUATIEPROTOCOL

Datum eerste evaluatie: .... **Herevaluatie I, II, III,:** ....
Eindevaluatie: ....

PATIËNTGEGEVENS

Naam: Voornaam:
Geboortedatum: Geslacht: M V
Beroep:
Verwijzer:
Professionele categorie

- ☐ elite vocal performer (professionele zangers en acteurs...)
- ☐ professional voice user (leerkracht, telefonist, gids, verkoper, ...)
- ☐ nonvocal professional (advocaat, arts, verpleegkundige...)
- ☐ nonvocal nonprofessional (arbeider, administratief bediende, huisvrouw...)

ANAMNESE

Omschrijving van de primaire klacht:

Aard van de klacht:

- ☐ acuut opgetreden sinds:
- ☐ chronische stemklachten (periode):
- ☐ progressief
- ☐ wisselend
- ☐ klachten gerelateerd aan stembelasting (beter na stemrust, slechter na belasting)
- ☐ stressgerelateerde klachten

Secundaire symptomen

- ☐ hoesten/kuchen/schrapen
- ☐ pijn in de keelregio
- ☐ globusgevoel
- ☐ slikklachten
- ☐ stemvermoeidheid
- ☐ andere:

Medische voorgeschiedenis
- ☐ N.K.O. interventies
- ☐ allergie/astma
- ☐ infecties van bovenste luchtwegen
- ☐ gastro oesophageale reflux
- ☐ gebruik van medicatie:
- ☐ andere:

Stemhygiëne:
- ☐ roken
- ☐ alcoholgebruik
- ☐ cafeïnegebruik
- ☐ stemabusus
- ☐ omgevingsfactoren: achtergrondlawaai, spreken voor groepen, droge lucht, airco..
- ☐ andere:

Reeds logopedie gevolgd (reden):

PERCEPTUELE EVALUATIE

Houding		☐ aangepast	☐ onaangepast		
Spierspanning		☐ aangepast	☐ onaangepast		
Respiratie					
Ademtype		☐ claviculair	☐ costaal	☐ abdominaal	
Adembeheersing		☐ normaal			
		☐ frequent bijademen			
		☐ spreken op reservelucht/gevoel van ademtekort			
Andere observaties		☐ hoorbare inspiratie			
		☐ inspiratoire stridor			
Fonatie	Stemkwaliteit	G R B A S I	(score 0-3)		
	Steminzet	☐ aangepast	☐ harde steminzet		
	Spreektoonhoogte	☐ aangepast	☐ te laag	☐ te hoog	☐ instabiel
	Spreekluidheid	☐ aangepast	☐ te zacht	☐ te luid	☐ instabiel
	Andere	☐ aangepast	☐ diplofonie	☐ tremor	☐ ....
Resonantie		☐ aangepast	☐ hyponasaal	☐ hypernasaal	☐ geknepen
Articulatie en stemplaatsing		☐ aangepast (open/frontaal)			
		☐ gesloten articulatie (geringe mondopening)			
		☐ retro-articulatie			

INSTRUMENTEEL ONDERZOEK

Stroboscopisch onderzoek GC MW R S (score 0-3)

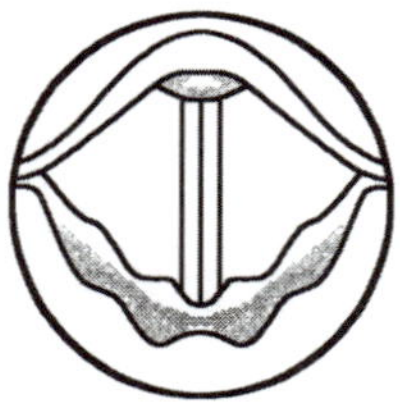
Complete sluiting

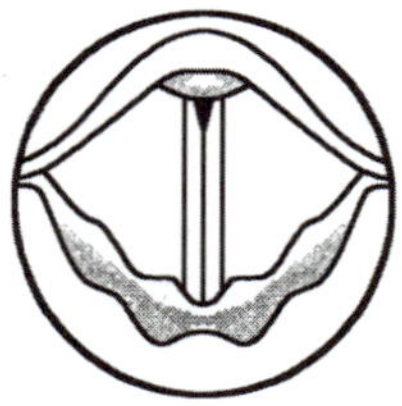
Anterieure gap

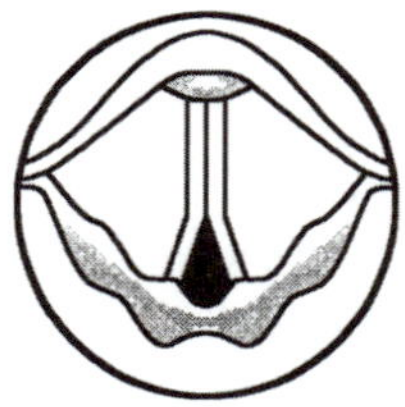
Posterieure gap

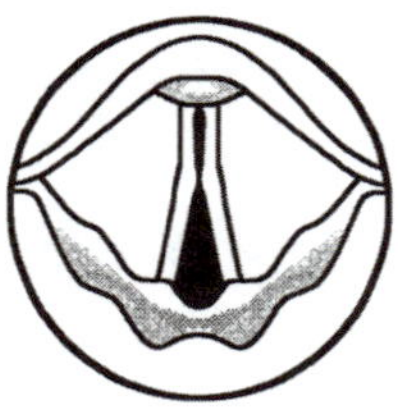
Zandloperconfiguratie

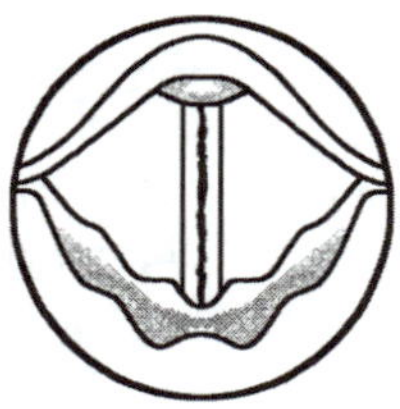
Onregelmatige sluiting

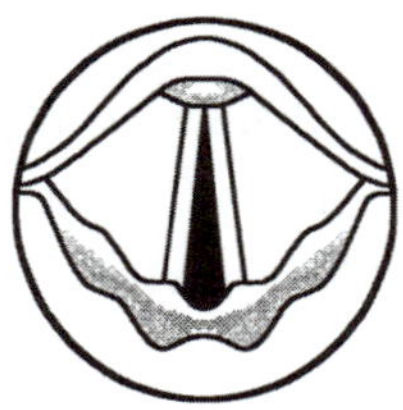
Longitudinale gap

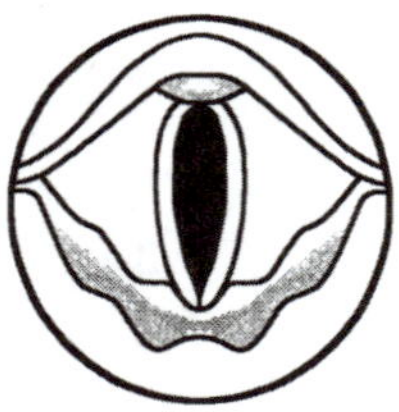
Bowing

Aërodynamisch onderzoek					
Vitale capaciteit (VC):		cc			
Maximale fonatietijd (MFT)		s			
Fonatiequotënt		cc/s			
S/Z ratio					
Akoestische metingen					
jitter (%):					
shimmer (%):					
harmonics noise ratio:					
Fonetogram					
Toonhoogte	F0 hab	Fo low	Fo high	n semitonen	
Luidheid	I hab	I low	I high	Intensiteitsrange	
Vormkarakteristieken	☐ kopregister beperkt of ontbreekt				
	☐ sterke stijging onderste luidheidscontour				

VOICE HANDICAP INDEX

Dit zijn beweringen die veel mensen gebruikt hebben om hun stem en de gevolgen van hun stem op hun leven te beschrijven. Zet een kruisje bij dat antwoord dat aangeeft hoe dikwijls u dezelfde ervaring heeft.

		NOOIT	BIJNA NOOIT	SOMS	BIJNA ALTIJD	ALTIJD
F1	Door mijn stem kan ik mij moeilijker verstaanbaar maken.					
P2	Ik raak buiten adem tijdens het spreken.					
F3	Mensen verstaan me moeilijk in een lawaaierige omgeving.					
P4	De klank van mijn varieert in de loop van de dag.					
F5	Mijn familieleden horen me moeilijk als ik ze roep ergens in huis.					
F6	Ik telefoneer minder vaak dan ik zou willen.					
E7	Ik ben gespannen tijdens het spreken met anderen omwille van mijn stem.					
F8	Ik heb de neiging groepen mensen te vermijden omwille van mijn stem.					
E9	Ik heb de indruk dat de mensen zich ergeren aan mijn stem.					
P10	Men vraagt me: 'Wat is er mis met uw stem?'					
F11	Ik spreek minder vaak met vrienden, buren en verwanten omwille van mijn stem.					
F12	Zelfs in een gesprek onder vier ogen vraagt men mij soms iets te herhalen.					
P13	Mijn stem klinkt krakerig en droog.					

		NOOIT	BIJNA NOOIT	SOMS	BIJNA ALTIJD	ALTIJD
P14	Ik heb het gevoel mij te moeten inspannen om stem te geven.					
E15	Ik denk dat anderen mijn stemproblemen niet begrijpen.					
F16	Mijn stemproblemen beperken mijn persoonlijk en sociaal leven.					
P17	De helderheid van mijn stem is onvoorspelbaar.					
P18	Ik tracht mijn stem te veranderen zodat ze anders klinkt.					
F19	Ik heb het gevoel dat ik buiten conversaties gehouden word door mijn stem.					
P20	Spreken vergt van mij een grote inspanning.					
P21	Mijn stem is 's avonds slechter.					
F22	Mijn stemprobleem veroorzaakt een inkomensverlies.					
E23	Mijn stemprobleem ergert mij.					
E24	Ik ben minder spontaan door mijn stemprobleem.					
E25	Ik voel mijn stemprobleem aan als een handicap.					
P26	Mijn stem verzwakt tijdens het spreken.					
E27	Het ergert me als men mij vraagt iets te herhalen.					
E28	Ik ben gegeneerd als men mij vraagt iets te herhalen.					
E29	Door mijn stem voel ik mij onbekwaam.					
E30	Ik schaam me over mijn stemprobleem.					

Hoe klinkt uw stem vandaag?

- ☐ zoals gewoonlijk
- ☐ slechter dan gewoonlijk
- ☐ beter dan gewoon

SYNTHESE EN BESLUIT

DSI: VHI: F ....., E ....., P ....., Totaal:
VSI:

Outcome I D H D (score 0-5)

Medische diagnose:

Bespreking en advies: